Der weibliche Weg

Für alle Mütter,
für alle Mütter meiner Ahnenreihe,
für meine Großmutter Elisa,
für meine Mutter.

Martine Texier

Der weibliche Weg

Kraftvolle Rituale und Übungen für Schwangerschaft und Geburt

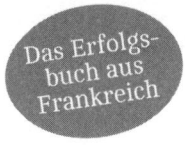

Das Erfolgsbuch aus Frankreich

Aus dem Französischen von
Susanne Engelhardt

Haben Sie Fragen an den Verlag?
Anregungen zu unseren Büchern?
Erfahrungen, die Sie mit anderen teilen möchten?

Nutzen Sie unsere sozialen Netzwerke:
www.mankau-verlag.de/forum

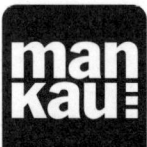

Impressum

Bibliografische Information der Deutschen Nationalbibliothek
Die Deutsche Nationalbibliothek verzeichnet diese Publikation in der Deutschen Nationalbibliografie; detaillierte bibliografische Daten sind im Internet über http://dnb.d-nb.de abrufbar.

Martine Texier
Der weibliche Weg
Kraftvolle Rituale und Übungen für Schwangerschaft und Geburt
ISBN 978-3-86374-481-6
2. Auflage 2022 (1. Auflage 2018)

Mankau Verlag GmbH
D-82418 Murnau a. Staffelsee
Im Netz: www.mankau-verlag.de
Internetforum: www.mankau-verlag.de/forum

Übersetzung aus dem Französischen: Susanne Engelhardt, München
Lektorat: Redaktionsbüro Diana Napolitano, Augsburg
Endkorrektorat: Susanne Langer-Joffroy M. A., Germering
Gestaltung Umschlag: Manuela Hutschenreiter, X-Design, München
Layout und Satz: Lydia Kühn, Aix-en-Provence, Frankreich
Energ. Beratung: Gerhard Albustin, Raum & Form, Winhöring

Bildnachweis: © Grafikstudio Heike Brückner, Regensburg (47, 52, 53, 56 u., 57, 58, 65 u., 66, 67 u., 69 o., 70–72, 78, 79, 81, 84, 85, 87–89, 93, 96–100, 108, 109, 112 u., 116, 118, 127, 131, 132, 138, 139, 145, 147, 151–156, 181, 199, 266)
© Mylène Defrance (21, 49, 51, 56 o., 60, 65 o., 67 o., 69 u., 76, 77, 80, 92, 106, 112 o., 115, 283–285, 290, 292)

Druck: Druckerei C. H. Beck, Nördlingen

Die Originalausgabe erschien unter dem Titel
»Accouchement, naissance. Un chemin initiatique«

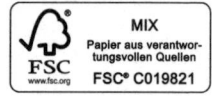

© 2002/2012, by Éditions Le Souffle d'Or (France), translation provided by Agence Schweiger (France)

Alle Rechte der deutschsprachigen Ausgabe:
© 2018, Mankau Verlag GmbH, Murnau

Wichtiger Hinweis:
Verlag und Autorin haben bei der Erstellung dieses Buches Informationen und Ratschläge mit Sorgfalt recherchiert und geprüft, dennoch erfolgen alle Angaben ohne Gewähr; Verlag und Autorin können keinerlei Haftung für etwaige Schäden oder Nachteile übernehmen, die sich aus der praktischen Umsetzung der in diesem Buch dargestellten Inhalte ergeben. Bitte respektieren Sie die Grenzen der Selbstbehandlung, und suchen Sie bei Erkrankungen einen erfahrenen Arzt oder Heilpraktiker auf.

Inhalt

Dank an 10
Vorwort von Richard Moss 11
Vorwort von Yves Mangeart 15

Einleitung 18

Der Ablauf der Initiation 19
Intensität, Anstrengung, das Über-sich-Hinauswachsen 22
Aufruf ans Leben 25
Die Geburt: ein natürlicher Vorgang 27
Zur Welt kommen 33
Präsenz 35

1. Die Durchquerung des Beckens 43

A. Die Beckenhöhle als Nest 44
Das Becken im Körperschema 44
Anatomie und Körperwahrnehmung im Yoga 45
Das Becken als Wegkreuzung im Körper 46
Das Becken als Wegkreuzung der Energieströme 48
❧ Wecken Sie Ihre Lebensenergie 50

B. Die Eingangspforte zum Becken 51
Sich das große Becken bewusst machen 52
Das große Becken in den Yoga-Stellungen 56
Die Eingangspforte des Beckens 59
❧ Ein Bad aus Licht für Ihr Kind 64

C. Die Ausgangstür des Beckens 65
Die Sitzbeinhöcker: Vorderseite des Beckens 65
Die Raute an der Beckenunterseite 66
Der Beckenboden 67
Die Erweckung der Basis 68
Die Ausgangstür des Beckens 71
❧ Das In-sich-Sitzen 75

D. Das kleine Becken: das Heiligtum 76
Der Weg zur Initiation 76
Die Atmung 78

Die Geburtsspirale 80
Das kleine Becken in den Yoga-Haltungen 83
Das innere Heiligtum 85
Der Appell an das Leben im Heiligtum 86

E. Die Festigkeit des Beckens 87
Festigende Haltungen: Kreisen in Seitenlage 87
❧ Das Gesäß anspannen 90

F. Die Öffnung des Beckens 91
Die Gelenke des Beckens 93
Haltungen zur Öffnung des Beckens 95
❧ Öffnen Sie sich 101

2. Das Fundament, die Tür zum Gebärmutterhals 102

A. Das Fundament 103
Das Fundament für den Damm 103
Sich des Damms bewusst werden 106
Die Beckenspange 109
Das Dammkreuz 109
Das Symbol der Unendlichkeit am Damm 111
Die Scheidenatmung 112
Das Licht der Geburt 113
❧ Sitzen Sie auf Ihrem Fundament 114

B. Der Gebärmutterhals mit dem Muttermund als Tür 115
Der Gebärmutterhals im kleinen Becken 115
Der Gebärmutterhals im großen Becken 116
Der Gebärmutterhals und der Damm 118
Der Gebärmutterhals in körperlicher Hinsicht 120
Der Gebärmutterhals in energetischer Hinsicht 122
❧ Den Muttermund wahrnehmen 125

3. Kraft und Gleichgewicht 126

A. Die Kraft des Bauches 128
Der Körperschwerpunkt 128

Das Kraftzentrum 129
Die aktive Bauchatmung 132
Das energetische Zentrum 133
Die Erfahrung Universum 134
❧ Spüren Sie Ihre innere Stärke 135

B. Das Gleichgewicht wiederfinden 136
Das Gleichgewicht des Beckens 136
Die Haltungen für das Gleichgewicht 138
❧ Finden Sie Ihr Gleichgewicht 140

4. Das Baby ist zu hoch oder zu tief: Was tun? 141
Bewusst kommunizieren 142
Der Ort des Treffens 142
Das Kind liegt zu tief 145
Das Kind liegt zu hoch 147
❧ Bereit für die Geburt – der Kopf ist unten 149

5. Die Senkrechte 150
Strecken 151
Die Streckhaltungen 152
Der bewegliche Brustkorb 154
Stärkung der tiefen Rückenmuskeln 155
Die Senkrechte 157
❧ Strecken wie eine Katze
Werden Sie größer 158

6. Entspannen: ein Initiationsritus 159

A. Das Loslassen 162
Das Loslassen üben 164
❧ Loslassen im Bett
Loslassen im Sessel 167

B. Das Dazwischen: Zutritt zu einer anderen Dimension 168
Die Stille zwischen den Geräuschen 168

Die Räume zwischen den Dingen 169
Die Entspannung, die der Wehe folgt 170
Die Entspannung herbeiführen 170
❧ Pausen im Alltag. 173

7. Die Energie der Welle 174

Die Verlagerung des Bewusstseins 175
Der Blick von innen oder Bewusstsein 177
Die Energie spüren 182
Die energetische Dimension der Wellenatmung 189
Die verschiedenen Stufen der Wellenatmung 191
Die energetische Atmung. 192
Das energetische Wiederaufladen 194
Verbundenheit mit dem Unendlichen und Meditation. 196
❧ Geben Sie der Wellenatmung eine persönliche Note 197

8. Sich von der Angst befreien 198

Der Prozess der Angst 199
Die Angst vor der Entbindung 201
Eine angstfreie Entbindung 203
❧ Bleiben Sie positiv. 211

9. Der Schmerz: ein Initiationsritus 212

Der Entbindungsschmerz 213
Wie geht man mit Schmerzen um? 216
Der Schmerz der letzten Wehen 243
Einen Sinn erkennen: ein Initiationsritus 245
❧ Jedes Mal, wenn es irgendwo zwickt, testen Sie Ihre Yoga-Techniken . 247

10. Die Gemeinschaft der Mütter 248

Die Zugehörigkeit zur Ahnenreihe 249
Die Familie der Mütter. 251
Die universelle Mutter 255

11. Die Welle und der Fels — 257

Die Symbolkraft des Wassers 258
Das Wasser und die Mutterschaft 258
Das Wasser und die Emotionen 259
Verflüssigung und Entbindung 261
Die Präsenz des Felsens 261

12. Miteinander verbundene Geburten — 265

Den Zustand der Öffnung begünstigen 266
Von Geburt zu Geburt 271
Die anderen Geburten 274
Die eigene Geburt noch einmal erleben .275
Die Geburten des Lebens 278
❈ Wenn Sie mit dem Kopf Ja sagen, sagen Sie nicht mit dem Herzen Nein
  Bereit für die Entbindung 280

13. Der Tanz mit der Unendlichkeit — 281

Das Unendlichzeichen 282
Das Unendlichzeichen im Körper 283
Das Unendlichzeichen in der Bewegung 284
Die Unendlich-Bewegungen im Becken .286
Der Tanz der Unendlichkeit 287
Die minimalen Unendlich-Bewegungen .292
Der Wille zur Unendlich-Bewegung 292
❈ Führen Sie regelmäßig Unendlich-Bewegungen durch 294

Schlussfolgerung — 295

Endnoten 299
Stichwortregister 300

Dank an ...

Roger Clerc,
der am Beginn meiner Yoga-Initiation da war.

Yves Mangeart,
der für dieses Buch und meine Lebens-Initiation Pate stand.

Richard Moss,
der für dieses Buch und meine Herzens-Initiation Pate stand.

Mylène Defrance
für ihre großartigen, anatomischen Skizzen.

Alle Mütter und Väter,
die dieses Buch und meinen Unterricht mit ihren Berichten bereichert haben.

Yves Michel,
dem es zu verdanken ist, dass meine Botschaft
so viele Paare erreicht.

Vorwort von Richard Moss

Eine der Konsequenzen der wachsenden Vereinheitlichung unserer Gesellschaft scheint mir zu sein, dass die Menschheit ihrer Initiationsriten beraubt wird. Schließlich sind solche Riten doch genau das, was das Wort Initiation selbst bedeutet: Neuanfänge, Übergänge zu neuen Möglichkeiten. Hat jemand einmal eine richtige Initiation erlebt, ist ein unbewusstes Mittelmaß für ihn keine Möglichkeit mehr: Das Gefühl der Sicherheit, das die Anpassung an den Status quo beschert, erscheint nun unter dem Gesichtspunkt einer spirituellen Leere. Die Initiation führt dazu, innerlich lebendiger zu sein. Körper und Geist wurden an der Quelle erneuert. Die gleichgeschaltete Gesellschaft lässt der Vielfalt keinen Raum. Deshalb bedeutet jede wahre Initiation auch eine gewisse Gefahr: Erst einmal muss man sie überleben, um unsere Welt dann durch unser Dasein zu erneuern, damit die Initiation auch einen Sinn hatte.

Die Natur hat in ihrer Großartigkeit verschiedene Initiationen für unser Leben vorgesehen. Die bedeutendsten sind wohl die Geburt und der Tod, auch wenn sie durch den ständigen Ruf nach Sicherheit und Komfort, die unsere moderne Welt ausmachen, total oberflächlich geworden sind. Die traurige Wahrheit ist doch: Nicht die Gesellschaft enthält uns diese Initiationsriten vor. Weil uns anscheinend die Fähigkeit abhandengekommen ist zu erkennen, was wir da aufgeben, verzichten wir auf diese Initiationsriten, ohne es überhaupt zu merken. Wir fühlen uns verpflichtet, das Risiko und die Unsicherheit, die nun einmal zu einer wahren Initiation gehören, gegen den kurzfristigen Trost einzutauschen, den uns die moderne Medizin verspricht: eine Entbindung ohne Schmerzen und fast ohne Probleme. Wir alle können dankbar sein für die Möglichkeit, die Entbindung für Mutter und Kind so risikofrei wie möglich zu gestalten. Das ist eine sensationelle Befreiung. Aber leider begnügen wir uns ja nicht damit, das Leben zu schützen. Wir greifen ständig und oft auch noch ganz grundlos in den Prozess des Gebärens ein. Dadurch verringern wir das Verwandlungspotenzial für die Mutter. Und wir unterbrechen entscheidende Prozesse für das Neugeborene.

Die heiligsten Initiationsriten der Natur kurzzuschließen hat auf lange Sicht weitreichende Konsequenzen: Es schwächt unsere angeborene Fähigkeit, uns zu liebevollen und einfühlsamen Persönlichkeiten zu entwickeln, die später in der Lage sind, auf sozialer Ebene gute Entscheidungen zu treffen.

Deshalb ist auch dieses Buch von Martine Texier so wichtig. Sie erinnert uns daran, dass eine Entbindung auch eine Bewährungsprobe ist und als etwas Heiliges aufgefasst werden sollte. Die Autorin erklärt, wie die Mutter, wenn sie das Gebären als eine wahrhaftige Initiation erlebt, durch Schwangerschaft und Entbindung darauf vorbereitet wird, ihr eigenes, grenzenloses Selbst mit der Seele des Kindes zu verschmelzen. Diese Initiation erweckt in ihr die tiefreichende Fähigkeit, das Kind »gedeihen« zu lassen. Dieser heilige Bund ist für mich die Wurzel der naturgegebenen Fähigkeit, die wir alle besitzen, um uns zu liebevollen und einfühlsamen Persönlichkeiten zu entwickeln. Wie auch die Autorin betont, wird dieses Potenzial grausam beschnitten, wenn es einer Frau nicht gestattet ist, bis an ihre Grenzen zu gehen, um dann darüber hinaus und in neue Sphären geleitet zu werden, indem sie den Härtetest der Geburtswehen und die finale Befreiung des Gebärens durchlebt. Die Autorin warnt uns nachdrücklich: Wenn wir die Verantwortung für die Geburt der Ärzteschaft überlassen, dann berauben wir die Frauen der ihnen eigenen Kraft und das Ereignis seiner besonderen Bedeutung. Außerdem wird eine Geburt spirituell trivial, wenn wir den Geburtsschmerz betäuben und damit seine Fähigkeit mindern, in uns etwas zu erwecken. Das Ganze wird dann zu einer sentimentalen Angelegenheit und hat nichts Reinigendes mehr. Auch die emotionale und körperliche Not, die dem Kind auferlegt wird, ist schädlich: Wenn man zum Beispiel die Nabelschnur zu früh durchtrennt und damit den natürlichen Übergang zum Einsetzen der Atmung unterbricht. Wenn man dem Kind einen Klaps versetzt, um es zum Atmen zu zwingen (weil die Nabelschnur zu früh durchtrennt wurde). Wenn man ihm direkt nach der Geburt aggressive Produkte in die Augen tröpfelt. Wenn man den Moment hinauszögert, in dem die Mutter das Kind in die Arme nehmen darf. Durch diese und viele andere Grobheiten provozieren wir einen Bruch in dem, was die Natur so gut eingerichtet hat, um Mutter und Kind vorzubereiten: auf die längste Mutterbindung unter allen Lebewesen auf der Erde. Diese lange Beziehung, in der die Mutter sich um das Kind kümmert, wird zum Modell für unsere künftigen emotionalen Bindungen, unser Vertrauen in uns selbst und in andere. Kurz: Es ist die prägendste Beziehung.

Die Geburt sowie die darauf folgenden Minuten und Tage sind eines der größten Wunder des Lebens. Wenn die Mutter sich ihr Kind sofort auf die Brust legt, sodass es ihren Herzschlag hört, dann werden durch ihren Herzschlag die Verbindungen zwischen dem Herzen des Kindes, seinem limbischen System, das über unser Gefühlsleben entscheidet, und den Bereichen der Großhirnrinde aufeinander abgestimmt. Daraus kann sich eine größere soziale und spirituelle Kompetenz entwickeln. Diese ersten Augenblicke im Leben beeinflussen also unsere Fähigkeit, liebenswürdig zu sein und soziale Kompetenz zu erlangen. Und der himmlische Frieden, den eine Frau nach einer natürlichen Geburt empfindet, bringt auch dem Kind Frieden, sodass es sich schnell von seinem Geburtstrauma erholt. Das hat dann einen weitreichenden Einfluss darauf, wie dieses Kind später einmal mit Angst umgegangen wird. Und wenn der Säugling seiner Mutter ins Gesicht schaut, wird ein komplexer Prozess zur Formung des visuellen Gedächtnisses in Gang gesetzt. Es geht darum, dass er sie erkennt und damit die Entwicklung auslöst, Wahrnehmungen mit Emotionen zu verknüpfen.

Wenn das Baby an der Brust saugt, schüttet der Körper der Mutter Hormone aus, damit die Gebärmutter sich zusammenzieht, die Plazenta sich löst und ausgeschieden wird. Dadurch verringert sich das Blutungsrisiko. Gleichzeitig setzt das Kolostrum der Mutter die Verdauung des Babys in Gang und hilft, sein Immunsystem zu aktivieren. Man sieht also, dass Mutter und Kind sich in einer Art Austausch befinden. Diese Beziehung wird über viele Jahre weitergeführt. Sie bildet quasi das emotionale und physiologische Fundament aller späteren Beziehungen eines jeden Menschen. Doch ohne umfassende Initiation kann es sein, dass die Mutter unfähig wird, sich ganz und gar auf die Tiefe dieser Beziehung einzulassen, wie Martine Texier auf packende Weise ausführt.

Ich kenne Martine seit Jahren. Sie ist eine Frau mit Herz und Verstand. Ich habe ihre Entwicklung verfolgt und erlebt, wie sie ihr ganzes Leben einer Aufgabe gewidmet hat: Sie will der breiten Öffentlichkeit ein tieferes Bewusstsein für die Bedeutung von Schwangerschaft und Geburt vermitteln. Zu diesem Thema hatte ich mit ihr sehr bereichernde Gespräche. Wie bereits in ihrem ersten Werk, *L'Attente sacrée, Yoga, maternité, naissance*,[1] erinnert Martine uns noch einmal daran, dass die Natur weiser ist als unser Intellekt. Sie ermutigt uns alle, Männer wie Frauen, auf einer authentischen Beziehung mit unserem Körper und unserem Schicksal zu bestehen. Wir sollten die großartige Initiation ganz bewusst annehmen, die eine Geburt bedeutet. Die Natur macht sie eigentlich jedem Menschenleben zum Geschenk.

Richard Moss

Vorwort von Yves Mangeart

In ihrem ersten Buch, *L'Attente sacrée, Yoga, maternité, naissance,*[1] hat Martine Texier die Erfahrungen aus ihren Kursen zur Geburtsvorbereitung mit Tausenden von Frauen geteilt.

Ihr zweites Werk, *Accouchement, naissance: un chemin initiatique (Der weibliche Weg),* ist eine Vertiefung des ersten. Hier werden die Einsichten und Erkenntnisse ins Licht gesetzt, die den persönlichen, familiären und beruflichen Werdegang Martines geprägt haben. Entwicklung und »Geburt« dieses Buchs profitierten von der Begeisterung und dem praktischen Sinn der Autorin. Und jede Woche gewinnt sie in ihren Kursen für Schwangere weiter an Erfahrung.

Die neunmonatige Initiation und der Ritus der Geburt sollten ins rechte Licht gerückt werden. Denn als Frau hat man hier die einzigartige Gelegenheit, ganz aufzugehen in der Schönheit des täglich Neuen in sich, und das über einen langen Zeitraum hinweg.

Doch eine Frau kann diese Gelegenheit auch verpassen, wenn sie sich von den kleinen Wehwehchen vereinnahmen lässt, die dieses großartige Geschehen begleiten. Dann erlebt sie jede Menge Unannehmlichkeiten, die sie an den Rand drängen, obwohl sie im Zentrum dieses großen Mysteriums stehen könnte, welches das Leben ja ist. Übelkeit, Ängste, Unzufriedenheit, Unverständnis, Schmerzen, Beeinträchtigungen, narzisstische Einstellungen, Verärgerung, Angewohnheiten, die durcheinandergeraten, und schließlich die Schmerzen, die es um jeden Preis zu vermeiden gilt. All das kann Schwangerschaft und Geburt überschatten, wenn sie schlecht vorbereitet sind.

»Alles hängt davon ab, worauf man besteht.«

VORWORT

Martines Bücher veranschaulichen den Initiationsritus hinter dieser neun Monate währenden Verwandlung mit der Geburt als krönendem Abschluss.

Was ist mit Initiation gemeint? Es geht um das staunende Bewusstsein für das Neue eines jeden Augenblicks. Da ist eine unermessliche, geheimnisvolle Präsenz, die jede Wirklichkeit tief durchdringt. Während der Schwangerschaft ist das Baby in der Körpermitte der Frau ein stiller Beweis dieser Wahrheit. Und wer zu »sehen« versteht, für den ist diese Entwicklung hin zur Niederkunft überall im großen Ganzen der Natur und des Lebens zu sehen.

Eine Schwangere ist nicht nur mit einem Kind schwanger. Sie kann sich mit aller Macht bewusst werden, dass nicht nur ihr Körper sich verändert: Ihre Augen werden nicht mehr auf die gleiche Weise sehen, und Geräusche berühren sie ganz anders. Sie nimmt sich und ihre Mitmenschen nicht mehr so wahr wie zuvor. Ihr Sein ist viel mehr im Einklang mit allem Sein. Sie trägt ein »neues Sein« in sich, ein »in der Welt sein«. Auch der werdende Vater kann von der Erneuerung und dem Mysterium berührt werden.

Die überwältigende Erkenntnis, Leben schenken zu können, steht im Zentrum des Daseins und kann Eltern wachrütteln. Die Erfahrung der Geburt ihres Kindes, ihrer Kinder, kann ihrem Leben solche Impulse verschaffen, dass sie ständig mit neuen Projekten »schwanger« gehen, etwas Neues ausbrüten, neue Ideen in die Welt setzen.

Initiierte, Eingeweihte, erleben die tausend Kleinigkeiten des Alltags liebevoll als »Akt der Liebe«. Eingeweihte lassen sich von den Zeichen berühren und bereichern, die immer neu die oder den befruchten, die sich dem Augenblick öffnen. Eingeweiht sein bedeutet auch, sich selbst und sein Herz zu erforschen, um immer wieder neu Jugend, Schönheit, Überschäumen zu erleben.

VORWORT

Und wer eingeweiht ist, der nimmt voll und ganz am Leben teil, an den intimen, ruhigen Momenten genauso wie an den Stürmen und Umstürzen, die Neues schaffen.

Yves Mangeart

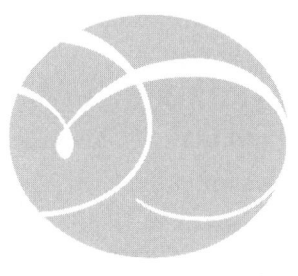

Einleitung

Das Leben wird von Etappen markiert, von »Übergängen«. Die Geburt ist der erste, der Tod der letzte. Seit einigen Jahren setzt man sich verstärkt mit dem Thema Sterbebegleitung auseinander, um den großen Aufbruch, den der Tod darstellt, menschlicher zu gestalten. Und so, wie es in der Medizin zur verbissenen Behandlung bis zum letzten Atemzug kam (und manchmal noch kommt), so finden auch Geburten heutzutage leider unter immer stärkerer medizinischer Betreuung statt.

Die Berichte von Menschen, die Nahtoderfahrungen gemacht haben, lassen Hypothesen über den Ablauf des Sterbens zu. In vielen Berichten ist vom Durchqueren eines langen Tunnels die Rede, an dessen Ende ein unbeschreibliches Licht wartet, verbunden mit einem Gefühl bis dahin ungeahnter Liebe. Der Tod scheint der Übergang vom Körper aus Fleisch und Blut hin zum Licht und zur bedingungslosen Liebe zu sein.

Die Geburt ist der gleiche Vorgang, nur in umgekehrter Richtung. Das Baby kommt also aus diesem Licht, aus dieser kosmischen Dimension, und nimmt in einem Körper Gestalt an. Bei der Geburt begibt sich das Unendliche, das »Weiträumige«, in die Grenzen eines Körpers. Das Durchqueren des mütterlichen Beckens steht symbolisch für das Durchqueren des Tunnels. Das legen auch zwei anatomische Fachbegriffe nahe, die es nicht zufällig gibt:

- das Kreuzbein oder Sakralgelenk, lateinisch »Sacrum«, lenkt die Aufmerksamkeit auf die sakrale, also heilige Dimension von Geburt und Leben.
- der Damm oder das Perineum (von griechisch »Perineos«): Bildet der Körper, genauer gesagt das Becken, nicht einen schützenden Damm um unser Innerstes?

Von dieser Erfahrung der ersten Durchquerung hängen alle weiteren Etappen unseres Lebens ab: Eintritt in die Kindheit, die Jugend, das Erwachsensein, das Alter und alle Formen von Krisen, bis hin zur letzten Etappe, dem Sterben.
Wir haben erkannt, wie nötig es ist, Menschen am Lebensende zu begleiten. Dann sollten wir es auch einrichten, im Rahmen der Vorbereitung auf die Geburt das Kind beim Übergang aus der Dimension des Unendlichen und des Lichts in einen Körper zu begleiten. Damit begleitet man auch die Mutter, die sich dem Weiträumigen öffnet, um das Geschenk zu empfangen, das ein Kind darstellt.

Der Ablauf der Initiation

Eine Geburt zu erleben, kommt wahrlich einem Initiationsritus gleich. Ich habe zwei sehr unterschiedliche Beispiele ausgewählt, um das zu veranschaulichen, das erste aus einem ganz profanen Kontext, das andere aus einem spirituellen. So kann jeder einen Zugang finden.

❋ 1. Eine Bergbesteigung ❋

Die Geburt eines Kindes lässt sich mit einer Bergbesteigung vergleichen, bis hinauf zum Gipfel. Dazu gehören die große Anstrengung,

EINLEITUNG

Augenblicke der Entmutigung, der Eindruck des Erhabenseins und das Gefühl, über sich selbst hinauszuwachsen.
Die Mutter konnte sich vorab vielleicht gar nicht vorstellen, wie heftig diese Anstrengung sein würde. Dennoch ist es schwierig, die passenden Worte für diesen »Gipfeltaumel« zu finden, für den freien Rundblick und den Blick des Säuglings, der so tief geht, dass er uns im Grunde unserer Seele berührt.
Leider ist man sich in der modernen Medizin der inneren Verwandlung nicht bewusst, die das Ergebnis einer solchen Gipfelbesteigung ist. Was also geschieht? Am Fuß des Berges wird man Ihnen erklären, dass der Weg sehr schwer und sehr lang ist. Man wird Sie fragen, ob Sie ganz sicher sind, bis zum Schluss durchzuhalten ... oder leiden zu wollen. Dann schlägt man Ihnen vor, den Hubschrauber zu benutzen (»die PDA = Periduralanästhesie ist so angenehm«) und Sie auf dem Gipfel abzusetzen.
Ich stelle nur eine Frage: **Ist das Gefühl auf dem Gipfel das gleiche?**
Bei der Vorbereitung auf die Geburt mithilfe von Yoga geht es eben um die verschiedenen Etappen des inneren Wandels bei Mutter und Eltern und um den Moment der Initiation auf dem Gipfel.

❋ 2. Ein Labyrinth ❋

Eine Geburt hat auch etwas davon, das **Abschreiten eines Labyrinths als Initiation** zu erleben. Viele Labyrinthe von früher wurden leider zerstört. Es gibt sie noch am Eingang einiger Kathedralen wie in Chartres oder Amiens. Früher schritt ein Pilger das Labyrinth einer Kathedrale als Teil seiner Pilgerfahrt ab.
Man hat herausgefunden, dass die Kathedralen an Kraftorten mit starker tellurischer Strömung stehen. Im Inneren der Kathedrale gibt es beachtliche Abweichungen in der Stärke der tellurischen Ströme.

Sie werden mit einer speziellen Vorrichtung gemessen: dem Bovis- oder Biometer.

Folgt man den Mäandern im Labyrinth, nimmt die tellurische Strömung stetig zu. Beim letzten Schritt fällt sie radikal ab, um dann im Zentrum des Labyrinths atemberaubende Höhen zu erreichen. Die Schwingungsintensität des Pilgers stieg stetig an. Kurz vor dem Zentrum brach sie zusammen. Im Mittelpunkt angekommen erreichte sie dann Höchstwerte. Das löste beim Pilger einen radikalen Bewusstseinswandel aus.

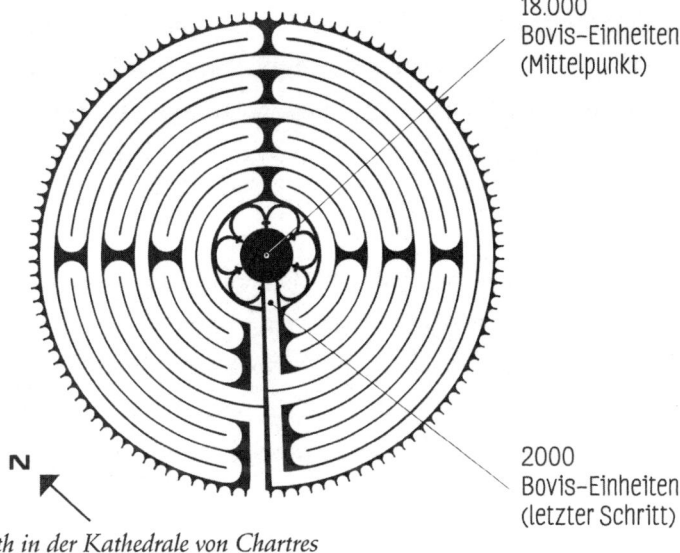

Labyrinth in der Kathedrale von Chartres

Die Parallelen zum Ablauf einer Geburt liegen auf der Hand. Durch den Rhythmus der Wehen über mehrere Stunden hinweg durchlebt die werdende Mutter eine innere Verwandlung. Und wie beim Abschreiten des Labyrinths gibt es Wendungen, die sie näher ans Ziel bringen. Sie meint, es bald geschafft zu haben. Dann kommen Kehren, die wieder wegführen. Sie ist entmutigt und möchte aufgeben! Und häufig erlebt sie dann kurz vor dem Austreten des Kindes einen

Moment absoluter Entmutigung. Manchmal geht er mit Todesängsten einher. In der Regel ist das der Moment, in dem sie um Unterstützung bittet. Jetzt braucht sie ermutigende Worte und jemanden an ihrer Seite für die letzte Anstrengung und die finale Verwandlung. Das entspricht dem radikalen Abfall der tellurischen Strömung im Labyrinth. Wenn sie jetzt loslassen kann, kann sie eine neue Bewusstseinsebene erreichen. Durch dieses vollständige Sich-Hingeben kann sie das Bewusstsein für ihre körperlichen Grenzen verlieren (daher auch die Todesangst) und mit der Unendlichkeit verschmelzen. Sie hat Zugang zu einer Dimension der »Größe«. Die Todesangst ist in Wahrheit die Angst, »herauszutreten« aus ihrem gewöhnlichen Bewusstsein. Eines ist sicher: Nach diesem Initiationsritus ist die Frau ein anderer Mensch. Die Erinnerung an diese kosmische Dimension wird für immer auf dem Grund ihrer Zellen festgehalten. Von jetzt an wird ihr Blick auf das Leben ein anderer sein.

Ist man sich bewusst, was diese Dimension für die Frau bedeutet, für die Eltern und, wie wir später sehen werden, auch für das Kind, stellt sich die Frage nach der **Begleitung des Initiationsritus**. Dabei geht es nicht so sehr um das **Machen**, sondern um das **Sein**.

Die moderne Medizin ist weit davon entfernt, Menschen auszubilden, die fähig sind, diese Begleitung in ihrem ganzen Ausmaß zu ermöglichen, menschlich und spirituell und nicht nur technisch.

Intensität, Anstrengung, das Über-sich-Hinauswachsen

Eine Geburt kostet viel Kraft und Energie. Man kann vorab noch so viel davon sprechen, alle Mütter sind überrascht, dass sie über solche

Kräfte verfügen. Diese Kräfte sind so mächtig, dass sie einem Angst machen können. Aber sie ermöglichen auch die Verwandlung. Ich glaube, diese Erfahrung ist einzigartig im Leben einer Frau und eines Paares.

Diese Vervielfachung der Energie hat eine wichtige Funktion. Die beiden vorangegangenen Beispiele zeigen das deutlich, die Bergbesteigung und das Labyrinth. Die ganze Zeit über kommt es zu einem stetigen Energieanstieg. So kommt die werdende Mutter, vielleicht auch das Paar, weiter, als sie es sich je vorgestellt hätte. Sie hat das Gefühl, dass diese Erfahrung jede Vorstellung davon in den Schatten stellt. Jetzt bleibt nur noch eines: loslassen, loslassen und noch einmal loslassen.

Dieses Loslassen führt zu einem neuen Bewusstseinszustand. Die Erfahrung des Sich-Öffnens ist die direkte Folge des Erlebten: die Intensität, die Anstrengung, das Über-sich-Hinauswachsen.

Diese Intensität spielt auch bei der Öffnung des weiblichen Körpers eine Rolle. Auch hier gibt es eigentlich keine Worte, um diese Öffnung angemessen zu beschreiben. Die Wehen, die den Gebärmutterhals immer weiter verkürzen, das Kind, das sich immer weiter ins Becken der Mutter schiebt, das ist ein unvorstellbares, unglaubliches Gefühl.

> **Dominique**
>
> »Eine Geburt ohne PDA, das hat mir das Gefühl des perfekten Übergangs zwischen dem ›Vorher‹ und dem ›Nachher‹ gegeben. Die Zeit wird nicht einfach angehalten zwischen dem zugegeben schmerzhaften Moment, in dem das Kind noch drin ist (runder Bauch) und dem Augenblick, in dem es dann ziemlich plötzlich da ist (leerer Bauch).
>
> Ich habe das Baby so intensiv ins Leben begleitet, den Weg Schritt für Schritt mit ihm zurückgelegt, dass ich das Ganze gar nicht als Bruch erlebt habe: In den Tagen und Wochen danach hat mich die präzise Erinnerung an diesen Übergang vor jedem Baby Blues geschützt.«

> ### Agnès
>
> »Ich habe die Hebamme sagen hören: ›Ein Junge‹. Denis weinte neben mir. Ich empfand keinerlei Aufregung, keinerlei Müdigkeit, einige Minuten lang war alles wie ein weißes Blatt. Das Kind auf meinem Bauch schien den gleichen inneren Zustand zu haben wie ich: das Gefühl, es vollbracht zu haben, am Ziel zu sein … ›ein Stück angehaltener Zeit‹ vor dem Wiedersehen, vor dem Treffen mit dem neuen Leben zu dritt.«

> ### Eliane
>
> »Ich habe bei fast allen Wehen gestanden. Die ganze Zeit habe ich mit dem Baby gesprochen, wir haben die Arbeit zusammen gemacht. Ich habe die Fortschritte gespürt. Im Moment des Austritts habe ich mein Kind gerufen, ich habe gesagt:
> …

Bald ist der Körper der Frau ganz Öffnung, und diese Öffnung steht im Einklang mit allen Ebenen ihres Seins, die ebenfalls weit offen sind. Das führt zu einem gewaltigen »kosmischen Orgasmus«, der schwer in Worte zu fassen ist: körperliche Öffnung, energetische Öffnung, geistige Öffnung, spirituelle Öffnung. Der Einklang auf diesen vier Ebenen schlägt eine Bresche, ein Teil des Vorhangs reißt auf, und plötzlich hat die Frau Zugang zum bisher Verborgenen, zum Feinstofflichen, Unsichtbaren.

Diese Erfahrung hat natürlich einen Sinn und eine Funktion.

Hier sind wir am entscheidenden Punkt der Geburt: dem radikalen Abfall der Energie, bevor sie senkrecht ansteigt, wie beim Abschreiten des Labyrinths. Wozu? Die Frau wird in die Dimension der »Größe« geschleudert. Das erlaubt ihr, in Kontakt mit der Welt des Lichts zu treten, aus dem ihr Kind kommt, in Übereinstimmung mit der Tiefe dieses kleinen Wesens, mit seiner Essenz.

Auch viele Väter erleben diese Übereinstimmung mit ihrem Kind und ihrer Gefährtin, eine Verschmelzung zu dritt, die außerhalb der Zeit und des Raumes stattfindet: **Moment der Ewigkeit und der Unendlichkeit …**

Aufruf ans Leben

Kommen wir noch einmal zu dem Moment kurz vor dem Austritt des Babys zurück: zur spirituellen Dimension der Geburt. Ich möchte Ihnen die Bedeutung dieses Augenblicks für die Eltern und für ihr Kind nahebringen.

1. Es gibt diese Verbundenheit zwischen der Mutter, dem Vater und ihrem Kind in einer eigenen Dimension. Was in diesem Augenblick passiert, kann weitreichende Folgen für das weitere Leben des Kindes haben.
In diese Erfahrung außerhalb von Raum und Zeit kann vonseiten der Eltern ein »**Aufruf ans Leben**« dringen, der ihrem Kind gilt. Hinter einem solchen Aufruf ans Leben steht im Moment dieser Verbundenheit das sehnliche Verlangen der Eltern, dass ihr Kind leben möge. Hinter diesem Sehnen steht die Lebenskraft, die sie ihrem Kind für die Zukunft mitgeben.

> …
> ›Hélène, jetzt ist es Zeit, du musst rauskommen!‹ Das war sehr schön. Ich hatte Schmerzen, starke Schmerzen. Aber ich habe versucht, nicht daran zu denken, denn mir war es am wichtigsten, den Moment zu erleben, aktiv zu sein, da zu sein, zu spüren, wie mein Baby kommt, seinen Kopf dreht, sich den Weg bahnt. Ich habe gespürt, wie der Kopf sich vorarbeitet. Das war fantastisch! Mein Leben lang werde ich wundervolle Erinnerungen an diese Geburt haben.«

Vater und Mutter wollen so ihrem Kind **einen Impuls geben: die Grundlage für seinen Wunsch zu leben.** Diesen Wunsch erkennt man bei der Geburt an der Intensität des ersten Blicks aus den Babyaugen. Die Intensität, die in diesem Blick zum Ausdruck kommt, obwohl das Baby doch so klein ist, erschüttert viele Eltern. Sie gleicht der »gebündelten Lebenskraft«, zu der auch die Eltern dank ihrer Öffnung Zugang haben.

> **Laetitia**
>
> »Es war Mitternacht, als die Wehen einsetzten. Ich war zu Hause. Dann habe ich beschlossen, erst mal meinen Koffer fertig zu packen. Und ich glaube, die Tatsache, ein Zimmer nach dem anderen anzusteuern, in der Wohnung herumzulaufen, ein bisschen aufzuräumen, hat mir sehr gut getan (ich war mir jeder meiner Bewegungen bewusst ...). Weil ich die ganze Zeit auf war, konnte ich die richtige Position einnehmen, damit das Baby nach unten rutscht.«

2. Stellen Sie sich nur dieses Lichtwesen vor, das aus der kosmischen Dimension kommt und in die engen Grenzen eines kleinen Körpers aus Fleisch und Blut eintaucht. Das Durchqueren des Tunnels, der Weg durch das Becken der Mutter, hat einen Zweck. So kann sich das Kind in seinem Körper einrichten, sich seine körperlichen Grenzen bewusst machen, ausdrücklich Gestalt anzunehmen. Die dauernde Anwesenheit der Mutter ermöglicht es dem Kind, diesen Weg nicht einsam und allein gehen zu müssen. Man kann sich vorstellen, dass es einen Unterschied für das Kind macht, ob es diesen Weg allein zurücklegt oder in Begleitung seiner Mutter und seines Vaters. Noch wichtiger ist jedoch der Grad an Bewusstseinserweiterung aufseiten der Mutter, der Eltern, im Moment dieses Übergangs.

Ich glaube, je offener die Mutter sich in diesen Momenten zeigt, desto größer wird das Potenzial des Kindes aus der Dimension als Lichtwesen und der Dimension der Unendlichkeit sein, Potenziale, die es dann in seinem Leben auf dieser Welt ausstrahlen kann.

Wir befinden uns an einem Wendepunkt. »Das einundzwanzigste Jahrhundert wird spirituell sein oder es wird nicht sein« lautet ein Zitat, das André Malraux zugeschrieben wird. Könnten doch die Mutter, die Eltern, die spirituelle Dimension der Geburt erleben!

Die Veränderung wird kommen, denke ich, sobald die Frauen nicht mehr damit einverstanden sind, in einer unterwürfigen Position zu gebären, auf dem Rücken, die Beine in der Luft. Sie werden erst Zugang zu dieser heiligen Rolle finden, wenn sie ihre Kinder in der **senkrechten Dimension** gebären. Unsere patriarchische Gesellschaft hat Angst vor der **Macht** der Frauen und ihrer heiligen Rolle der Mutterschaft. Diese Position ist also alles andere als unbedeutend.

Ich hoffe, dass die Frauen sich bald aufrichten, um ihre wahre Dimension im Moment der Geburt zu erleben: Die senkrechte Dimension eines »geerdeten« Menschen, der fest mit der Erde verbunden ist, aber offen ist für die feinstofflicheren Dimensionen.

> **Christine**
> »Wir kommen alle drei in den Kreißsaal. Der Muttermund ist bei acht Zentimeter. Da erleben wir eine solche Symbiose, dass die Hebamme sich gar nicht traut, uns zu stören. Instinktiv gehe ich bei jeder Wehe in die Hocke ...«

Die Geburt: ein natürlicher Vorgang

Ich kümmere mich seit über dreißig Jahren um Paare, die sich auf die Ankunft eines Kindes vorbereiten. Inzwischen blicke ich sorgenvoll auf die Entwicklung hin zu einer Überbetreuung Schwangerer und Gebärender durch die Medizin.

Der Mensch versteht erst in Teilen das Wunder des Lebens, das Zeugung und Geburt eines Kindes darstellen. Leider will er aber alles kontrollieren. Unter dem Vorwand, die Sicherheit von Mutter und Kind gewährleisten zu wollen – eine Sorge, die ich durchaus teile, machen manche Ärzte aus Schwangerschaft und Geburt eine Krankheit. Die Anwesenheit eines Geburtshelfers (Obstetrikers) wird zu häufig durch die Zahl der medizinischen Eingriffe gerechtfertigt, wozu Geburtszange, Saugglocke, Dammschnitte, Einleiten der Geburt und Kaiserschnitt gehören.

❋ Die Medizin setzt falsch an ❋

> ### Christine
>
> »Die Hebamme weint: Es ist lange her, dass sie eine normale Entbindung erlebt hat, ohne PDA, Syntocinon-Spray oder Saugglocke! Sie ist so ergriffen, dass sie erst beim Verlassen des Kreißsaals merkt, dass sie auf dem Protokollbogen gar nichts eingetragen hat...
>
> Bei der Visite am nächsten Morgen gesteht die Hebamme uns, noch immer ergriffen: ›Ich habe Panik gekriegt, als Sie meine Hand genommen haben. Ich habe gesehen, dass Sie auf mich zählen, um Ihnen zu helfen. Aber ich weiß gar nicht mehr, wie man so entbindet. Man bringt uns nicht bei, Frauen auf natürlichem Weg zu entbinden. Heutzutage ist alles fest in ärztlicher Hand!‹«

Ich habe mehrfach mitbekommen, dass Geburtshelfer sich freuen, wenn sie in einer Arbeitswoche bei schwierigen Geburten eingreifen konnten. Eine »uninteressante Woche« bedeutete dagegen, dass alle Geburten gut verlaufen waren!

Ich leugne ja gar nicht, dass technische Errungenschaften wichtig sind, aber werden sie auch immer zu Recht angewandt? Die Situation wird zweideutig bleiben, solange sich mit einem Dammschnitt Geld machen lässt. Man wird sich immer fragen können, ob er zum Wohle der Frau durchgeführt wurde oder weil er Geld bringt. Werden wir noch erleben, dass Ärzte sich für die Prävention einsetzen und Geld verdienen, weil es ihnen gelungen ist, einen Kaiserschnitt oder einen Dammschnitt zu vermeiden?

In einer Hebammenschule sagte eine Lehrerin immer, die Schule bilde die »Technikerinnen für Geburten« aus. Gebärende brauchen nicht nur Technikerinnen für Geburten, sondern auch Warmherzigkeit und ermutigende Worte. Geburtsbegleitung ist eine experimentelle Wissenschaft, die Heldentaten vollbringen kann, das weiß man heutzutage sehr wohl. Die Technik ist wichtig, die menschliche Seite aber auch. Das Schwierige ist, einen Mittelweg zwischen beiden zu finden,

nicht eines auf Kosten des anderen vorzuziehen. Den Hebammen, die ich regelmäßig treffe, liegt es häufig am Herzen, Geburten zu betreuen und dabei das Elternpaar wie das Kind zu respektieren, aber ihre Arbeitsbedingungen sind viel unmenschlicher geworden. Ich verstehe, wenn den Hebammen unbehaglich ist, weil sie sich nicht anerkannt und gegenüber den Ärzten minderwertig fühlen. Um sich Anerkennung zu verschaffen, setzen manche auf die Technik, also auf die männliche Domäne, obwohl sie eigentlich Frauen bei der Entbindung und der Geburt ihres Babys beistehen wollen: das Weibliche miteinander teilen.
Es bleibt noch viel zu tun, damit es rund um die Geburt nicht zum Machtkampf zwischen Ärzten und Hebammen kommt. Ist es wirklich ein Zufall, dass die Geburtshilfe oder Obstetrik sehr männlich ist, während der Beruf der Hebamme ein größtenteils weiblich dominierter ist? Hinter diesem fundamentalen Problem zeichnet sich der Gegensatz, der hartnäckige Machtkampf zwischen Mann und Frau ab, zwischen dem Männlichen und dem Weiblichen. Die liegende Position der Frau bei der Entbindung sagt viel aus über diesen Machtkampf. Diese Position ist eine aufgedrängte, denn sie ist für die Geburtshelfer sehr komforta-

> **Claudie**
>
> »Als die Wehen sehr heftig wurden, kurz vor der Geburt, trat der Dienst habende Arzt ›auf den Plan‹. Er ging mir sofort gegen den Strich, weil er mich gezwungen hat, mich wieder hinzulegen, trotz meiner Proteste (und der meiner Hebamme). Die Hebamme hatte das Entbindungsbett extra für mich hochgestellt, damit ich so entbinden kann, wie ich will, nämlich so ziemlich im Sitzen. Der Arzt hat dann dauernd kritisiert, wie ich presse (!) und dass ich keine PDA hatte. Er drohte mir damit, den Anästhesisten zu holen, sollte mein Baby nicht kommen! Ich spürte, wie die Wut in mir hochstieg, und gleichzeitig kämpfte ich mit den ständigen Wehen. Mir ist sogar kurz durch den Kopf gegangen,
> ...

EINLEITUNG

> ...
> vom Bett zu steigen, den Kreißsaal zu verlassen und dann so zu gebären, wie ich es wollte! Bis dahin war alles so gut gelaufen. Ich dachte, dass dieser Arzt alles kaputt macht, dass er mir die Geburt meines Kindes ›raubt‹. Also habe ich beschlossen, mich unterzuordnen, um meinem Baby zu ermöglichen, auf die Welt zu kommen. Hatte ich denn eine Wahl?
> Ich hatte diesem Arzt gegenüber lange ein Gefühl der Verbitterung. Später habe ich ihm übrigens auch gesagt, dass ich seine Haltung unmöglich fand.«

bel, nicht aber für die Frau. Betrachten wir Claudies Geburtsbericht, der zwar schwer zu ertragen, aber leider durchaus typisch ist. Ihre Aussage erinnert mich an zahlreiche andere, die genauso lehrreich und unglaublich waren. Insbesondere der Artikel einer Hebamme aus einer Fachzeitschrift ist mir im Gedächtnis geblieben: »Dann kam Zorro«. Der Geburtshelfer kam gegen Ende der Entbindung hinzu, schubste die Hebamme zur Seite, die während der gesamten Geburt anwesend war, und machte einen unnötigen Dammschnitt, direkt bevor das Baby kam!!!

Wann erkennen wir endlich, **wie gut die Geschlechter sich ergänzen?**

Es steht zu hoffen, dass eine neue Generation von Geburtshelfern und Hebammen sinnvoll mit dem Platz und der Rolle des Einzelnen umgeht, um das Geburtsklima zu verbessern. Die werdenden Mütter, die Eltern sollten doch nicht die Kosten tragen müssen für den Kampf oder die Unterwerfung der einen oder anderen! Mancher Eingriff hilft und rettet Leben. Dafür sollten wir dem medizinischen Fortschritt dankbar sein. Aber sind denn all die Dammschnitte, Kaiserschnitte und Geburtseinleitungen wirklich gerechtfertigt?

Wir sind weit weg von der **Dimension des Heiligen bei einer Geburt:** Die Ankunft eines Kindes, das ist doch keine Blinddarmoperation!

DIE GEBURT: EIN NATÜRLICHER VORGANG

Es gibt Ärzte und Hebammen, die sich trauen zu sagen, wie schwer es manchmal ist, eine Geburt einfach nur zu begleiten, nachdrücklich da zu sein, zu warten, vor sich selbst Rechenschaft abzulegen, die Stille hinzunehmen, dem Anderen zuzuhören, seine Wünsche zu respektieren und nicht die eigenen Ängste hineinzuprojizieren. Manche Entbindungsstationen entscheiden sich zum Glück dafür, die natürliche Seite der Geburt zu berücksichtigen. Warum nicht alle? Die wesentlichen Eigenschaften derer, die das Leben ins Leben begleiten, sind: demütig sein, einfühlsam sein, offen sein, und vor allem **dem Leben vertrauen**.

Jemanden bei einer Entbindung zu begleiten, bedeutet mehr **Sein** als **Machen**. Die Geburt eines Menschen ist etwas, das uns tief berührt, auch wenn es zu unserem Alltag gehört. Sie löst Reaktionen aus und stellt die Frage nach unserem Platz mitten im Universum. Das Erlebnis Geburt hat eine viel stärkere Wirkung, als wir annehmen. Von dieser Erfahrung hängt die Zukunft des Kindes, der Mutter, des Vaters und vieler folgender Generationen auf diesem Planeten ab.

> **Marie-Pierre**
>
> »Ich nehme mein Kind, wir lernen uns kennen, aber mir fehlt das Erleben der Geburt, das allmähliche Vorankommen. Da ist eine Leerstelle. Ich habe versucht, mir die Entbindung ins Gedächtnis zu rufen. Aber jedes Mal, wenn ich daran dachte, kamen mir die Tränen. Mir wurde das Herz schwer, und ich war unglaublich traurig. Ich hatte mich in die Hände der Ärzteschaft begeben, ohne sagen zu können, was ich wollte. Erst bei der zweiten Geburt habe ich mich wirklich als Mutter gefühlt, denn ich hatte die Kraft, Nein zur Betreuung durch einen Arzt zu sagen. Alles ist gut gegangen. Dieses Mal hat man mir die Geburt meines Kindes nicht gestohlen.«

Ist uns immer bewusst, dass jedes Kind, das bei seiner Geburt richtig begleitet und empfangen wird, später bessere Aussichten auf ein ausgeglichenes Leben hat?

> **Nadège**
>
> »Schlussendlich keine PDA (die ich vermeiden wollte) und kein Dammschnitt, nur ein kleiner Riss. Man hatte mir ein Baby mit 3500 g Gramm angekündigt. Letztendlich wog Jade dann 3190 Gramm und maß 51 Zentimeter.
>
> Meine Schlussfolgerung: Ich bin sehr froh, den Yoga-Kurs gemacht zu haben. Ich hatte in den zwei Wochen vor der Geburt täglich die Übungen gemacht, und ich bin sicher, dass sie mir geholfen haben. Ich denke, die Vorbereitung ist entscheidend, weil im Ernstfall dann Automatismen die Oberhand gewinnen.«

Wir wissen alle, dass schlechte Erlebnisse bei der Geburt verhängnisvoll für eine Familie, ja für Generationen sein können. Man hatte Marie-Pierre eine PDA aufgezwungen, ohne wirkliche Notwendigkeit: Es sollte einfach schneller gehen.

Denken und handeln wir so, dass andere Frauen diese Erfahrung nicht auch machen, die für Mutter und Kind manchmal wirklich dramatisch sein kann.

Nur noch wenige Frauen nehmen heutzutage während der Schwangerschaft nicht irgendwelche Medikamente, Vitamine, Eisen, Magnesium, Krampflöser ... Und nur noch wenige Frauen lassen sich nicht beeinflussen: Viele akzeptieren die PDA lange vor der Entbindung, lassen sich einen Termin für diese Entbindung aufdrängen, was ja bequemer ist als die unvorhersehbare Natur. Viele geben nach, wenn man ihnen vorschlägt, einen Wehentropf anzuhängen, auch wenn es gar keine Eile hat. Ist das wirklich immer notwendig?

Beeinflusst man die werdende Mutter nicht bereits, wenn man ihr gleich beim ersten Termin die Frage stellt: »Wollen Sie eine PDA?« und im Falle der Verneinung hinzufügt: »Sie möchten also lieber leiden!«?!

Warum ist es nur so schwer, **Frauen, die es wollen, eine natürliche Geburt in Sicherheit zu ermöglichen**?

Zur Welt kommen

Bei uns beginnt alles mit der Geburt und endet mit dem Tod. Das Leben ist ein Übergang: Big Bang, das Universum wird vor Milliarden von Jahren geboren, Galaxien, Sterne, die Erde, Kontinente, das Leben auf der Erde, die ersten Menschen, dann wir – und eines Tages folgt ihr Tod.

Geburt und Tod als Bestandteile des Lebens

Ob Mann oder Frau, wir erleben es am eigenen Körper, der ein Echo des großen Ganzen ist, Echo des Universums und der Mutter Erde, die jedes Jahr der Natur mit dem Ablauf der Jahreszeiten das Leben schenkt.

Wir erleben die Geburt beziehungsweise Ankunft als Aufruf, den wir alle auf unterschiedlichen Ebenen erlebt haben. Zuerst einmal haben wir sie über den Körper unserer Mutter erlebt, zu Beginn unseres Lebens auf dieser Erde. Uns allen ist dieses Erlebnis gemein, das irgendwo in uns vergraben ist.

Beim Durchlaufen verschiedener Etappen des Lebens kommen wir dann auf verschiedenen Daseinsebenen an: vom Körperlichen geht es zum Emotionalen, vom Psychischen zum Spirituellen. Traditionell spricht man von einer Neugeburt alle sieben Jahre.

> **Dominique**
>
> »Drei Jahre zuvor hatte ich mein erstes Kind zur Welt gebracht, mit PDA. Der Drang zu pressen war nicht sehr ausgeprägt, daher sicher auch die Zangengeburt und ein ziemlich langer Dammschnitt. Mindestens drei Wochen lang konnte ich mich deshalb nicht normal hinsetzen!
>
> Während meiner zweiten Schwangerschaft ist darum der Wunsch gereift, eine andere Erfahrung zu machen, doch endlich etwas mehr herauszufinden über die ›Kunst des Gebärens‹. Mit diesem Wunsch kam der Wille, mich zur Handelnden bei der Geburt meines Kindes zu machen.«

EINLEITUNG

Was eine Geburt ausmacht, können wir auch nachempfinden, wenn wir verbunden und in Harmonie sind mit einem Paar oder einer Mutter, die ein Kind erwartet, ob wir sie nun kennen oder nur auf der Straße ihren Weg kreuzen. Und alle Mütter erleben das sehr konkret am eigenen Leib.

Für die werdenden Väter gibt es eine ganze Palette an Möglichkeiten, um das Warten auf ihr Kind und seine Geburt zu erleben. Vom Vater, der die Mutter begleitet, indem auch er zunimmt, bis zum Vater, der sich erst im Augenblick der Geburt angesprochen fühlt, über die verschiedenen Grade an Osmose und Zuwendung während der Schwangerschaft. Viele Väter nehmen Anteil. Nicht zu vergessen all die Väter, die den Kopf verlieren, die sich verweigern, die Panik kriegen, die am liebsten weglaufen würden, ihren Platz nicht finden ... Immer mehr Vätern ist bewusst, dass es nicht allein Frauensache ist, ein Kind zu erwarten: Sie erkennen, wie wichtig eine frühe Beziehung zu ihrem Kind sein kann, auch wenn es noch im Bauch der Mutter ist.

Welche Erfahrungen wir auch immer mit dem Thema Geburt haben, ob direkte oder indirekte, beglückende und harmonische oder schwierige und unglückliche: Jeder von uns, Vater, Mutter, Großvater, Großmutter, Freund, Freundin, zufälliger Passant, jeder kann diese Zeit der frohen Hoffnung in unserem Körper und unserem Sein begleiten, und zwar auf unterschiedlichen Ebenen, indem wir uns etwas Größerem öffnen, der Liebe. Diese Erfahrung berührt uns alle in unserem tiefsten Inneren, in unserer Eigenschaft als Menschen, als Mann, als Frau.

Entdecken wir das gemeinsam in diesem Buch, ausgehend von dem, was unser Körper erlebt.

Präsenz

❋ Wie präsent ist das Kind bei der Geburt? ❋

Zahlreiche Eltern sind zutiefst berührt von der Intensität der ersten Blicke ihres Kindes nach der Geburt, von seiner nachdrücklichen Präsenz in diesem kleinen, nackten Körper.

Warum sind manche Neugeborenen von jetzt auf gleich so präsent, während andere in den ersten Stunden, Tagen oder sogar Monaten einen abwesenden Blick haben? Es geht hier nicht um Tränen, Schreie oder Gesten, sondern um das, was von seinem Blick ausgeht, von seinem Körper, seinem Wesen.

Zweifelsohne spielen mehrere Faktoren eine Rolle, die mit der Geschichte dieser Gestalt werdenden Seele verknüpft sein können. Aber auch die Eltern können tätig werden, indem sie auf ihre Weise **den Wunsch nach Leben für ihr Kind** zum Ausdruck bringen. Sie können das während der Schwangerschaft und vor allem in den entscheidenden Momenten von Zeugung und Geburt tun. Dieser sehnliche Wunsch kann vor allem bei der Geburt den Wunsch des Kindes begleiten, Gestalt anzunehmen.

> **Mylène**
> »Yoga ist eine Lebenskunst, die Präsenz, Glück und Gelassenheit bringt.«

❋ Präsent sein ❋

Die Intensität der Präsenz ist natürlich auch bei Erwachsenen unterschiedlich. Tagtäglich erleben wir, dass ein Mensch abwesend ist, obwohl er körperlich anwesend ist. Oder wir erleben die außergewöhnliche Präsenz eines anderen (zugegeben, das kommt viel seltener vor).

> **Joëlle**
>
> »Ich habe mich mithilfe von Yoga auf die Geburt meines ersten Kindes vorbereitet. Dank der Yoga-Stunden habe ich mich in der Schwangerschaft super gefühlt. Im Lauf der Wochen und Monate wurde mein Sohn immer präsenter. Ich hatte tatsächlich das Gefühl, von jemandem bewohnt zu werden, wir waren jeden Augenblick zu zweit, vor allem in den zwei letzten Monaten. Nach seiner Geburt war mein Körper leer, ich war traurig, weil er weg war, die Fülle war vorüber. Ihn in den Armen zu halten, hat diese Leere nicht immer wettgemacht. Als ich meinen Beruf wieder aufnahm, erlebte ich den Wechsel zwischen Anwesenheit und Abwesenheit. Da ging es nicht immer harmonisch zu zwischen meinem Herzen und meinem Kopf.«

Versuchen Sie einmal, auf die Qualität Ihrer eigenen Präsenz und die der anderen zu achten. Achten Sie auf Unterschiede. Und ein anderes Mal, wenn Sie jemanden treffen, seien Sie einfach da, nachdrücklich. Das ist gar nicht so einfach.

Yoga ist eine Einladung, den Augenblick zu leben, um sich nicht von seinen Gedanken überwältigen zu lassen, die einen in die Vergangenheit holen oder weit in die Zukunft schweifen lassen. Es geht einfach darum, da zu sein, hier und jetzt.

Fördern Sie, indem Sie Yoga machen, die Qualität Ihrer Präsenz. Spüren Sie Ihre Füße, den Kontakt mit dem Boden, füllen Sie Ihren Körper ganz aus, machen Sie sich in Ihrem Becken breit, atmen Sie ruhig, achten Sie nicht auf Ihr inneres Geschnatter, sondern, ganz Präsenz, auf Ihr Gegenüber. Bringen Sie diese Präsenz durch Wohlbefinden und Gelassenheit zum Strahlen. Sie werden erstaunt feststellen, wie sehr Ihre Haltung auf andere wirkt.

❋ Die Präsenz der Eltern ❋

Mit dieser Qualität der Präsenz sollten Sie als werdender Vater, als werdende Mutter, Ihrem Kind zur Seite stehen, in der Schwangerschaft und vor allem in den Stunden und

Minuten vor dem entscheidenden Moment der Geburt.

Manche Eltern behaupten, sich mit dieser Art Präsenz schwerzutun, weil sie ihnen erst einmal zu abstrakt ist. Die Mütter tun sich meist leichter, weil sie den körperlichen Kontakt haben. Aber die Eltern verinnerlichen das Gefühl, sobald sie festgestellt haben, dass sie diese Präsenz bereits verschiedentlich mehr oder weniger bewusst erlebt haben.

Auf der Straße hat sich jeder schon einmal umgedreht, nachdem er einen Blick im Rücken gespürt hat. Was ist da geschehen? Wir können das noch nicht nachweisbar messen, aber es geht um gelebte Erfahrung. Diese Präsenz kann das Kind im Bauch der Mutter spüren. Die Psychoanalytikerin Françoise Dolto hat mit ihren Arbeiten gezeigt, dass ein Kind bereits in utero eine »Person« ist.

Die Qualität der elterlichen Präsenz, die Erwartungshaltung einer Familie, ist ein wahrhaftiger **Aufruf an das Leben**. Diesen Impuls können Sie dem Wunsch zu leben mitgeben, den Ihr Kind verspürt. Auch wenn das nicht der einzige Faktor ist, der eine Rolle spielt bei dem Wunsch des Menschen zu leben. (Aber seien Sie beruhigt: Ein Kind kann auch dann sehr vital sein, wenn seine Eltern der Meinung sind, sein Leben beginne erst mit der Geburt!)

> **Olivier**
>
> »Wir haben beschlossen, dass unser viertes Kind auch zu Hause zur Welt kommen sollte. Ungeduldig wartete ich auf den Tag X. Ich war sicher, dass an diesem Tag alles gut gehen würde. Den Großteil der Arbeit hat natürlich die werdende Mama erledigt, bis ich irgendwann spürte, dass meine Anwesenheit für einen letzten Kraftakt nötig war. Im Übrigen würde ich sagen, dass die Entscheidung für diese zweite Hausgeburt eine glückliche war: Das Bild von der Geburt im Wasser werde ich nie vergessen.
>
> Eines noch: was für ein großes Vergnügen, dass wir noch am selben Abend alle zusammen sein und, ein Glas Champagner in der Hand, auf das freudige Ereignis anstoßen konnten!«

EINLEITUNG

❋ Die Präsenz des Kindes in Ihnen ❋

Sie können Ihrem Kind in utero mit großer Intensität präsent sein. Umgekehrt können Sie sich sehr wohl der Präsenz Ihres Kindes bewusst sein, sogar des Augenblicks, in dem das Kind in Ihren Körper einzieht. Schauen wir uns zu diesem Thema eine längere Aussage der Psychoanalytikerin Françoise Dolto[2] an:

Françoise Dolto

»Ich hatte bereits vor ihrer Geburt Kontakt zu meinen Kindern. Es gab zwei erstaunliche Momente: nach fünf und nach sieben Monaten. Vor allem beim ersten Kind, weil eine Frau beim ersten immer überrascht ist. Beim zweiten merkt man, dass man das schon einmal so empfunden hat ...

Ich spazierte gerade durch den Jardin du Luxembourg, als ich plötzlich das Gefühl hatte, dass da noch etwas ist, ganz nah, etwas genau wie ich. Ich sage mir, ja, aber ... Ich drehe mich nach rechts, nach links, aber da war niemand. Ich ging weiter, aber das Gefühl, dass da noch jemand ist, eine Präsenz, bleibt ... Zu Hause erzählte ich meinem Mann davon und sagte: ›Vielleicht ist das ja das Baby, das da ist. Schon komisch, dass ich nicht sagen kann, ob es ein Mädchen oder ein Junge ist.‹ So war das! Von dem Moment an hat mich dieses Gefühl nicht mehr verlassen. In mir war etwas präsent.

Und das habe ich dann bei meinen beiden anderen Schwangerschaften wieder erlebt, jedes Mal nach etwa fünf Monaten, jedes Mal ahnungslos, was das Geschlecht betrifft. Aber das Gefühl der Präsenz war eindeutig und angenehm.

Und im siebten Monat dann ganz eindeutig eine Art Ringen. Ich hatte ganz und gar problemlose Schwangerschaften, aber es gab ein psychisches Ringen, nach dem Motto:

...

…

»Ich habe es satt, was du machst … Ruh dich aus‹, etwas in der Art. Denn ›ich arbeite und arbeite,‹ ich bin sehr aktiv, aber das Baby wollte Ruhe haben. Ich hätte ja gern weitergemacht, aber ich spürte (und das ist kein leeres Wort), ich spürte: ›Du musst dich ausruhen.‹ Es war nicht mein Körper, der da sprach, denn mein Körper … ich habe wirklich Reserven! Aber es gab da jemanden, der nicht die gleichen Reserven wie ich hatte und der wollte, dass ich mich ausruhe.

Ich habe mir gesagt, dass die drohende Frühgeburt im siebten Monat bestimmt mit meinem ›Nicht-Achten‹ auf die Bedürfnisse des Kindes zu tun hatte. Ich kann Ihnen sagen, dass das im Krieg war.

Ich habe meine zwei Großen während des Krieges bekommen. Beim ersten bin ich immer Fahrrad gefahren, beim letzten Motorrad, bis zum Tag vor der Entbindung. Es war ein kleines Motorrad. Ich legte meinen Bauch auf dem Tank ab, und dann – nach mir die Sintflut! Das war keine körperliche Erschöpfung, das war eine allgemeine Erschöpfung. Ich habe es in mir gespürt. Ich war nicht erschöpft, nicht geistig und nicht körperlich. Es hat mir gut in den Kram gepasst, Motorrad zu fahren, weil ich beim ersten Kind Fahrrad gefahren war, und was hat sich da das Kind nach dem siebten Monat bewegt! Das war total auffällig bei der Steigung in der Rue St. Jacques. Ich strampelte, und in mir drin wurde gemeckert, und je mehr da herumgefuchtelt wurde, desto erschöpfter war ich. Also habe ich mit ihm gesprochen: ›Jetzt pass mal auf, bitte, wir schaffen es nicht … Halt still, fuchtle nicht herum, und dann schaffe ich es auch, sonst schaffe ich es nicht … Ich bin erschöpft, und du musst dich genau wie ich ausruhen.‹

Tja, und da hat es sofort aufgehört. Als ich dann vom Rad stieg und vor der Tür stand, habe ich gesagt: ›Jetzt kannst du weitermachen.‹ Und los ging's. Da tanzte jemand Rumba in mir. Aber er hatte auf mein Kommando aufgehört.«

Betrachten wir Louises Aussage, die in die gleiche Richtung geht:

Louise

»Bis eine Woche vor der Geburt meines zweiten Sohnes bin ich gereist und habe Yoga-Seminare besucht. Ich fühlte mich total fit, und um nichts in der Welt hätte ich auf das mehrstündige Üben jeden Tag verzichtet. Aber dann ist etwas wirklich Seltsames passiert. Mitten in einer Übungsstunde wurde ich von dem Drang zu schlafen buchstäblich niedergedrückt. Keine Chance, dagegen anzukommen. Ein seltsames Gefühl, denn ich selbst war überhaupt nicht müde und wollte gar nicht schlafen: Ich habe ganz deutlich gespürt, dass das Baby wollte, dass ich mich ausruhe. Ich habe nachgegeben. Das war eine eigenartige Erfahrung, wie eine Verdoppelung meiner Persönlichkeit oder vielmehr eine doppelte Präsenz mit gegensätzlichen Bedürfnissen. Das war auch ganz anders als das Schlafbedürfnis in den ersten Schwangerschaftsmonaten. Auch die Schlafqualität war eine ganz andere. Beim Schlafen war mir bewusst, dass ich schlief, als ob ich mir selbst dabei zusah. Es war eben nur ein Teil von mir, der schlief, der andere wartete schön brav, bis das Bedürfnis gestillt war.«

✺ Präsenz und Inkarnation des Kindes ✺

Christine

»Ich wollte schon lange ein Kind. Eines Tages sehe ich beim Meditieren eine Art Blitz, eine helle Flamme, neben mir. Da sind ganz viele Sterne, und es ist da, ich weiß es, ich fühle seine Gegenwart, wie man den Lufthauch spürt, wenn ein Vogel mit den Flügeln schlägt. Wunderbar, fantastisch!
...

PRÄSENZ

> ...
> Ich bin noch gar nicht wirklich schwanger, aber es ist schon da, seine Seele ist mich besuchen gekommen. Jacqueline, eine Yoga-Freundin, hat es auch gespürt, bei der gleichen Meditation wie ich.
> Einige Tage danach: Der Schwangerschaftstest ist positiv, aber ich ›wusste‹ es ja schon.«

Vergleichen wir diese Aussagen doch einmal mit dem, was traditionell unterrichtet wird, wenn es um die einzelnen Etappen bei der Inkarnation eines Menschen geht. Lucien Ferrer, ein großer Yogi vom Beginn des 20. Jahrhunderts, erzählt mit dem Vokabular seiner Zeit[3] davon.

»Der Geist nimmt Kontakt zu einem Paar auf, das fähig ist, eine Stimmung zu erschaffen, die mit seiner identisch ist. Er wird zum Protagonisten der weiblichen Erregung, dem entscheidenden Faktor im Moment der Begattung. Beim geschlechtlichen Spasmus wird der Geist vom Strudel der Vibrationen mitgerissen, der das Resultat der Vereinigung von Spermium und Eizelle ist, denn Geist und Strudel haben die gleiche Frequenz der Vibrationen.

Nach diesem ersten Kontakt mit dem Ei löst sich der Geist wieder, bleibt aber in fluider Verbindung mit ihm. Diese momentane Trennung besiegelt das Ende der konzeptionellen Stimmungslage. Im Lauf der Schwangerschaft gibt es mehrere Erscheinungen des Geistes, mehrere Aufenthalte im Fötus. Er tritt also als evolutionärer Faktor im Ambiente der Schwangerschaft auf. Dieses Ambiente ist Gegenstand gezielter Aufmerksamkeit vonseiten der Magier, hauptsächlich in Schwarzafrika. Das gilt vor allem, wenn das Kind, das erwartet wird, dazu ausersehen ist, eine maßgebliche Rolle in der Gesellschaft zu spielen.

Vom siebten Monat an geht der Geist fest in den Fötus über. Das erklärt auch, warum von diesem Zeitpunkt an ein lebensfähiges Wesen entbunden werden kann.«

Diese Art, sich auszudrücken, mag uns seltsam erscheinen, wenn wir nicht wie Françoise Dolto die Erfahrung gemacht haben, »wirklich zu zweit« zu sein, und das dauerhaft und von einem ganz bestimmten Zeitpunkt der Schwangerschaft an. Yoga als experimentelle Wissenschaft bedeutet überhaupt nicht, dass man an die Reinkarnation glaubt. Jeder stützt sich auf die eigenen Erfahrungen. Von Interesse ist nur die Parallele zwischen den Erlebnissen von Françoise Dolto im fünften und siebten Monat der Schwangerschaft und einer Theorie zu den verschiedenen Etappen der Inkarnation.

So entsteht der Kontakt zwischen Mutter und Kind manchmal sogar noch vor der eigentlichen Empfängnis.

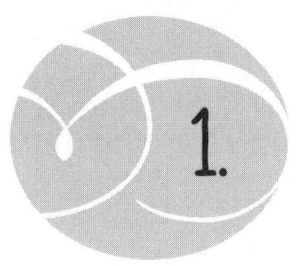

Die Durchquerung des Beckens

Am Tag der Geburt bahnt sich das Kind **einen spiralförmigen Weg** durch das Becken seiner Mutter. Während das Kind das Becken durchquert, kann seine Mutter (die es mit ihrem Bewusstsein begleitet) in ihrem Körper ganz konkret jede einzelne Etappe mitverfolgen, die sie selbst auf einer anderen Ebene erlebt. Mehrere Initiationsriten spielen sich hier parallel ab: zum einen der des Kindes, zum anderen der der Mutter – in körperlicher Hinsicht natürlich, aber auch in ihrem tiefsten Inneren.

Sie können sich bewusst machen: **An diesem Weg liegen verschiedene Türen.** Sie können lernen, diese zu öffnen. Und Sie können überall Markierungen schaffen, um den Weg gangbar zu machen. Dabei werden Sie feststellen, dass nicht nur die körperlichen Hemmschwellen nach und nach verschwinden, sondern auch die emotionalen und mentalen Blockaden. Dann können Sie die Etappen erkennen und mit einbeziehen, für sich selbst und damit auch für Ihr Kind. Die Voraussetzungen für die Geburt sind besser, denn **der Weg ist jetzt frei.** Vor allem gewinnen Sie so den Freiraum, um diese Durchquerung noch auf einer anderen Ebene zu erleben. Das kann zu Ihrer Befreiung führen, dem Ziel auf dem Weg der Initiation.

A. Die Beckenhöhle als Nest

Das Becken im Körperschema

Unter Körperschema versteht man die Wahrnehmung, die ein jeder von seinem Körper hat. Es entwickelt sich schrittweise von Kindestagen an, aus dem Zusammenspiel kinästhetischer, greifbarer und sichtbarer Eindrücke.

Die Gegenwart des Kindes während der Schwangerschaft bringt es mit sich, bestimmte Bereiche des Körpers näher zu erkunden. Als Schwangere ist man empfänglich für die inneren Abläufe kinästhetischer Natur. In den neun Monaten der Schwangerschaft und bei der Entbindung nimmt das Becken einen wichtigen Platz im Körperschema ein. Es fungiert als Nest und Empfang, es umschließt das Leben und es ist ein Übergang für das Kind: Es ist ein »heiliger« Ort, allein deshalb, weil das Leben so kostbar ist. Es ist kein Zufall, dass das Kreuzbein hinten im Becken im Lateinischen »(os) sacrum« genannt wird. Das Wort »sacrum« bedeutet zu Deutsch »heilig«.

Eine Schwangerschaft hat etwas von einem echten Initiationsritus: Das Becken, das häufig wenig Raum im Körperschema einnimmt, rückt zunehmend ins Bewusstsein, bis es die geheiligte Rolle übernimmt, die es spielt, wenn es mit dem Leben gefüllt ist und wenn es bei der Geburt zum Übergang für das Kind wird. Indem das Becken das Kind aufnimmt und dann neun Monate trägt, wird es buchstäblich zum Nabel der Welt, eine gottgleiche Rolle.

Das geht manchmal nicht ohne kleinere Schmerzen in der Symphyse (Schambein), dem Iliosakralgelenk (Kreuz-Darmbein-Gelenk) oder den Bändern ab, die Gebärmutter, Harnblase und andere Organe stützen.

Das Becken, das in der Schwangerschaft schwer trägt, beeinflusst durch seine Bewegungen, seine Haltungsänderung, seine große Beweglichkeit oder im Gegenteil durch seine Schwere, seinen Zusammenhalt, seine Nachgiebigkeit den ganzen Körper.

Nehmen Sie aber diesen Teil Ihres Körpers genauer wahr, erfahren Sie ihn besser, können Sie auch die »passenden« Bewegungen und Körperhaltungen ausfindig machen, die Ihrem Körper in der Schwangerschaft angenehm sind und Halt geben.

Sie können ihm auch erlauben, sich zu öffnen und das Kind hinein- und hindurchgleiten zu lassen, und zwar mithilfe der Initiation an den zwei Türen:
- der Eingangstür (obere Öffnung des Beckens)
- der Ausgangstür (untere Öffnung des Beckens)

Anatomie und Körperwahrnehmung im Yoga

Beim Yoga dient die Anatomie vor allem der Unterstützung Ihrer Körperempfindungen. Anatomische Kenntnisse interessieren uns nur so weit, wie sie uns dabei helfen, unseren Körper von innen heraus wahrzunehmen. Versuchen Sie, Ihr Becken im Körperinneren zu visualisieren, es sich vorzustellen.

Sie sitzen auf einem Stuhl, aber wo in Ihrem Körper haben Sie wirklich Platz genommen? Antworten Sie nicht zu schnell »in meinem Becken«, denn das geschieht nicht automatisch:
- Da sind diejenigen unter uns, die in ihrem Kopf sitzen, denn sie sind die meiste Zeit über bei ihren Gedanken.
- Da sind diejenigen, die in ihrer Brust sitzen, denn sie sind oft bei ihren Gefühlen.

- Und schließlich gibt es die Glücklichen, die fest in ihrem Becken sitzen, die Einzigen, die wirklich stabil sind, und aufgrund dieser Stabilität vertrauen sie dem Leben.

Sie werden nun die Anatomie und Ihre ganz persönliche, häufig unbewusste Art entdecken, Ihren Körper und seine verschiedenen Bereiche zu bewohnen.

Damit auch Ihr Kind Platz in seinem Becken nehmen kann, stützen Sie seine Basis mit den Händen, wenn Sie es hochnehmen. Vorsicht: Ein Baby, das man unter den Armen hochhebt, das also die Leere unter sich spürt, wird nicht die grundlegende Sicherheit erfahren, die es braucht. Diese einfache Geste kann für das Kind bedeutsame Folgen haben: einen Mangel an Stabilität und Vertrauen in seinem späteren Leben.

Das Becken als Wegkreuzung im Körper

✳ Das Gleichgewicht der Kräfte ✳

Stellen Sie sich aufrecht hin, die Füße parallel und in Beckenbreite, um stabil zu stehen. Machen Sie sich nun Ihren Körper bewusst:

- Spüren Sie Ihr Becken und seine Beweglichkeit, indem Sie es ein wenig vor- und zurückkippen. Die Wirbelsäule ist aufgerichtet. Arme und Schultern sind entspannt. Der Nacken ist gestreckt. Richten Sie Ihren Kopf so aus, dass der Blick horizontal nach vorn geht.
- Kehren Sie in Ihr Becken zurück: Fühlen Sie, dass es genau in der Mitte Ihres Körpers liegt, wie eine Wegkreuzung zwischen oben

und unten? Versuchen Sie zu spüren, warum das Becken in Ihrer Mitte diese Formen hat: die Form des Kreuzbeins hinten, die Form der seitlichen Beckenschaufeln, die Form des Schambeins vorn.
- Werden Sie sich Ihres Knochenbaus bewusst. Erleben Sie ihn wie die Ausformung von Kraftlinien. Vergessen Sie nicht: Die Funktion erschafft das Organ. Das Becken ist trichterförmig im Körper angelegt, weil es die Kraftlinien zusammenführt, die aus der Brust kommen und sich in verschiedene Richtungen spalten. So stellt das Becken ein perfektes Gleichgewicht her.

Schließen Sie die Augen und spüren Sie Ihr Körpergewicht: Es sammelt sich um die Brustwirbelsäule und den Brustkorb herum und dann im Unterleib um die Lendenwirbelsäule. Dieses Gewicht teilt sich im Becken anschließend in zwei Kräfte:
- eine Kraft im hinteren Teil, die das Kreuzbein ausformt und bis in die Spitze des Steißbeins reicht, dem Relikt, das an den Schwanz des Tieres erinnert, das wir einst waren,
- eine Kraft, die nach vorn unten zum Schambein führt und über die Beckenschaufeln links und rechts geht.

Ein lebendiges und bewegliches Becken ermöglicht es, die Kräfte auszubalancieren, die von vorn, von hinten, von oben und von unten kommen. Auf körperlicher Ebene spielt es eine ausgleichende

Rolle. Damit trägt es zum Erhalt und zur Statik der aufrechten Haltung bei. Die Beweglichkeit des Beckens und seine Unabhängigkeit vom Rest des Körpers werden durch zahlreiche Yoga-Haltungen und -Übungen gefördert.

Wenn Sie im Stehen einmal gespürt haben, wie Ihr Körpergewicht auf dem Becken ruht, und wenn Sie es zwischen hinten und vorn austariert haben:
- Stemmen Sie sich mit beiden Füßen gegen den Boden, um die Kraft zu spüren, die durch Ihre Beine bis zu den Hüftgelenken und zum Becken aufsteigt.
- Versuchen Sie, diese beiden Kräfte an der Wegkreuzung des Beckens auszutarieren: Variieren Sie die Intensität, mit der Sie die Füße gegen den Boden stemmen, kippen Sie sanft vor und zurück.
- Wenn Sie Ihr Gleichgewicht gefunden haben, genießen Sie das Hochgefühl, das aus der Aufhängung Ihres Beckens in der Bewegungslosigkeit kommt. Spüren Sie, wie sich die Anspannung in Ihrem Körper auflöst.

Das Becken als Wegkreuzung der Energieströme

❈ Aufsteigende und absteigende Energie ❈

In energetischer Hinsicht trifft man im sogenannten Energiekörper auf verschieden stark ausgeprägte Energien. Sie reichen von einem Bächlein bis zum Strom und schließen Flüsse und reißende Wildbäche mit ein. Das Becken stellt in deren Zusammenspiel eine grundlegende energetische Wegkreuzung dar.

DAS BECKEN ALS WEGKREUZUNG DER ENERGIESTRÖME

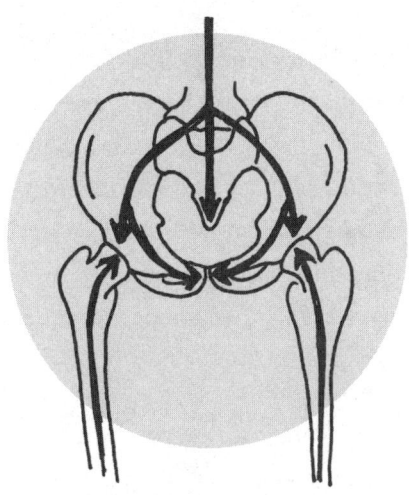

Hauptsächlich ist es eine Wegkreuzung im Hinblick auf die beiden großen Energieströme, die entlang der Akupunkturmeridiane im Körper fließen:
- die kosmische Energie, die von oben in den Körper strömt (eine absteigende Energie),
- die tellurische Energie, die von unten in den Körper strömt (eine aufsteigende Energie).

Das Becken ermöglicht diesen Energien den Ausgleich, wenn der Weg für sie frei ist.

❋ Ein Behältnis für die Lebensenergie ❋

Das Becken ist auch ein Behältnis für die so kostbare Lebensenergie. In diesem Körperteil finden sich drei Energiezentren oder Chakren, die dreierlei Arten von Energie regulieren: Sie haben verschiedene Funktionen.
- auf Höhe des Damms findet sich das Zentrum der **Verwurzelungsenergie** (Wurzel-Chakra oder Muladhara-Chakra)

- das Zentrum der **Lebensenergie** (Sakral-Chakra oder Swadhisthana-Chakra) befindet sich im Becken zwischen Schambein und Bauchnabel
- das dritte Zentrum befindet sich im Unterleib hinter dem Nabel (Nabel-Chakra oder Manipura-Chakra); es regelt die **Handlungsenergie,** die uns antreibt, die Kraft des Leibes, die in Kampfsportarten eingesetzt wird sowie bei körperlichen Arbeiten (der Holzfäller, der Holz hackt).

Ein Vorschlag für den Alltag: Wecken Sie Ihre Lebensenergie

Um die Lebensenergie in Ihrem Körper zu wecken, von der sich Ihr Kind ernährt, können Sie auf einem Stuhl sitzend das Becken mit Kippbewegungen mobilisieren, vor und zurück, oder durch kreisende Bewegungen, in beiden Richtungen. Spüren Sie dann das Leben, die Wärme, die infolge der Übungen aktiviert wird und Ausdruck dieser Energie ist.

B. Die Eingangspforte zum Becken

Das »große Becken« oberhalb des Beckeneingangs (Terminalebene) formt mit den Beckenschaufeln ein Nest. Dieses Nest hat die Form einer Schüssel. Das Kind lebt, gedeiht und entwickelt sich in der Intimität, der Sicherheit und dem einladenden Rund Ihres Beckens. Nehmen Sie sich Zeit, um die folgenden Skizzen des Beckens zu betrachten, vor allem diese Schüssel: Lassen Sie alles zu, was Ihnen bei diesem Anblick einfällt, Ideen, Bilder, Gefühle, Erinnerungen ...

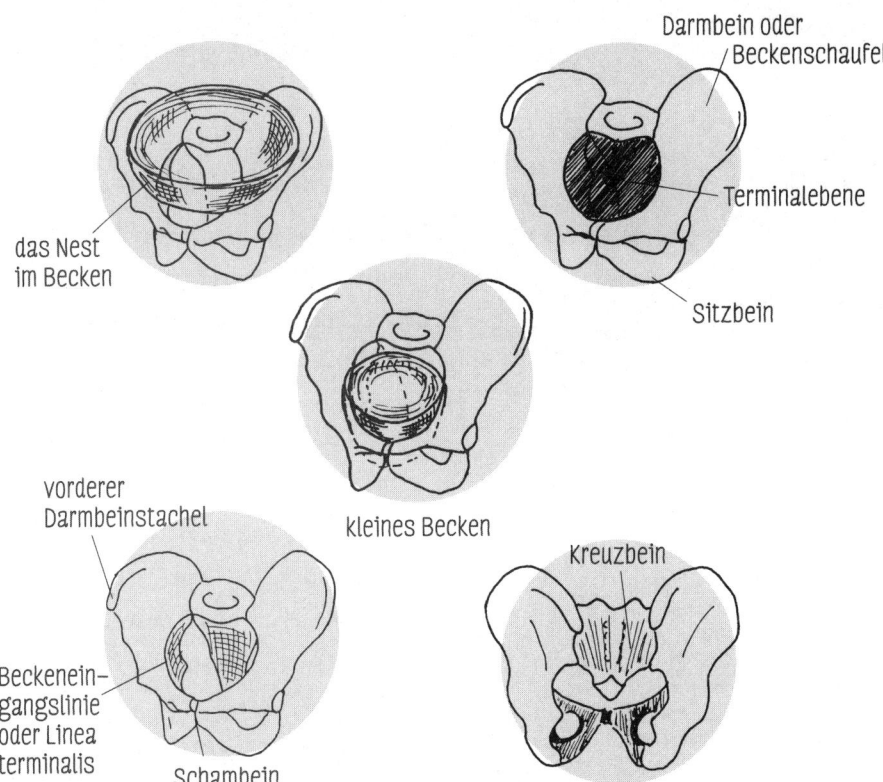

Wie ist Ihr erster Eindruck? Handelt es sich um:
- einen Behälter, ein Behältnis, einen Korb, der nach oben offen ist, gar um einen inneren Tempel?
- einen Helm, eine Maske, die Flügel eines Schmetterlings?
- eine Vorstellung von Enge oder im Gegenteil von Weite, von Großzügigkeit?
- ein Gefühl von Schutz, Sicherheit, Stabilität, Schönheit?
- die Vorstellung, dieses Becken habe einem Menschen gehört oder vielleicht ein Kind umschlossen?

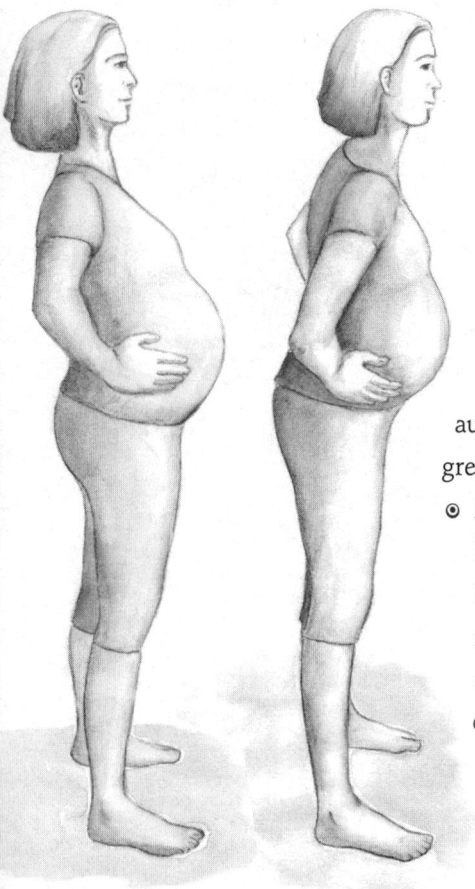

Sich das große Becken bewusst machen

❋ Mit dem ❋ Becken kreisen

Richten Sie sich aufrecht in Ihrem Körper ein. Stützen Sie die Hände auf die Hüften oder noch besser – greifen Sie Ihr Becken mit den Händen:
- Beschreiben Sie mit Ihrem Becken Kreise im Raum, ohne dabei die Knie zu beugen: nach vorn, nach rechts, nach hinten, nach links; anschließend in der Gegenrichtung.
- Führen Sie die Bewegungen flüssig aus. Wenn Sie wirklich in Ihrem Becken sitzen, werden Sie spüren, dass es der Motor der

Bewegung ist. Der Rest des Körpers wird passiv trainiert: ein köstliches Gefühl, sich von dem Baby leiten zu lassen, das in Ihnen wohnt, das sich dreht und dreht, bis man sich ganz darin verliert.

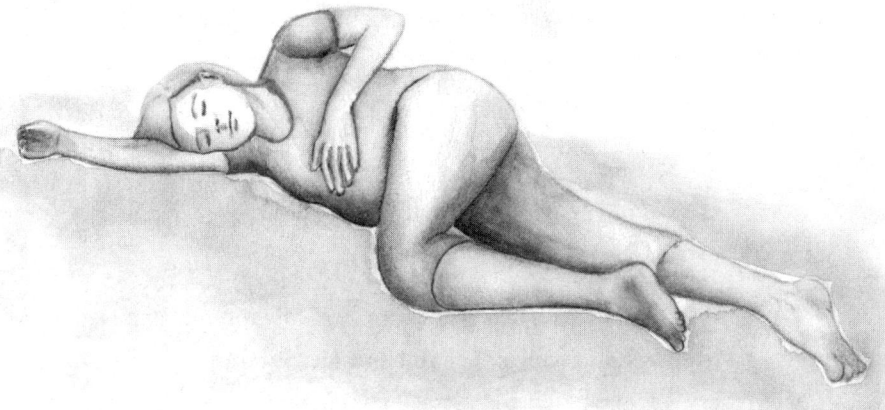

Strecken Sie sich wohlig auf dem Boden aus, und genießen Sie die Energie, die in Ihnen aufsteigt und sich ausgehend vom weichen Nest des Kindes in Ihrem Körper ausbreitet. Baden Sie in der sanften Wärme, lassen Sie sich von ihr durchdringen und beleben.

❋ Die Weite des Beckens ❋

Greifen Sie im Stehen Ihr Becken mit den Händen, machen Sie sich seine Weite bewusst.
Wenn von der Größe des Beckens die Rede ist, denkt man üblicherweise und vor allem während der Schwangerschaft sofort an diese äußeren Abmessungen, die Sie mit den Händen ertasten. Aber die äußere Breite des Beckens lässt keine sicheren Rückschlüsse auf die inneren Abmessungen zu. Doch nur sie interessieren uns im Hinblick auf die Entbindung.
Versetzen Sie sich nun einige Zentimeter hinein in Ihr Becken, um zuerst einmal seine innere Weite zu visualisieren.

Zwischen den beiden Darmbeinen oder Beckenschaufeln befindet sich die Terminalebene, welche die Grenze bildet zwischen dem großen Becken, das wir gerade kennengelernt haben, und dem kleinen Becken, das wir im Anschluss betrachten. **Diese Terminalebene ist die Eingangspforte**, die wir ertasten und visualisieren werden, und zwar mithilfe der folgenden Übungen.

❈ Die Vorderseite des Beckens ❈

Stellen Sie sich aufrecht hin.
- Ertasten Sie den oberen Rand des Schambeins mit beiden Daumen, ausgehend von der Schambeinfuge (Symphyse) in der Mitte: Jeder Daumen bewegt sich nach außen.
- Streichen Sie entlang der Darmbeine nach oben bis zu den kleinen Spitzen, den vorderen Darmbeinstacheln. Fahren Sie nun unterhalb der Taille über den oberen Rand der Darmbeine, den Darmbeinkamm, bis es nach hinten geht.
- Tasten Sie mehrmals diesen Weg ab. Deuten Sie dabei mit dem Zeigefinger auf die Nahtstelle des Schambeins, die Schambeinfuge, die in etwa horizontal verläuft, und auf das Darmbein, das schräg in Richtung Taille ansteigt.

Beachten Sie, dass Sie von dieser Fuge aus in Gedanken der Beckeneingangslinie (Terminalebene) folgen können. Sie stellt den Übergang vom großen zum kleinen Becken dar und ist damit die Eingangspforte zum kleinen Becken.

✸ Die Rückseite des Beckens ✸

Legen Sie im Stehen die Hände auf die Hüften.

- Legen Sie die Daumen so auf den linken und den rechten Darmbeinkamm, dass sich Ihre Zeigefinger im Rücken berühren, und zwar auf der Haut direkt über der Wirbelsäule. Sie befinden sich in etwa zwischen dem vierten und dem fünften Lendenwirbel. Gehen Sie einige Zentimeter nach unten, was in etwa einem Lendenwirbel entspricht, und spüren Sie unter den Fingerspitzen eine Art Rinne: Hier setzt der fünfte Lendenwirbel auf dem Kreuzbein an.
- Wenn Sie von dieser Rinne nach rechts und nach links gehen, nehmen Sie zwei Mulden war, die den Kuhlen entsprechen, die man am unteren Rücken sehen kann.
- Legen Sie einen Finger auf das Kreuzbein und einen Finger der anderen Hand auf den Übergang vom Schambein zum Darmbein. Stellen Sie sich in Gedanken die Terminalebene vor, die innen im Becken von der Schambeinfuge bis zum Kreuzbein aufsteigt. Der Höhenunterschied zwischen Schambeinfuge und Kreuzbein könnte Sie überraschen.
- Spüren Sie in Gedanken diesem flachen Oval mehrmals nach. Halten Sie sich dann vor Augen, wie schräg dieser Eingang in seiner Gesamtheit nach vorn abfällt (vgl. die Skizze auf Seite 51).

So können Sie die Beckeneingangslinie entdecken, diese unsichtbare, geheime Tür, die das Baby durchquert, wenn es dazu bereit ist. Wir werden noch dazu kommen, dass diese Tür manchmal verschlossen ist. Dann findet eine Kaiserschnittgeburt statt. Wir werden natürlich lernen, sie zu öffnen. Doch in einem ersten Schritt gilt es, ihre Existenz zu entdecken.

Das große Becken in den Yoga-Stellungen

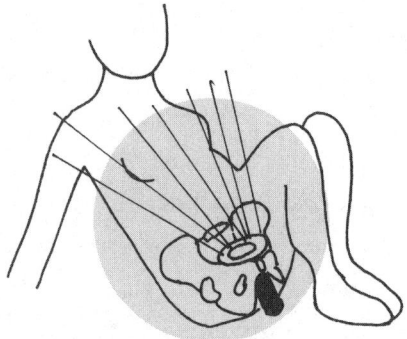

Stellen Sie sich vor, dass Sie mit einem Scheinwerfer von unten ins Becken leuchten, der genau die Form dieses Beckeneingangs hat, der Tür zum Becken. Der nach oben gerichtete Lichtstrahl lässt die Beckenhöhle in hellem Licht erstrahlen.

❉ Der Reifen ❉

Stellen Sie sich aufrecht und mit gespreizten Füßen hin. Stellen Sie sich vor, dass Sie einen Gymnastikreifen um die Taille haben, den Sie um Ihr Becken kreisen lassen wollen:

- Imitieren Sie dieses Beckenkreisen, und folgen Sie den verschiedenen Richtungen, in die der Lichtstrahl während der Bewegung geht.
- Lassen Sie diese Öffnung zu, gewähren Sie sie nach vorn, nach links, nach oben, nach hinten sowie nach rechts, und anschließend in die andere Richtung.

DAS GROSSE BECKEN IN DEN YOGA-STELLUNGEN

✳ Kipp- und Kreisbewegungen ✳ im Vierfüßlerstand

Stützen Sie im Vierfüßlerstand die Hände in Schulterbreite und die Knie in Hüftbreite auf. Verteilen Sie Ihr Körpergewicht gleichmäßig auf Arme und Beine:

- Machen Sie sich die Bezugspunkte Ihres Beckens bewusst. Falls nötig, ertasten Sie sie: Schambein und Kreuzbein. Stellen Sie sich den Beckeneingang vor, der in dieser Haltung fast vertikal ist. Denken Sie sich nun wieder den Scheinwerfer dazu, und stellen Sie sich die Richtung vor, in die der Lichtstrahl geht.

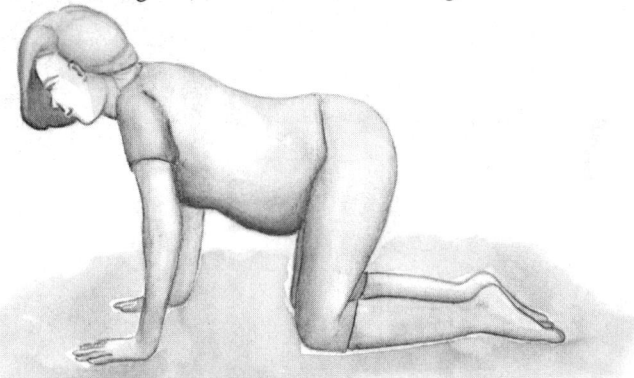

- Heben und senken Sie Ihr Becken abwechselnd, langsam und gleichmäßig.
- Schieben Sie das Becken nach rechts und nach links. Die Oberschenkel bleiben dabei senkrecht zum Boden. Wölben Sie nicht den Rücken. Die Rückseite des Beckens bewegt sich in der Horizontalen.
- Verbinden Sie die Bewegungen miteinander, bis Kreise im Raum entstehen.

Folgen Sie bei jeder dieser Übungen der Tastbewegung des Lichtstrahls, zuerst vertikal, dann horizontal und schließlich in Kreisen.

Stellen Sie sich die Leuchtkraft vor, schwach am Anfang, dann immer stärker.

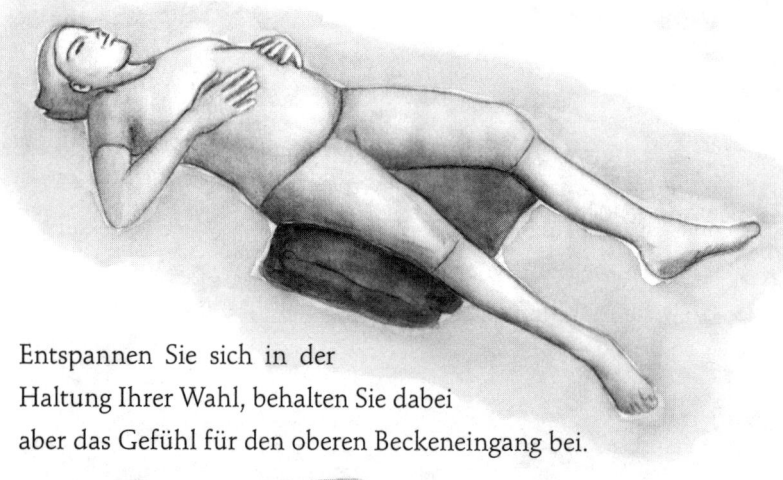

Entspannen Sie sich in der
Haltung Ihrer Wahl, behalten Sie dabei
aber das Gefühl für den oberen Beckeneingang bei.

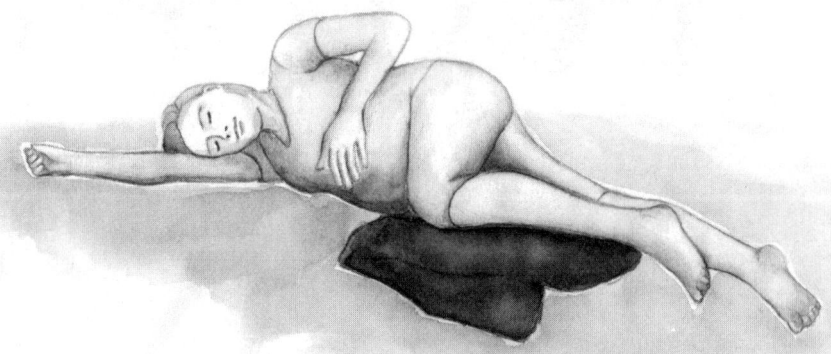

Nachdem Sie diese Übungen durchgeführt haben, ruhen Sie, kuscheln Sie sich in die Höhle Ihres Beckens. Achten Sie auf die Eindrücke und Gefühle, die aus diesen Übungen entstehen: Ob es sich nun um den Eindruck des Sich-Öffnens handelt, des Empfangen-Werdens, der Gegenseitigkeit, um einen Ruf nach dem Licht oder ob Sie dem Kind die Arme entgegenstrecken. Lassen Sie diese Gefühle auch im Alltag nachklingen – jedes Mal, wenn Sie auf einem Stuhl Platz nehmen, aufstehen oder sich hinlegen.

Die Eingangspforte des Beckens

Nehmen Sie eine bequeme Sitzhaltung ein: auf einem Stuhl, die Füße auf dem Boden, mit aufgerichteter Wirbelsäule oder auf dem Boden, auf einem Kissen oder einem kleinen Hocker:

✳ Die Atmung der Beckenschaufeln ✳

Legen Sie die Hände unterhalb der Taille auf die Beckenschaufeln, die Finger zeigen dabei nach vorn:
- Atmen Sie zwischen den Beckenschaufeln, als ob sich das große Becken beim Einatmen mit Luft füllen würde, wenn das Zwerchfell nach unten geht,
- und als ob es die Luft beim Ausatmen wieder entweichen ließe, wenn das Zwerchfell nach oben geht.

Öffnen und Schließen der Beckenschaufeln bei der Atmung sind zwar nur sehr schwach wahrnehmbar, finden aber trotzdem statt. Folgendes könnte Ihnen bei der Wahrnehmung dieser Bewegungen helfen:

- Üben Sie mit den Händen kräftig Druck auf die Beckenschaufeln aus, um sie beim Ausatmen einander anzunähern. Drücken Sie dabei auch auf Bauchmuskeln und vor allem die Taille.
- Spüren Sie, wie Ihr Becken sich öffnet, wenn Sie einatmen, indem Sie die Luft nach unten zwischen Ihre Hände leiten.
- Setzen Sie die Erfahrung dieser Beckenbewegung zwischen Ihren Händen fort, während Sie weiteratmen. Sobald Sie sie gut wahrnehmen, nehmen Sie die Hände weg, um sie von innen zu spüren.
- Das große Becken weitet sich, die Beckenschaufeln gehen beim Einatmen zur Seite.

- Und beim Ausatmen kommen die Beckenschaufeln wieder näher zusammen und verringern die Öffnung zur Beckenhöhle.

Wenn Sie auf einem Stuhl sitzen, gönnen Sie es sich mehrmals am Tag, sich nach innen zu versetzen, um Ihr Becken auf diese Weise atmen zu spüren. Machen Sie das immer öfter, je näher der Geburtstermin rückt, um sich die Öffnung dieser Eingangspforte zum Becken vor Augen zu halten. Lassen Sie so Ihr Baby nach unten kommen. Das ist der erste Schritt zur Vorbereitung auf die Geburt.

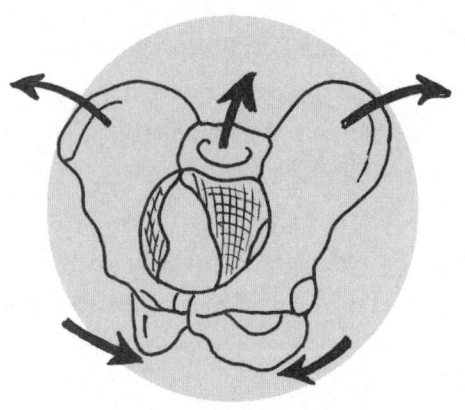

❊ Die Tür ist verschlossen ❊

Beginnen Sie wieder mit der Beckenatmung, dann hören Sie auf. Verweilen Sie in der Schüssel des großen Beckens, achten Sie auf das Ambiente in diesem kuscheligen Nest, in dem sich Ihr Kind befindet. Machen Sie sich den Raum des kleinen Beckens darunter bewusst. Trennen Sie die beiden Räume des kleinen und des großen Beckens. Damit schließt sich die Tür zwischen beiden. Verweilen Sie bei geschlossener Tür im großen Becken und in dem Raum, den die Bauchhöhle bietet.

DIE EINGANGSPFORTE DES BECKENS

Achten Sie auf die Empfindungen, wenn die Tür geschlossen ist. Wie erleben Sie das Nest im Becken? Teilen Sie diese Empfindungen mit Ihrem Baby.

Halten Sie diese virtuelle Tür während der gesamten Schwangerschaft geschlossen. In der Regel machen Sie das ganz unbewusst, wenn Sie die Vorstellung von dem Nest ausleben, in dem Sie das Vergnügen haben, Ihr Kind zu treffen und sich mit ihm auszutauschen.

Die Schließung dieser Tür erklärt meiner Meinung nach einen Großteil der Kaiserschnittgeburten. Die meisten Frauen ignorieren ihr Vorhandensein und damit natürlich die Möglichkeit, sie zu öffnen und zu schließen.

Jede Frau hat ihre ganz eigene Art, ihren Körper zu bewohnen, abhängig von ihrer Persönlichkeit und ihrer Geschichte. Bei manchen sind die Türen immer weit geöffnet: Aufgepasst, da entsteht Durchzug! Bei anderen sind sie immer dreifach verriegelt! Da gilt es nicht zu urteilen: Manche Menschen sind introvertiert, andere extrovertiert: So ist das nun mal.

> **Marie**
>
> »Martine ahmte nach, wie sich das Kind durch das Becken schlängelt, das sie in den Händen hielt. Mein Gesicht verzog sich, ich fand das eklig und abstoßend. Die Vorstellung machte mir große Angst. Ist es ein Zufall, dass die Schwangerschaft mit einem Kaiserschnitt endete?«

Wichtig ist, dass man es sich selbst bewusst macht, um nicht von einer Situation überrascht zu werden und im Augenblick der Geburt handeln zu können. Dann kann man die Tür öffnen, damit das Kind sich auf den Weg macht. Denn das Kind redet mit: Es gibt immer eine Interaktion zwischen der Mutter, die zur Welt bringt (50 Prozent), und dem Kind, das zur Welt kommt (50 Prozent).

✳ Die Tür ist offen ✳

Um den Weg für das Kind freizumachen, öffnen Sie die Tür. Verlegen Sie sich wieder auf die Beckenatmung, bis Sie das große Becken gut wahrnehmen. Lassen Sie sich Zeit, genießen Sie das Ambiente dieses Ortes, wo Sie Ihren kleinen Gast mit solchem Vergnügen kennengelernt haben. Etwa drei Wochen vor der Geburt führen Sie die Übung zur Öffnung der Tür aus:

- Öffnen Sie die Tür: Lassen Sie die Bauchhöhle des großen Beckens in Kontakt treten mit dem Raum darunter, dem kleinen Becken. Machen Sie sie weit auf, denn so können Sie diese Art »Loch« darunter genau spüren: der zukünftige Durchgang für Ihr Kind in Ihrem Becken.
- Verweilen Sie im großen Becken, um die Öffnung darunter zu spüren.

Die Tür öffnen bedeutet, den Übergang in Ihrem Becken freizumachen, das sich öffnet. Es bedeutet, im Herzen die Teilung Ihrer Organe zu akzeptieren, Ihre Gebärmutter, die ihren kostbaren Inhalt hergibt, und auch die Trennung von dem Nest als erste Etappe der Geburt.

Achten Sie auf die ersten Eindrücke. Fällt es Ihnen leicht aufzumachen, oder empfinden Sie eher Furcht? Freunden Sie sich mit diesen Gefühlen an, mit allem, was da aufsteigt. Vielleicht haben Sie sogar Gelegenheit, mit Empfindungen in Kontakt zu treten, die von weit her kommen, von Ihrer eigenen Geburt, so wie Pierre-Henri und Louise.

> **Pierre-Henri**
>
> »Kaum war die Tür auf, habe ich eine wahnsinnige Ungeduld verspürt, ich hatte Lust, nach unten zu gelangen, mich auf den Weg zu machen, das dauerte, endlos, und ich wollte nicht warten, ich konnte nicht warten!
>
> ...

DIE EINGANGSPFORTE DES BECKENS

Dann schließen Sie die Tür wieder und trennen damit erneut die beiden Höhlen des großen und des kleinen Beckens voneinander. Entspannen Sie sich in der Haltung Ihrer Wahl. Lassen Sie alle Eindrücke und Empfindungen auf sich wirken.

Die Öffnung dieser Tür spielt sich auf drei Ebenen ab:
- mental
- emotional, energetisch
- körperlich

Diese drei Ebenen entsprechen den drei Daseinsebenen, den drei Körpern des Menschen. Die Öffnung der Türen läuft in einer bestimmten Reihenfolge ab: von den feinstofflichen Ebenen hin zu den grobstofflichen Ebenen.

Die mentale Ebene

Um ihrem Kind diese erste Tür zu öffnen, akzeptiert die Frau zuerst einmal die Vorstellung, dass der Moment der Entbindung gekommen ist, und dass es **der richtige Moment** ist. Im Kopf kann es allerlei Hinderungsgründe geben, die es zu lösen gilt. Und **sie akzeptiert, dass ihr Kind nun allmählich in das kleine Becken vorrückt**. Die Akzeptanz dieser verschiedenen Vorstellungen geschieht auf der mentalen Ebene.

> ...
> So bin ich auf den Ursprung meiner Ungeduld gestoßen, einer ständigen Ungeduld, bei jeder Gelegenheit: Ich ertrage es nicht zu warten. Ich kann es nicht fassen, dass ich diese Empfindung hatte.«

> **Louise**
> »Kaum war ich in diesem Nest im Becken, spürte ich, wie es mich zu dem Abgrund unter mir drängte, ich wollte nicht nach unten, ich hatte keine Angst, aber ich wollte mir Zeit lassen. Mir ging es gut, auf eine Art genoss ich den Augenblick: Ich wollte, dass dieser Moment so lange wie möglich dauert!«

Die emotionale, energetische Ebene

Es kann sein, dass plötzlich Ängste auftreten: Die Vorstellung von der großen Durchquerung ist nicht für jede Frau selbstverständlich. Manche Frauen müssen deshalb **auf der Gefühlsebene akzeptieren, mit der Trennung vom Kind zu beginnen.** Dann regt sich die Energie, damit das Kind nach unten vorrückt: Das ist die energetische Ebene.

Die körperliche Ebene

Die obere Hälfte des Beckens öffnet sich, wird zum Übergang für das Kind: Das ist die körperliche Öffnung.

Wenn Gedanken, Gefühle und Körper der Mutter in Einklang sind, öffnet die Tür sich nach und nach auf diesen verschiedenen Ebenen, und das Kind kann sich im Becken der Mutter auf den Weg hinunter machen.

Ein Vorschlag für den Alltag: Ein Bad aus Licht für Ihr Kind
Legen Sie im Sitzen die Hände so auf den Bauch, als wollten Sie Ihr Kind in den Arm nehmen. Stellen Sie sich ein Licht vor, das aus dem hinteren Teil des Beckens kommt und Ihren ganzen Bauch von innen erhellt. Spüren Sie, wie Ihr Kind in diesem Lichtkreis badet, der eine wohltuende Wirkung hat, der gegen Abend sanfter scheint und immer dann heller wird, wenn Sie Ihr Kind aufwecken wollen.

C. Die Ausgangstür des Beckens

Wir wollen nun den unteren Teil des Beckens betrachten, die letzte Tür, durch die das Kind bei der Geburt kommt.

Die Sitzbeinhöcker: Vorderseite des Beckens

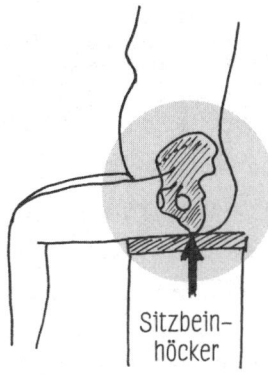

Schaukeln Sie im Schneidersitz das Becken nach links und nach rechts, und sensibilisieren Sie so die Punkte, die den Boden berühren, die Sitzbeinhöcker, die spitzen Knochen in der Mitte der Gesäßbacken. Im Sitzen hat man häufig das Gefühl, die Sitzbeinhöcker seien mit dem hinteren Teil des Beckens verbunden. Wichtig ist, sich ihre wahre Position im Körperschema bewusst zu machen. Sehen Sie sich dazu die oben stehende Skizze an.

Schließen Sie im Sitzen die Augen:
- Stellen Sie sich die Sitzbeinhöcker in Ihrem Körper vor, in der Verlängerung des Schambeins auf der Vorderseite.
- Tasten Sie von vorn entlang des Schambeins, ausgehend von der Schambeinfuge, bis zur Falte der Leiste.
- Gehen Sie dann in Gedanken im Oberschenkel weiter bis zur Spitze des Sitzbeinhöckers, dessen Kontakt mit dem Boden Sie spüren.
- Machen Sie das Gleiche auf der anderen Seite.

Die Raute an der Beckenunterseite

Beenden Sie den Schneidersitz, stellen Sie beide Beine auf:
Ertasten Sie mit beiden Händen die Öffnung an der Unterseite des Beckens. Orientieren Sie sich an folgenden vier Punkten: dem Steißbein, den beiden Sitzbeinhöckern und dem Schambein:

- Fühlen Sie hinten das Steißbein unterhalb des Kreuzbeins: Es ist die Spitze eines Dreiecks, dessen andere Eckpunkte die Sitzbeinhöcker bilden. Tasten Sie es mehrere Male ab, und stellen Sie es sich dabei bildlich vor.
- Tasten Sie dann, ausgehend von den Sitzbeinhöckern, nach vorn zur Unterseite des Scham-

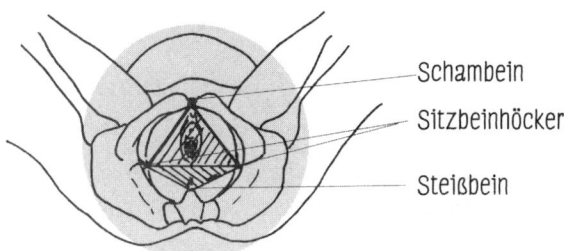

beins, das die Spitze des zweiten Dreiecks bildet. Tasten Sie auch dieses Dreieck mehrmals ab, das enger ist als das erste.

- Umfahren Sie zwei- oder dreimal beide Dreiecke, bis sich das Bild einer Raute klar in Ihrer Vorstellung abzeichnet und deutlich mit den Händen tastbar ist.

Der Beckenboden

Setzen Sie sich auf den Boden, stützen Sie die Arme seitlich auf und die Beine vor sich. Spüren Sie den Kontakt Ihrer Basis mit dem Boden. Verändern Sie die Neigung des Oberkörpers, damit das hintere Dreieck, das Sie gerade entdeckt haben, in engen Kontakt mit dem Boden kommt. Sie können die Hände dafür weiter hinten aufstützen:

- Spüren Sie das hintere Dreieck. Stellen Sie sich das vordere Dreieck und anschließend die Raute vor, die beide Dreiecke zusammen bilden. Verorten Sie den After und die Öffnung der Scheide.

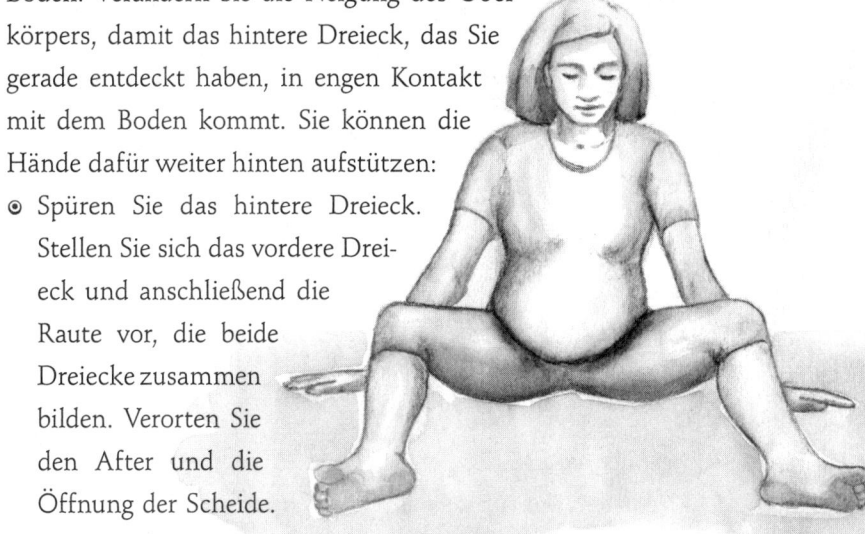

- Stellen Sie sich mit geschlossenen Augen die Muskulatur des Damms vor, die den Beckenboden in zwei Schichten bedeckt. Die oberflächliche Muskelschicht reicht vom Schambein um die Scheide, kreuzt sich zwischen Scheide und After, umrundet dann den After und ist hinten am Steiß- und am Kreuzbein aufgehängt.

Die zunehmende Vertrautheit mit Ihrem Beckenboden fördert Ihre bewusste Wahrnehmung der Dammmuskulatur.

- Spannen Sie diese Muskulatur an. Spüren Sie, wie der Schließmuskel und die Scheidenöffnung sich zusammenziehen und nach oben und innen kommen.
- Halten Sie die Spannung einige Sekunden, und lassen Sie dann wieder locker.
- Achten Sie darauf, die benachbarten Regionen nicht anzuspannen, also das Gesäß, die Oberschenkel und die Bauchmuskeln.
- Führen Sie die Übung mehrere Male durch und genießen Sie dann die Entspannung.

Die Erweckung der Basis

❄ Kreise auf dem Boden ❄

Setzen Sie sich mit angezogenen, seitlich abgewinkelten Beinen auf den Boden. Beschreiben Sie mit der Unterseite des Beckens Kreise auf dem Boden. Sie können sich an den Knien festhalten, um ein besseres Gleichgewicht zu finden:
- Fühlen oder erahnen Sie den Kontakt des Steißbeins mit dem Boden. Verlagern Sie Ihr Gewicht auf den rechten Sitzbeinhöcker,

dann nach vorn, um die Unterseite des Schambeins dem Boden anzunähern. Weiter auf den linken Sitzbeinhöcker und dann wieder zum Steißbein.
- Beschreiben Sie mehrere Kreise gegen den Uhrzeigersinn, bevor Sie dann in der anderen Richtung, im Uhrzeigersinn, weitermachen. Vergessen Sie nicht, sich dabei die beiden Dreiecke und die gesamte Raute vorzustellen.
- Denken Sie noch einmal an den Scheinwerfer, den Sie zur mentalen Ausleuchtung des Beckens verwendet haben. Passen Sie ihn genau an den Beckenausgang an. Der Lichtstrahl zeigt dabei nach unten. Stellen Sie sich vor, er habe ebenfalls die Form einer Raute.
- Wiederholen Sie die Übungen. Achten Sie dabei aber nicht mehr auf die obere Beckenhälfte, sondern auf die untere.

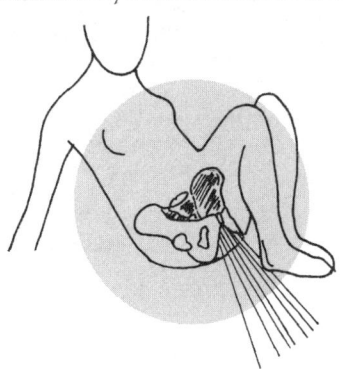

❋ Das Stehen ❋

Stellen Sie sich hin, die Füße hüftbreit auseinander. Spüren Sie den Kontakt der Fußsohlen mit dem Boden. Stützen Sie die Hände auf die Hüften:

DIE DURCHQUERUNG DES BECKENS

- Lassen Sie Ihr Becken wieder kreisen. Folgen Sie dabei der Richtung, die der Lichtstrahl auf den Boden malt.
- Geben Sie sich ganz der Öffnung nach unten hin, bieten Sie sie nach vorn, nach links, nach hinten und nach rechts an, und dann in der Gegenrichtung. Lassen Sie die Übung wirken.

Entspannen Sie sich in der Haltung Ihrer Wahl. Bleiben Sie dabei ganz bei der unteren Öffnung Ihres Beckens, um sie in Ihr Körperschema zu integrieren.

☼ Wippen und Kreisen im Vierfüßlerstand ☼

Stützen Sie die Hände in Schulterbreite auf und die Knie in Hüftbreite. Verteilen Sie Ihr Körpergewicht gleichmäßig auf Beine und Arme:

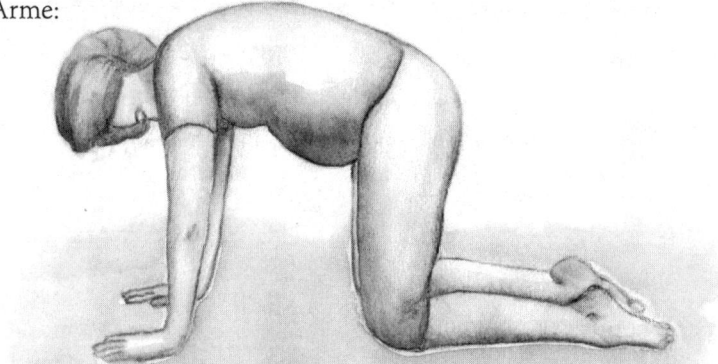

- Heben und senken Sie abwechselnd das Becken, langsam und gleichmäßig. Führen Sie diese wippende Bewegung mehrmals aus.
- Schieben Sie dann das Becken erst nach rechts, dann nach links. Die Oberschenkel bleiben dabei senkrecht zum Boden. Krümmen Sie nicht den Rücken: Die Rückseite des Beckens soll horizontal bleiben. Beschreiben Sie dann mit dem Becken Kreise, erst in der einen Richtung, dann in der anderen.

- Nehmen Sie sich bei jeder dieser drei Übungen Zeit, um jederzeit den sich bewegenden Schein des Lichtstrahls hinter sich wahrzunehmen. Er geht nach oben, nach unten, nach rechts und nach links und beschreibt dann Kreise.

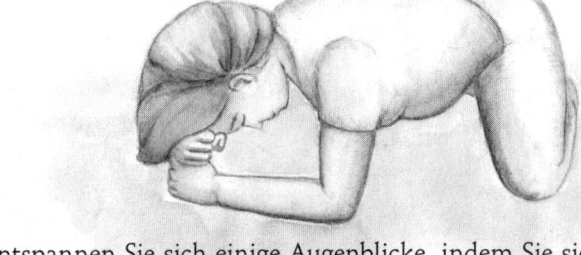

Entspannen Sie sich einige Augenblicke, indem Sie sich auf die Fersen setzen und die beiden Fäuste unter die Stirn legen. Atmen Sie tief in sich hinein, bis ganz nach unten. Achten Sie auf die Empfindungen, die dabei auftreten. Lassen Sie die Stille wirken.

Die Ausgangstür des Beckens

Nehmen Sie eine bequeme Haltung im Sitzen ein, auf einem Stuhl, im Schneidersitz, auf einem Kissen oder einem Hocker. Machen Sie sich die Aktivierung Ihrer Basis durch die vorangegangenen Übungen zunutze, um dorthin zu atmen.

❊ Die Atmung in der Basis ❊

- Spüren Sie bei jedem Atemzug einen leichten Druck auf den Beckenboden, dem beim Ausatmen die Entspannung folgt.
- Verstärken Sie den Druck auf den Beckenboden beim Einatmen ganz bewusst, und erleben Sie genauso bewusst die Entspannung beim Ausatmen. Machen Sie das über mehrere Atemzüge hinweg.

DIE DURCHQUERUNG DES BECKENS

Sobald Sie beides deutlich spüren, unterstützen Sie den Damm, indem Sie die Muskeln des Beckenbodens nach dem Ausatmen anspannen:
- Spüren Sie beim Einatmen den Druck auf den Damm.
- Spüren Sie beim Ausatmen, wie der Damm allmählich hochkommt. Ziehen Sie ihn am Ende des Ausatmens zusammen, um ihn bewusst hochzuholen.
- Wiederholen Sie die Übung mehrere Male.

Setzen Sie die Atmung in der Basis geduldig fort. Lassen Sie sich nicht entmutigen, wenn Sie den Beckenboden nicht sofort wahrnehmen. Nach einiger Zeit des Übens wird diese Muskulatur nach und nach reagieren.

❋ Die Tür ist geschlossen ❋

Verweilen Sie im Sitzen im Inneren Ihres Beckens. Ruhen Sie auf dem Beckenboden, lassen Sie das Gefühl wirken.
Die Ausgangstür des Beckens liegt in den beiden Muskelschichten des Damms. Spüren Sie die Gegenwart dieses Ausgangs. Spüren Sie, dass dieser Ausgang geschlossen ist. Sie merken das, indem Sie den Muskeltonus rund um den Damm erhöhen. Verwechseln Sie dabei nicht An- und Verspannung!
Spüren Sie, wie solide Ihre Basis ist, wenn Sie sich tief in Ihr Becken setzen. Ein Gefühl des Vertrauens begleitet diesen stabilen Sitz, Vertrauen in seinen Halt und alles, wofür er steht: Das ist die Grundlage des Sitzens. Dieser Ausgang bleibt während der gesamten

Schwangerschaft verschlossen. Bewahren Sie diesen Zustand, indem Sie regelmäßig die Übungen zur Anspannung und zum Lockerlassen des Damms machen. Um diesen Ausgang im Moment der Geburt ganz weit zu öffnen, muss man regelmäßig Öffnungs- und Schließmechanismus trainieren.

❋ Öffnen Sie die Tür ❋

Auf den folgenden Seiten gehen wir noch einmal durch, wie das Kind den Tunnel und dabei die verschiedenen Türen durchquert.
Bei der letzten Tür, die es zu passieren gilt, handelt es sich in Wahrheit körperlich gesehen um eine Doppeltür. Das liegt an den zwei Muskelschichten des Damms. Die Tiefenmuskulatur und die oberflächliche Muskulatur haben ganz bestimmte Rollen. Auf seinem Weg hindurch löst das Kind verschiedene Empfindungen aus, die wir uns im Kapitel über den Damm (→ Seite 102 ff.) anschauen wollen.
Kehren wir zum Ausgang zurück, der an der Unterseite des Beckens liegt. Den Rahmen dieses Ausgangs bilden Knochen und Bänder, die eine Raute formen.

Vergessen Sie nicht, dass die Öffnung dieser Tür sich auf drei Ebenen vollzieht:
- mental
- emotional, energetisch
- körperlich

Die mentale Ebene
Um ihr Kind durch diese letzte Tür zu geleiten, muss die Frau **die Vorstellung akzeptieren**, ihre Basis aufzumachen, um das Baby herauszulassen. Das tut sie auf der mentalen Ebene.

Die emotionale, energetische Ebene

Es kann vorkommen, dass plötzlich Ängste auftreten. Es geht darum, sie durch den Wunsch zu überwinden, sein Kind endlich zu treffen. **Die Frau akzeptiert auf der Gefühlsebene,** sich von ihm zu trennen und damit den beglückenden Reichtum ihrer intimen Verschmelzung zu verlieren. Sie befindet sich auf der emotionalen Ebene. **Die Geburtsenergie** wird noch stärker, um das Baby herauszuschieben: **Das ist die energetische Ebene.**

Die körperliche Ebene

Die Beckenunterseite weitet sich, öffnet sich, wird zum Durchgang für das Kind: Das ist die **physische Trennung**. Sie geschieht auf der körperlichen Ebene.

Wenn die Mutter im Einklang mit sich ist, und zwar in Gedanken, im Herzen und auch körperlich, dann öffnet diese Tür sich nacheinander auf den verschiedenen Ebenen, und das Baby kann herauskommen. Das also ist der mütterliche Anteil, Ihre Rolle bei der Entbindung.

Seitens des Babys und seiner Geburt gilt: Das Kind darf so vorgehen, wie es ihm passt, sich einen Weg bahnen, der seiner Persönlichkeit entspricht:

- ein Kind, das Gas gibt, ungeduldig ist, schiebt, strampelt, den Weg freimacht, sich eifrig in einer Spirale nach unten schraubt, schon auf Entdeckungsreise gehen, alles verschlingen will
- ein ängstliches Kind, das mit allen vieren bremst, sich zurückhält, sich Millimeter für Millimeter vortastet, ganz vorsichtig
- ein gemütliches Kind, das sich alle Zeit der Welt nimmt, genießt, Pausen einlegt, sich wieder aufmacht, den richtigen Zeitpunkt für sich wählt

DAS IN-SICH-SITZEN

Das Erlebnis der Geburt ist eine echte Bereicherung, wenn die Frau diese Schranken beseitigen und ihren Körper öffnen kann und wenn sie auf ihr Kind achtet und seine ganz eigene Art respektiert, zur Welt zu kommen. Die Persönlichkeit des Kindes, die bei seiner Geburt zum Ausdruck kommt, die werden Sie überall in seinem Leben wiederfinden, ob es sich nun auf die Schule vorbereitet oder spielt.

Ein Vorschlag für den Alltag: Das In-sich-Sitzen

Jedes Mal, wenn Sie sich auf einen Stuhl setzen:
Gehen Sie vom Kontakt der Sitzbeinhöcker mit dem Stuhl aus.
Gehen Sie in Gedanken von der Innenseite ganz oben an den Oberschenkeln aus. Gehen Sie bis zum Schambein.
Denken Sie dabei an das vordere Dreieck an der Basis.

Halten Sie sich dieses Bild einige Zeit vor Augen, bis Sie die Basis genau wahrnehmen, vor allem die Zugehörigkeit der Sitzbeinhöcker zur Vorderseite des Beckens – als Verlängerungen des Schambeins.

D. Das kleine Becken: das Heiligtum

Betrachten Sie die Form des kleinen Beckens, und lassen Sie Ihre Vorstellungskraft sprechen. Sie werden darin vielleicht einen Schutzschild sehen, eine Maske mit zwei großen Löchern für die Augen, einen geflügelten Helm, eine Höhle in den Tiefen Ihres intimen Seins, einen Tunnel, ein Loch, einen Brunnen, eine Skulptur ...
Vielleicht werden Sie darin ein »Heiligtum« erblicken, dessen Aufgabe es ist, Ihre Fortpflanzungsorgane zu schützen, die heilige Kammer des Lebens. Nehmen Sie sich Zeit, um in Ihrem Körper, in Ihrem Becken und ganz tief in Ihrem Inneren dieses Heiligtum zu erspüren.

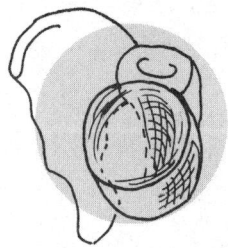 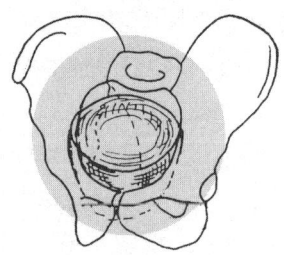

Der Weg zur Initiation

Nachdem Sie das »große Becken« entdeckt haben, nehmen Sie den oberen Durchgang, die Tür zum Heiligtum, und gleiten hinein ins »kleine Becken«. Dieser Weg ist eine echte Initiation, die zur Geburt führt.
Die folgende Zeichnung zeigt ganz deutlich die Spirale, die das Kind beschreibt, wenn es ins Becken schraubt und sich darin weiter vorarbeitet, um schließlich an die Ausgangstür zu gelangen, die Vulva.

Schließen Sie die Augen, kehren Sie in Ihr Becken zurück, und stellen Sie sich erst einmal ganz allgemein vor, wie Ihr Kind in Ihrem Körper vorankommt.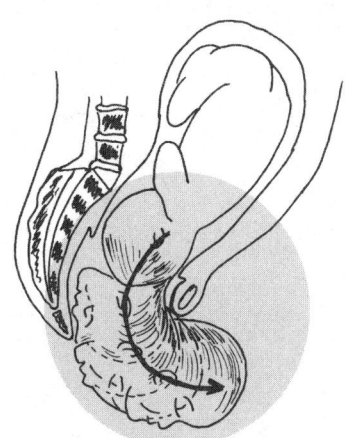
Wenn Sie wissen, dass Ihr Kind den Rücken links oder rechts hat oder das Gesäß unten ist, gehen Sie von dieser Tatsache aus. Wenn Sie Zwillinge erwarten, stellen Sie sich zunächst den Weg des ersten Kindes vor, und dann in aller Ruhe den des zweiten.
Diese Übung sollte nicht nur auf der intellektuellen Ebene stattfinden. Gehen Sie von dem aus, was Sie spüren, von der Wahrnehmung des großen Beckens und der oberen Öffnung. Die haben Sie ja in einem der vorangegangenen Kapitel geschult. Wir haben in der Regel eine präzisere Wahrnehmung des großen Beckens und der Bauchhöhle. Das verdanken wir der Anwesenheit des Kindes und den Verdauungs- und Ausscheidungsorganen, die sich bemerkbar machen. Das kleine Becken hat für die meisten Frauen dagegen keine oder wenig Bedeutung im Körperschema.
Die Gespräche, die den Sitzungen folgen, bei denen es um die Erforschung des kleinen Beckens geht, sind in dieser Hinsicht ganz bezeichnend.
Viele Frauen nehmen in der Mitte ihres Beckens ein schwarzes Loch wahr, das düster und nicht gerade vertrauenerweckend ist. Andere verspüren bei dieser Vorstellung eine Art Beklemmung, ein Unwohlsein. Wieder andere behaupten, sie nähmen nichts wahr oder hätten ein Gefühl der Leere. Und dann gibt es diejenigen, bei denen das Erforschen ganz im Gegenteil Energie freigesetzt hat, ein Wohlgefühl oder sogar Träume von ihrer eigenen Geburt heraufbeschworen hat.

Welche Erfahrungen auch immer Sie gemacht haben: Ihre Schwangerschaft ist die Gelegenheit, dieses oft verwaiste Zimmer in Ihrem Körperhaus zu beziehen, es auszuleuchten, es einladender und gemütlicher zu gestalten.

Die Atmung

❀ Die Beckenatmung ❀

Richten Sie im Sitzen die Wirbelsäule auf, entweder im Schneidersitz oder auf einem Stuhl. Nehmen Sie die Schultern nach hinten und unten, entspannen Sie die Arme:

- Legen Sie die Hände auf den Bauch, spüren Sie die Bauchatmung. Erleben Sie sie einen Moment lang. Wenn Sie merken, dass Sorgen, Probleme und Gedanken allmählich in den Hintergrund treten, und Sie ganz in Ihrem Körper sind, merken Sie auch, wie er sich bei jedem Atemzug unter Ihren Händen hebt. Nehmen Sie sich Zeit, ganz bei Ihrem Kind zu sein, bieten Sie ihm diesen Moment der Ruhe und Verfügbarkeit. Wenn Sie darauf achten, werden Sie wahrnehmen, dass Ihr Kind es sich bequem macht, sich in Ihnen ausbreitet und sich an dieser Welle der Entspannung ergötzt, die es sanft einhüllt. Lassen Sie das auf sich wirken, und bleiben Sie einen Moment vereint.
- Machen Sie sich den Kontakt Ihrer Basis mit dem Stuhl oder dem Boden bewusst.
- Atmen Sie jetzt bis tief ins Becken. Spüren Sie bei jedem Einatmen, wie das

Zwerchfell sich senkt und Druck auf den Beckenboden und dadurch auch auf Ihren Sitz ausübt, wie Sie es bereits zuvor geübt hatten.

- Spüren Sie bei jedem Ausatmen, wie dieser Druck nachlässt. Üben Sie das über längere Zeit, damit Ihre innere Wahrnehmung geschult wird.
- Stellen Sie sich dann vor, wie Ihr Becken sich bei jedem Atemzug mit Luft füllt und sich beim Ausatmen wieder entleert. Nehmen Sie den deutlichen Druck auf die Innenseiten von Kreuzbein, Beckenschaufeln, Schambein und Beckenboden wahr. Erleben Sie den Wechsel zwischen Fülle und Leere im Rhythmus der Atemzüge.
- Versuchen Sie, ruhig und gleichmäßig zu atmen, und genießen Sie dann die Entspannung. Achten Sie auf die innere Stimmung und auf die Gefühle, die sich einstellen.

✻ Die Wellenatmung ✻

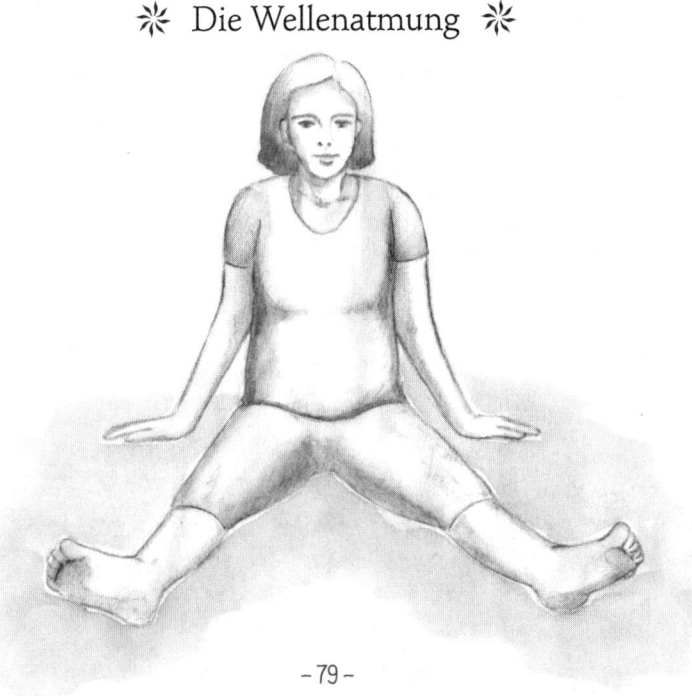

DIE DURCHQUERUNG DES BECKENS

Machen Sie es sich im Sitzen bequem:
- Verlagern Sie Ihr Bewusstsein in Ihren Körper. Beim Ausatmen gehen Sie vom Scheitel hinunter bis zu Ihrer Basis, beim Einatmen von unten nach oben.
- Schenken Sie der Durchquerung des Beckens dabei noch mehr Aufmerksamkeit. Führen Sie sich diese Durchquerung jedes Mal vor Augen, wenn Sie gerade dort sind, beim Ausatmen genau wie beim Einatmen.
- Erleben Sie Ihr Becken bei jedem Atemzug in seiner ganzen Weite. Dringen Sie ins Becken ein, durchqueren Sie es und machen Sie sich mit diesem Weg vertraut.

Die Geburtsspirale

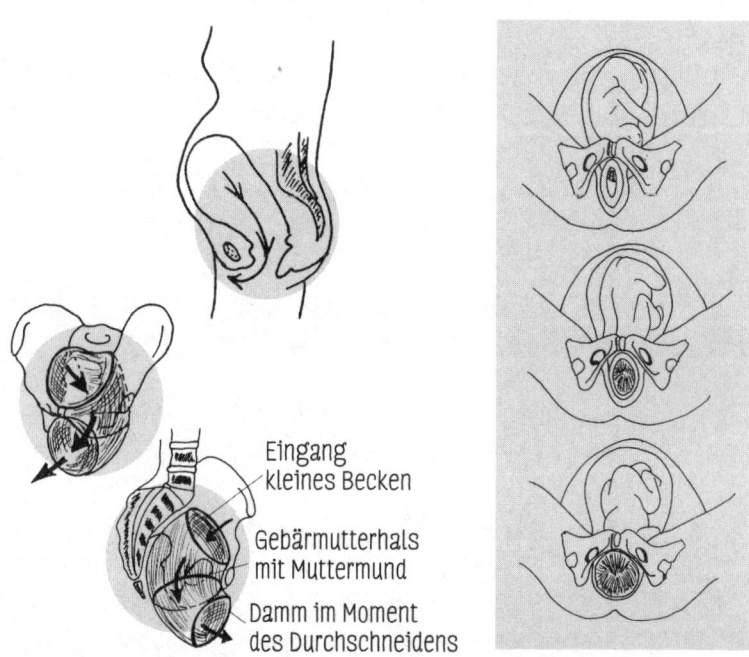

Eingang kleines Becken
Gebärmutterhals mit Muttermund
Damm im Moment des Durchschneidens

DIE GEBURTSSPIRALE

Auf der Grundlage Ihrer neuen Körperwahrnehmung können Sie sich nun das Vorankommen des Kindes im Geburtskanal und die Geburtsspirale vorstellen. Malen Sie sich diesen Fortschritt auf dem Weg ins Leben nach und nach immer genauer aus.

Setzen Sie sich so hin, dass Sie sich bequem mit den Armen aufstützen. Stellen Sie die angewinkelten Beine weit gespreizt auf, um die Unterseite des Beckens und den Damm zu öffnen.

Stellen Sie sich vor, wie Ihr Kind in den Geburtskanal eintritt. Der Rücken ist links, das Gesicht schaut nach rechts. Liegt sein Rücken links, wird es sich im Uhrzeigersinn drehen, um die richtige Position einzunehmen.

Ist der Eingang zum kleinen Becken durchquert, »schraubt« sich das Baby ins Becken hinein (und zwar ebenfalls im Uhrzeigersinn). Sein Gesicht gleitet an Ihrem Kreuzbein vorbei und schiebt das Steißbein nach hinten. Dann gleitet sein Gesicht durch die tiefe Muskulatur des Damms, die zu diesem Zweck einen Tunnel um seinen Kopf bildet.

Der Nacken schiebt sich um Ihr Schambein, sodass die Oberseite des Köpfchens zur Scheide zeigt. Der Kopf tritt aus, dann legt es noch eine Vierteldrehung in der gleichen Richtung zurück, um die Schultern parallel zur Länge der Scheide auszurichten. Erst wird die eine Schulter entwickelt, dann die andere. Nun können Sie es auffangen.

Sobald Sie diesen Ort ohne Probleme visualisieren und bewohnen können, als wäre er Ihr Haus, sobald Sie sich dabei wohlfühlen, kann das Baby kommen: Sie haben ihm den Weg freigemacht.

Die sehr genaue Körperwahrnehmung bei dieser Technik der Visualisierung ermöglicht es Ihnen, in sich eine tiefgehende Arbeit auf den verschiedenen »Seinsebenen« zu vollziehen. Im Augenblick der Geburt sind die verschiedenen Ebenen, die körperliche, die energetische, die emotionale, die mentale und die spirituelle in Harmonie und bereiten sich darauf vor, die Öffnung auf allen Ebenen zu vollziehen, die sich durch das Gebären Ihres Kindes im ganzen Körper manifestiert. Diese Vorbereitung läuft schrittweise und in einer bestimmten Reihenfolge ab, von den feinstofflichen Ebenen hin zu den mehr körperlichen. So können Sie Blockaden und Knoten freisetzen und auflösen. Die könnten nämlich den Geburtsprozess verlangsamen oder die Ausgangstür Ihres Körpers verschließen.

Machen Sie das im Monat vor der Geburt regelmäßig und in der Woche vor dem Geburtstermin sogar täglich. Abends vor dem Einschlafen und morgens beim Wachwerden sind besonders geeignete Zeitpunkte, zu denen man sehr empfänglich ist. Am Tag der Geburt werden Ihnen diese Visualisierungsübungen von Nutzen sein. Sie können dann ermessen, wie viel mehr Sie in Ihrem Körper und bei Ihrem Kind sein werden.

Die Angst ist einer der großen Störfaktoren bei der Entbindung. Die Angst vor dem Unbekannten und vor dem Schmerz vergeht teilweise oder vollständig, wenn Sie jederzeit die Gefühle erkennen und benennen können, die auf Sie eindringen.
Es gibt Frauen, die von panischer Angst erfasst werden, wenn das Baby ihr Becken durchquert: Sie ertragen die extreme Weitung nicht,

da sie nicht wissen, was genau vorgeht. Oft haben sie Angst davor, ihr Becken könne in tausend Stücke springen.

Wahrnehmung und genaues Erforschen des Beckens, des großen wie des kleinen, sowie seiner Gelenke ermöglichen es auch, das Gefühl des Aufspaltens zu erkennen und zu akzeptieren, auch in den Wehen. Dieses Gefühl, das bereits aus den Übungen bekannt ist, wird dann ohne Angst erkannt und akzeptiert.

> **Isabelle**
> »In der Austreibungsphase habe ich genau gemerkt, wie mein Kind vorankommt, vor allem den Teil, als es Druck auf das Kreuzbein ausgeübt hat.«

So können Sie ganz in Ruhe miterleben, was sich in Ihrem Körper unter der Geburt abspielt. Sie können großzügig zulassen, wie sich diese Öffnung in Ihnen vollzieht, ganz ohne Vorbehalt.

Erleben Sie es, in Ihrem kleinen Becken zu sein, indem Sie die Haltungen aufgreifen, die Sie bereits kennengelernt haben.

Das kleine Becken in den Yoga-Haltungen

❊ Beckenrollen in Rückenlage ❊

Legen Sie sich auf den Rücken, winkeln Sie die Beine an und stellen Sie die Füße hüftbreit auf:

- Spüren Sie Ihr Kreuzbein auf dem Boden, und dringen Sie ins kleine Becken vor, das Sie sich lichtdurchflutet vorstellen.
- Erleben Sie das Schaukeln und Wiegen des Beckens. Versuchen Sie, dabei in diesem lichten Raum zu bleiben.
- Drücken Sie beim Ausatmen die Lenden auf den Boden, und wölben Sie die Taille beim Einatmen nach oben. Das ist eine Übung, die Sie bereits kennen: Vollziehen Sie die Bewegungen im

Rhythmus Ihrer Atmung. Wenn Sie dann noch im Zentrum Ihres Beckens sind, können Sie es in Ihrem inneren Heiligtum erspüren. Sie sind nun im Inneren Ihres kleinen Beckens, das zwischen den beiden Türen liegt, der Eingangstür, also dem Beckeneingang, und der Ausgangstür, nämlich dem Muttermund: Spüren Sie, wie Sie über das Kreuzbein rollen, vom Steißbein bis zu den Lendenwirbeln, und von den Lendenwirbeln zurück zum Steißbein. Halten Sie inne, und lassen Sie das Gefühl wirken.

- Nehmen Sie die Rollbewegung wieder auf, indem Sie mit dem Becken nach rechts und nach links schaukeln, ohne dabei die Beine mitzunehmen. Spüren Sie, wie Sie sich auf der Rückseite des Beckens wiegen. Die Sonne in Ihrem Inneren ist immer noch da. Halten Sie wieder inne, und lassen Sie das Gefühl wirken.
- Verbinden Sie alles zu einer Kreisbewegung des Beckens. Drücken Sie die Taille auf den Boden, verlagern Sie das Becken nach rechts, wölben Sie die Taille auf, verlagern Sie das Becken nach links, drücken Sie die Taille wieder auf den Boden. Beschreiben Sie große Kreise auf dem Boden. Die ganze Bewegung soll flüssig, weich und fortlaufend sein.
- Kehren Sie dann wieder ins Innere Ihres Beckens zurück, erleben Sie die Bewegung in diesem lichten Raum, führen Sie sie dann in entgegengesetzter Richtung aus, und halten Sie inne. Lassen Sie alles auf sich wirken.

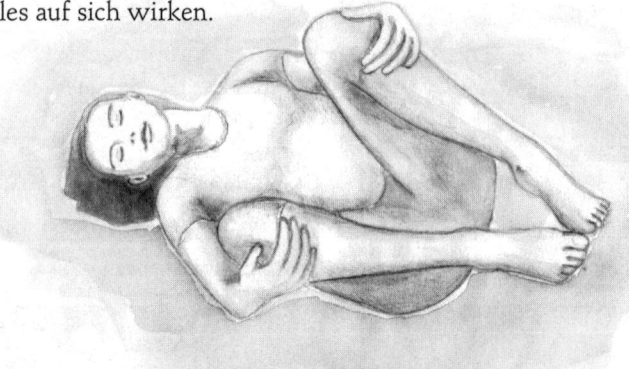

- Entspannen Sie sich, ziehen Sie die Beine an den Körper, und umfassen Sie die Knie mit den Händen. Massieren Sie Ihren Rücken, indem Sie nach rechts und links rollen. Stellen Sie die Füße nacheinander wieder ab, strecken Sie die Beine nacheinander auf dem Boden aus und dann die Arme über den Kopf. Strecken Sie sich. Entspannen Sie in der Haltung Ihrer Wahl und lassen Sie sich von dem Licht in Ihrem Inneren durchfluten.

Das innere Heiligtum

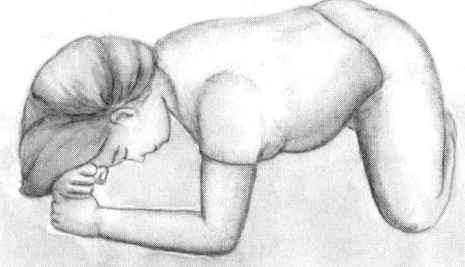

Entspannen Sie sich einige Augenblicke, sitzen Sie dabei auf Ihren Fersen. Sie können die Stirn auf den Händen ablegen, auf den Unterarmen oder den Fäusten, was Ihnen am besten passt. Geben Sie sich ganz der Entspannung hin.

Kehren Sie ins Beckeninnere zurück. Stellen Sie sich das Licht vor, das von Ihrer Unterseite kommt, ein Strahlen, das ins Innere der Fruchtblase in Ihre Gebärmutter dringt und das Baby in Licht taucht. Der innere Muttermund, der während der Schwangerschaft geschlossen ist, liegt im kleinen Becken. Malen Sie sich in dieser Haltung aus, dass dieser Innenraum, die Gebärmutter, in der Ihr Kind ist, sich am Tag der Geburt öffnet, um in den Raum im Inneren des kleinen Beckens zu münden. Diese beiden Räume, die im Moment noch durch den Gebärmutterhals getrennt sind, werden sich berühren, und das

Beckeninnere wird zur Verlängerung der Gebärmutter. Versetzen Sie sich in den Wochen und Tagen vor der Geburt in Ihr kleines Becken, richten Sie es ein, prägen Sie es durch Ihre Anwesenheit, Ihre Liebe. Denn in diesem Heiligtum findet das letzte Treffen mit Ihrem Kind statt, vor dem eigentlichen Treffen bei der Geburt natürlich.

Der Appell an das Leben im Heiligtum

Kommen wir noch einmal auf diesen wichtigen Moment bei der Geburt zu sprechen, direkt bevor das Baby herauskommt: auf die spirituelle Dimension der Geburt. In diesem inneren Heiligtum sind Mutter und Vater ein letztes Mal mit Ihrem Kind im Einklang.
Jetzt beschleunigt sich alles, das so lange ersehnte Kind kommt endlich. Jetzt mischen sich Erschöpfung, Ergriffenheit, Erregung und Andacht. Vielleicht empfinden die Eltern es wie ein Gebet, was da in ihrem Inneren aufsteigt, oder wie einen Aufschrei, der von Herzen kommt, einen »Appell an das Leben«, für Ihr Kind: die Kraft des Lebens, die sie ihrem Kind in diesem heiligen Moment übermitteln. Dieser Liebesbeweis kann je nach Persönlichkeit und Lebensphilosophie der Eltern auf verschiedene Weise zum Ausdruck kommen. Diese Sprache des Herzens wird in einem solch privilegierten Moment zum schöpferischen Wort.
Dieses Wesen aus Licht, das aus der kosmischen Dimension kommt, taucht ein in die engen Grenzen eines kleinen Körpers aus Fleisch und Blut. Die Durchquerung des Tunnels, die Durchquerung des mütterlichen Beckens, ist seine erste Initiation: **die Initiation ins Leben.** Sie ermöglicht es dem Kind, nunmehr Gestalt anzunehmen. Dabei wird es von der liebenden und schützenden Anwesenheit seiner Mutter und seines Vaters begleitet: **die Weihe der Geburt.**

E. Die Festigkeit des Beckens

Die hier vorgestellten Haltungen sollen die Muskulatur festigen, die das Becken umgibt. Und sie sollen helfen, ein Gefühl der Stärke zu entwickeln.

Die Einübung ist auch von Vorteil, wenn Sie Schmerzen am Schambein oder am Kreuzbein haben, eine Folge der zu starken Lockerung der Gelenke. Die Haltungen geben Ihrem Becken wieder mehr Halt und Einheitlichkeit.

Festigende Haltungen: Kreisen in Seitenlage

Legen Sie sich auf die rechte Seite, und stützen Sie sich dabei auf Ellbogen und Unterarm. Die Beine sind gerade ausgestreckt. Achten Sie darauf, dass Ihr Becken senkrecht zum Boden steht. Halten Sie die Knöchel so, dass die Außenseite des rechten Fußes auf dem Boden liegt. So können Sie besser das Gleichgewicht halten.

✳ Die Fahne aufziehen ✳

Für diese Haltung heben Sie das obere Bein bis zur Senkrechten:
- Beim Einatmen drehen Sie den linken Fuß nach oben und heben das Bein, bis es sich der Senkrechten annähert (→ Abb. Seite 88).

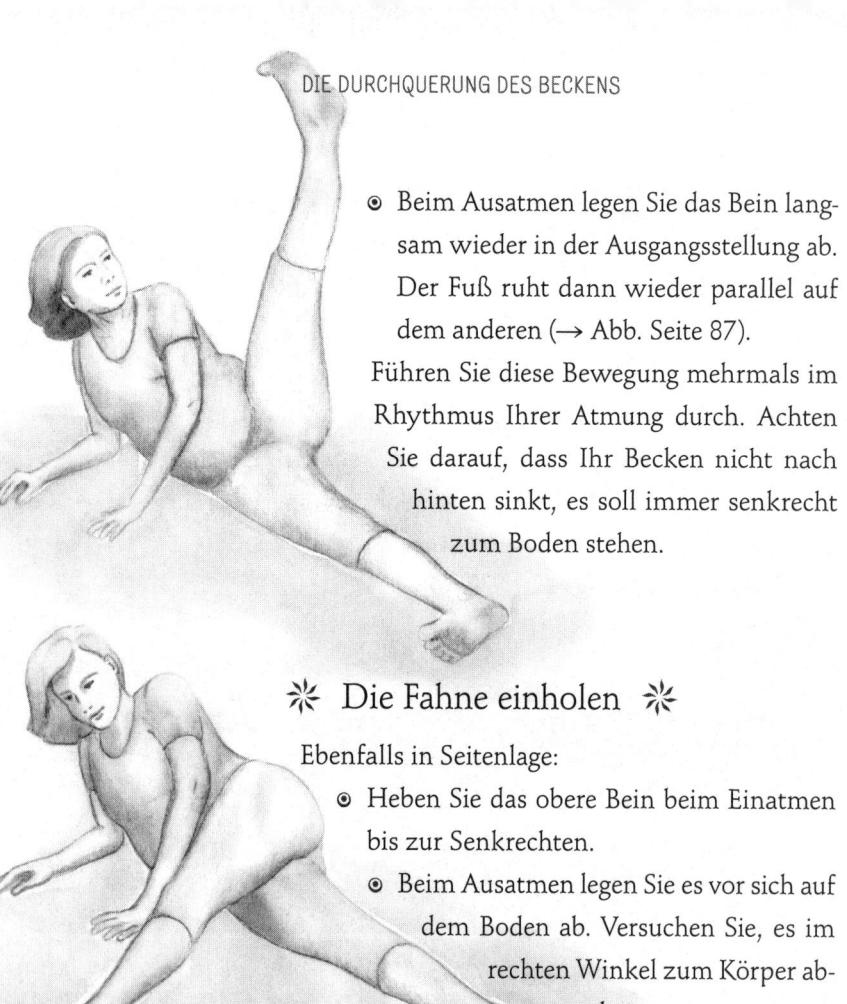

- Beim Ausatmen legen Sie das Bein langsam wieder in der Ausgangsstellung ab. Der Fuß ruht dann wieder parallel auf dem anderen (→ Abb. Seite 87).

Führen Sie diese Bewegung mehrmals im Rhythmus Ihrer Atmung durch. Achten Sie darauf, dass Ihr Becken nicht nach hinten sinkt, es soll immer senkrecht zum Boden stehen.

❊ Die Fahne einholen ❊

Ebenfalls in Seitenlage:

- Heben Sie das obere Bein beim Einatmen bis zur Senkrechten.
- Beim Ausatmen legen Sie es vor sich auf dem Boden ab. Versuchen Sie, es im rechten Winkel zum Körper abzulegen.

Führen Sie diese Bewegung mehrmals im Rhythmus Ihrer Atmung durch. Ziehen Sie dabei immer die Fußspitzen zu sich.

Entspannen Sie sich mit angezogenen Beinen in Seitenlage. Kosten Sie die Empfindungen in Bein, Hüfte und Becken aus.

✳ Kreisen in Seitenlage ✳

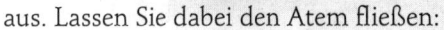

Nehmen Sie wieder die Seitenlage mit gestreckten Beinen ein. Führen Sie jetzt eine Kreisbewegung mit der Hüfte aus. Lassen Sie dabei den Atem fließen:

- Heben Sie das linke Bein um einige Zentimeter an. Bewegen Sie es parallel zum Boden nach vorn, und ziehen Sie dann die Fahne auf, indem Sie das Bein senkrecht zum Boden anheben. Lassen Sie es nach hinten absinken. Gehen Sie dabei mit dem Oberkörper leicht nach vorn, um ein Gegengewicht zu haben. Dann bewegen Sie das Bein wieder parallel zum Boden, zurück in die Ausgangsposition.
- Beschreiben Sie einige große Kreise in dieser Richtung, dann in der anderen Richtung.
- Entspannen Sie sich wieder mit angezogenen Beinen in Seitenlage. Lassen Sie die Empfindungen in Bein, Hüfte und Becken auf sich wirken. Spüren Sie, wie das Leben in Ihrem Körper angeregt wird. Warten Sie, bis Ihre Atmung sich beruhigt, und kehren Sie dann zur Bauchatmung zurück. Nehmen Sie sich viel Zeit für die Entspannung, bevor Sie sich umdrehen und mit dem anderen Bein weitermachen.

Diese drei Übungen stärken die Muskulatur des Beckens, die Beine und vor allem die Gesäßmuskeln. Sie helfen Ihnen, sich in der Körpermitte und im Unterleib gefestigt zu fühlen. Damit vermeiden

Sie, vom Gewicht Ihres Bauches überwältigt zu werden. Bedenken Sie, dass Ihr Unterleib immer mehr an Festigkeit gewinnen muss, je mehr Ihr Körpergewicht zunimmt.

Machen Sie diese Übungen regelmäßig, um bis zur Entbindung in Form zu bleiben. Dann erholen Sie sich nach der Geburt auch schneller.

Ein Vorschlag für den Alltag: Das Gesäß anspannen

Spannen Sie im Bett vor dem Aufstehen die Pobacken im Wechsel an, erst die linke, dann die rechte. Erhöhen Sie die Geschwindigkeit immer mehr. Entspannen Sie im Anschluss, und lassen Sie die Empfindungen wirken.

Danach spannen Sie mehrmals beide Pobacken gleichzeitig an. Genießen Sie die anschließende Entspannung.

F. Die Öffnung des Beckens

Die meisten Menschen halten ihr Becken für ziemlich unbiegsam. Doch es besteht nicht aus einer Einheit, sondern aus vier Knochen, den beiden Beckenschaufeln, dem Kreuzbein und dem Steißbein. Diese vier Knochen sind über die Schambeinfuge vorn und das Iliosakralgelenk hinten beweglich miteinander verbunden. Und auch zwischen Steißbein und Kreuzbein gibt es ein Gelenk.

Das Vorhandensein der Gelenke bedeutet, dass das Becken im Inneren beweglich ist. Jeder kann das im Moment der Geburt nachvollziehen, doch nur wenige Männer und Frauen erleben ihren Körper unter diesem Aspekt.

Die beiden Beckenschaufeln treffen vorn aufeinander und bilden das Gelenk zwischen den beiden Schambeinen: die Schambeinfuge oder Symphyse. Dieses Gelenk ist außerhalb der Schwangerschaft und der Entbindung kaum beweglich. Doch es ist möglich zu spüren, dass es sich bewegt. Es kann kleine Gleitbewegungen ausführen und sich etwas öffnen und wieder schließen. Diese Bewegungen werden Sie bei verschiedenen Haltungen nachvollziehen. Bei der Entbindung dehnt sich die Schambeinfuge, sodass der Muttermund sich vergrößern kann: Er ist die Eingangstür zum kleinen Becken.

Im Rücken sind die Beckenschaufeln beweglich mit dem Kreuzbein verbunden. Hier liegt das Iliosakralgelenk, das sich öffnen und schließen sowie eine Nutation und eine Gegennutation ausführen kann. Letztere werden in den folgenden Skizzen erklärt.

Aufgrund der hormonellen Einwirkung werden die Gelenke im Becken nachgiebiger und bereiten sich darauf vor, sich zu weiten, um das Kind unter den bestmöglichen Voraussetzungen hindurchzulassen.

DIE DURCHQUERUNG DES BECKENS

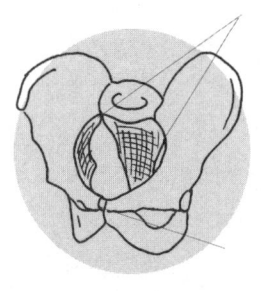
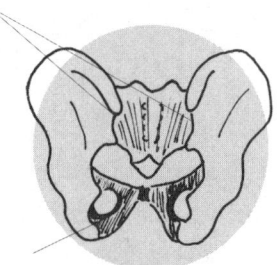

Iliosakralgelenk

Schambeinfuge

Vorderansicht Rückansicht

DIE NUTATION

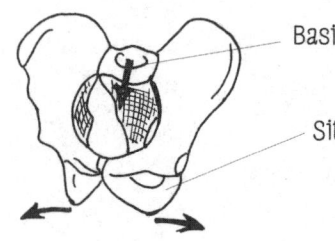
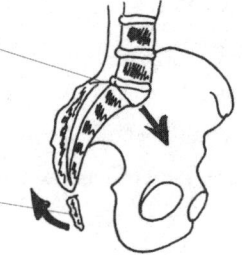

Basis des Kreuzbeins

Sitzbeinhöcker

Steißbein

Die Nutation: Das Steißbein geht nach hinten, die Basis des Kreuzbeins nach vorn, und die Sitzbeinhöcker gehen auseinander.

DIE GEGENNUTATION

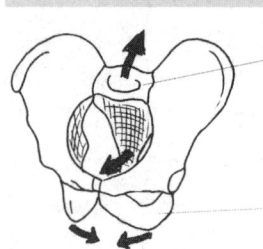
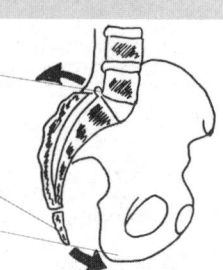

Basis des Kreuzbeins

Steißbein

Sitzbeinhöcker

Die Gegennutation: Die Basis des Kreuzbeins weicht zurück, das Steißbein kommt vor, und die Sitzbeinhöcker nähern sich wieder an.

Die auf den folgenden Seiten beschriebenen Yoga-Haltungen und -Übungen fördern Lockerung und Mobilität dieser Gelenke.

Die Gelenke des Beckens

☀ Der Scheibenwischer ☀

Setzen Sie sich mit seitlich ausgestreckten Beinen auf den Boden. Stützen Sie sich mit den Händen ab. Schieben Sie die Fersen weg und ziehen Sie die Zehen zu sich. Achten Sie darauf, diese Fußhaltung während der gesamten Übung beizubehalten, sonst wird sie verfälscht:

- Führen Sie mit den angezogenen Füßen eine Scheibenwischerbewegung aus. Drehen Sie sie nach innen, ohne dass die Zehen sich berühren, dann nach außen. Versuchen Sie dabei, die Füße in Richtung Boden abzulegen.
- Sobald die Bewegung flüssig ist, verlagern Sie die Aufmerksamkeit von den Füßen auf die Vorgänge im Becken.

☀ Die Schambeinfuge ☀

- Halten Sie die Füße nach innen gedreht, um den Druck genau wahrzunehmen, der die beiden Hälften des Schambeins zu einem engeren Kontakt führt. Sie spüren jetzt, wie das Gelenk geschlossen ist.

- Halten Sie die Füße nun nach außen gedreht und spüren Sie, wie der Druck auf die Symphyse nachlässt. Jetzt ist die Schambeinfuge offen.
- Führen Sie diese Übung viele Male durch, um sich einzuprägen, wie sich der Unterschied anfühlt.

Richten Sie nun Ihre Aufmerksamkeit auf die Rückseite des Beckens, insbesondere auf das Iliosakralgelenk.

❋ Das Iliosakralgelenk ❋

- Halten Sie die Füße nach innen gedreht, und spüren Sie die Öffnung des Gelenks auf der Beckenrückseite. Drehen Sie die Füße nach außen, und spüren Sie, wie sich die Seiten des Gelenks einander annähern. Nun ist das Gelenk geschlossen.
- Nehmen Sie sich Zeit, um diese Empfindungen von Öffnen und Schließen zu verinnerlichen, bevor Sie sie dann in den folgenden Übungen wiedererkennen.

Häufig ist die Rede von Yoga-Haltungen, welche die Öffnung des Beckens begünstigen: Dabei handelt es sich genau genommen um Haltungen, in denen sich das Schambein öffnet. Doch die »Scheibenwischer-Übung« erlaubt Ihnen zu spüren, dass diese Öffnung nicht von der Schließung des Iliosakralgelenks zu trennen ist. Es ist also von Nutzen, das zu präzisieren.
Bei den folgenden Haltungen geht es um die Anwendung dieses Wissens.

Haltungen zur Öffnung des Beckens

✳ Auf den Sitzbeinhöckern gehen ✳

Strecken Sie im Sitzen die Beine aus, die sich dabei berühren sollen. Spüren Sie, wie die Sitzbeinhöcker den Boden berühren, indem Sie Ihr Becken erst zur einen und dann zur anderen Seite schaukeln.

- Gehen Sie auf den Sitzbeinhöckern: Setzen Sie einen vor den anderen. Schieben Sie bei jedem »Schritt« Ihr Bein nach vorn, um den größtmöglichen Abstand zwischen Ihren Füßen herzustellen.
- Versuchen Sie, den Vorwärts- und den Rückwärtsgang mit der gleichen Ungezwungenheit zu vollführen.
- Erleben Sie bei jedem Schritt die Beweglichkeit der Gelenke. Spüren Sie die Gleitbewegung des Schambeins und das Spiel des Iliosakralgelenks. Machen Sie diese Übung umso häufiger, je näher der Geburtstermin rückt. Sie fördern damit die Beweglichkeit der Gelenke mehr, als Sie es im Gehen tun.

✳ Kreisen im Vierfüßlerstand ✳

Stützen Sie im Vierfüßlerstand die Hände in Schulterbreite auf, die Knie in Hüftbreite. Verlagern Sie Ihr Körpergewicht erst nach vorn auf die Hände, dann nach hinten auf die Knie. Verringern Sie nach und nach den Ausschlag der Bewegung. Halten Sie Ihren Körper still, sobald Sie Ihr Gewicht gleichmäßig zwischen allen vier Stützen verteilt haben:

- Heben Sie Ihr rechtes Knie leicht an, und ziehen Sie es zu sich. Die Ferse nähert sich dabei dem Gesäß.
- Beschreiben Sie mit dem Knie einen großen Kreis in der Luft: Holen Sie dazu den Oberschenkel in Richtung Bauch, heben Sie das Knie seitlich nach oben, dann nach hinten und wieder nach

DIE DURCHQUERUNG DES BECKENS

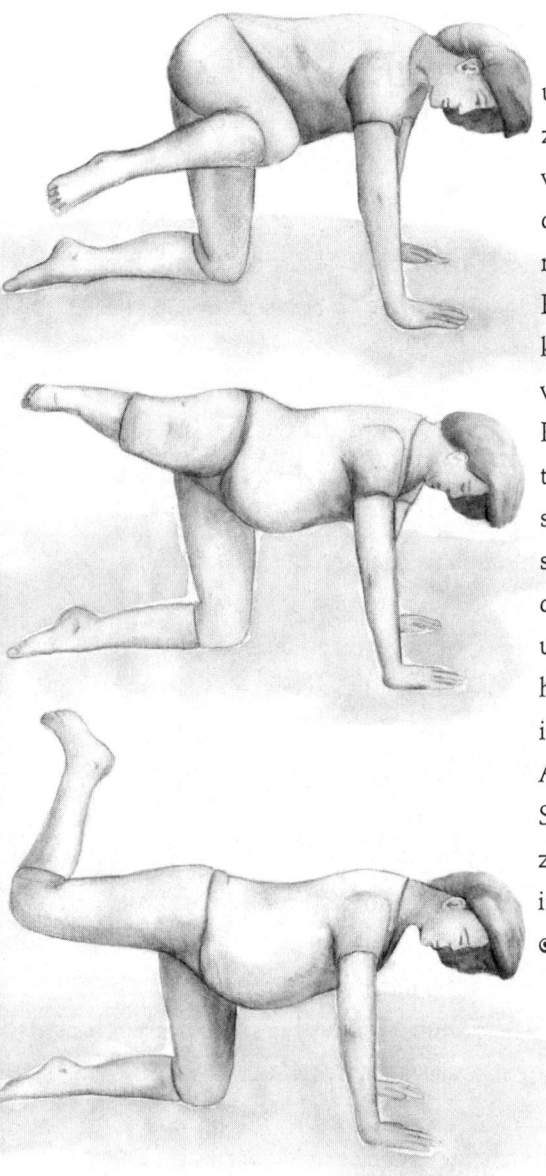

unten. Verbinden Sie alles zu einer fließenden Kreisbewegung. Achten Sie immer darauf, dass die Ferse sich nicht vom Gesäß entfernt. Erspüren Sie, wie das Iliosakralgelenk intensiv arbeitet, vor allem dann, wenn Sie das Knie seitlich bewegen. (Achtung: Damit die Übung wirksam ist, heben Sie das Knie seitlich, indem Sie es nahe der rechten Schulter halten, und führen Sie es dann nach hinten. Halten Sie es dabei immer auf gleicher Höhe. Achten Sie auch darauf, die Schultern parallel zum Boden zu halten: Knicken Sie nicht im linken Ellbogen ein.)

⦿ Führen Sie die Übung anschließend in der Gegenrichtung aus. Entspannen Sie einige Momente, bevor Sie das Becken auf der anderen Seite lockern.

Diese Übung ist sehr effektiv, um Blockierungen des Iliosakralgelenks zu lösen. Machen Sie sie regelmäßig vor der Geburt, sie wird die Weitung des Beckens und das Vorankommen Ihres Kindes fördern.

✻ Die Kindhaltung ✻

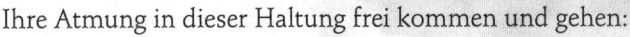

Knien Sie sich hin, und setzen Sie sich auf die Fersen. Die Knie sind so weit geöffnet, wie Ihr Bauch es erfordert. Legen Sie die Stirn auf dem Boden oder auf den Fäusten ab, ganz wie Sie möchten. Lassen Sie Ihr Gewicht zu Boden sinken, und lassen Sie Ihre Atmung in dieser Haltung frei kommen und gehen:
- Fühlen Sie, wie sich Ihr Rücken beim Einatmen öffnet und beim Ausatmen entspannt.
- Richten Sie Ihre Aufmerksamkeit auf die Rückseite des Beckens, und entspannen Sie. Atmen Sie, als befänden sich Ihre Nasenflügel in dieser Gegend.
- Machen Sie sich Ihr Iliosakralgelenk bewusst. Spüren Sie seine Öffnung in dieser Haltung. Nutzen Sie Ihre Atmung: Fühlen Sie beim Einatmen, wie die Rückseite des Beckens aufgeht, das Iliosakralgelenk, und wie es sich bei beim Ausatmen entspannt.

Stellen Sie die Übung nach mehreren Atemzügen ein, beobachten Sie, lassen Sie die Übung wirken.

✻ Balancieren auf einem Fuß ✻

Stellen Sie im Stehen und mit geöffneten Augen die Füße in einem angenehmen Abstand auf. Machen Sie sich den Kontakt mit dem Boden bewusst. Verlagern Sie Ihr Körpergewicht von einem auf den anderen Fuß. Lassen Sie die Fußsohlen dabei auf dem Boden:
- Verlagern Sie Ihr Gewicht auf den linken Fuß. Fixieren Sie einen Punkt vor sich, um das Gleichgewicht zu halten.

DIE DURCHQUERUNG DES BECKENS

- Heben Sie beim Einatmen das rechte Knie, und öffnen Sie den Oberschenkel nach rechts (→ Abb. unten). Beim Ausatmen stellen Sie den Fuß auf dem Boden ab, halten ihn aber nach außen gedreht.
- Heben Sie beim nächsten Einatmen wieder das Bein, richten Sie es erneut nach vorn aus, und stellen Sie den Fuß beim Ausatmen wieder auf dem Boden ab.
- Führen Sie die Bewegung einige Male aus. Fühlen Sie, wie sich die linke Seite des Iliosakralgelenks jedes Mal schließt, wenn Sie das Bein nach außen drehen.
- Anschließend führen Sie die Übung mit dem anderen Fuß aus.

Entspannen Sie sich in der Haltung Ihrer Wahl.

❋ Die Tür öffnen ❋

Legen Sie sich auf den Rücken, und stellen Sie die Beine auf:

- Lassen Sie die Knie seitlich zu Boden sinken, und legen Sie die Fußsohlen aneinander (→ Abb. 99 oben). Sind die Knie zu weit vom Boden entfernt, können Sie unter jedes Knie ein Kissen legen. Entscheiden Sie selbst, welche Kissenhöhe Sie benötigen. Die Knie sollten so liegen, dass eine Öffnung möglich ist, Sie sich aber noch wohlfühlen.

- Spüren Sie, wie das Gelenk am Schambein über dem Damm sich öffnet. Das Iliosakralgelenk dagegen ist geschlossen.

Entspannen Sie häufig in dieser Haltung. Sie hat einen großen Vorteil: Man kann sie im Bett einnehmen.

❋ Die Beine kreuzen ❋

Nachdem Sie die vorangegangene Haltung geübt haben, ist es sinnvoll, mit dieser weiterzumachen:

- Legen Sie auf allen vieren die Knie aneinander. Schieben Sie das rechte Knie vor das linke, und platzieren Sie die Füße so weit wie möglich voneinander entfernt.
- Lockern Sie die Gelenke im Becken, indem Sie sich beim Ausatmen auf eine Ferse setzen.
- Kommen Sie beim Einatmen wieder hoch.
- Setzen Sie sich beim nächsten Ausatmen auf die andere Ferse.
- Kommen Sie beim Einatmen wieder hoch.
- Wiederholen Sie die Übung mehrere Male.

Wenn alles gut geht, stützen Sie die Hände neben den Knien auf dem Boden ab:

DIE DURCHQUERUNG DES BECKENS

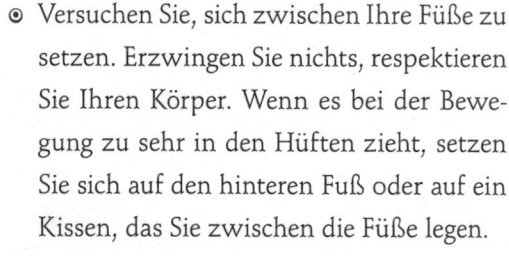

- Versuchen Sie, sich zwischen Ihre Füße zu setzen. Erzwingen Sie nichts, respektieren Sie Ihren Körper. Wenn es bei der Bewegung zu sehr in den Hüften zieht, setzen Sie sich auf den hinteren Fuß oder auf ein Kissen, das Sie zwischen die Füße legen.
- Fühlen Sie, wie sich das Iliosakralgelenk öffnet und die Schambeinfuge sich schließt.
- Entspannen Sie in der Kindhaltung. Lassen Sie die Stimmung in Ihrem Inneren auf sich wirken. Fühlen Sie, wo die Reaktionen am deutlichsten sind.
- Führen Sie die Übung nun andersherum aus, indem Sie das linke Knie vor das rechte legen. Beachten Sie, dass einem häufig eine Seite leichter fällt als die andere. Nach einer Reihe von Haltungen, welche die Schambeinfuge öffnen, ist es gut, den Übungszyklus mit dieser letzten Haltung zu beschließen, in der sie wieder geschlossen ist.
- Entspannen Sie in der Haltung Ihrer Wahl. Lassen Sie sich von der Mobilisierung der Gelenke im Becken durchströmen.

Jannick

»In den 24 Stunden nach der Entbindung bin ich die Geburt immer wieder durchgegangen. Noch heute bin ich ein bisschen verblüfft darüber, wie sie abgelaufen ist.

...

> …
>
> Ich bin überzeugt, dass die Vorbereitung mit Yoga mir genauso geholfen hat wie die Tatsache, dass es meine zweite Entbindung war. Auf jeden Fall haben die Übungen zur Lockerung des Beckens eine Rolle gespielt. Ich halte sie für sehr wirksam. Ich hatte sie in den zwei Wochen vor der Geburt zu Hause eifrig gemacht. Und dann all die Erklärungen über den Weg des Babys, über den Tunnel voller Hindernisse, die umgangen werden müssen. Die wiederholte Auseinandersetzung mit der Anatomie hat mir sehr dabei geholfen, mich auf die Geburt meines Kindes und meine Entbindung vorzubereiten.«

Ein Vorschlag für den Alltag: Öffnen Sie sich

Ziehen Sie im Bett die Beine mit zur Seite gespreizten Knien an. Die Fußsohlen berühren sich oder nähern sich einander an. Lassen Sie die Knie auf die Matratze sinken. Falls das zu sehr zieht, legen Sie Kissen unter jedes Knie. Sie können die Höhe der Kissen nach und nach verringern, wenn die Öffnung der Beine weiter wird. Machen Sie das im letzten Schwangerschaftsmonat regelmäßig.

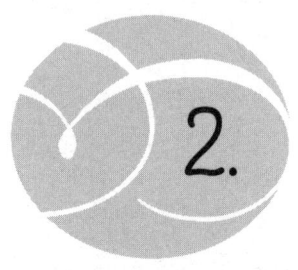

Das Fundament, die Tür zum Gebärmutterhals

Mit den Übungen in meinem ersten[1] und in diesem Buch möchte ich Ihnen helfen, die Muskulatur rund um den Damm zu entdecken, Ihren Gebärmutterhals wahrzunehmen und die Kenntnisse über beides zu vertiefen.

Die Muskeln des Damms, die den Boden des kleinen Beckens in zwei Lagen auskleiden, fungieren wie ein Windfang. Während der Entbindung ist es aufgrund der Wehen, unter denen sich die Gebärmutter zusammenzieht, nicht leicht zu erspüren, ob die Ausgangstür entspannt und damit durchlässig ist, oder angespannt und damit undurchlässig. Eine verbesserte Wahrnehmung dieser Muskulatur erlaubt Ihnen, diese Durchlässigkeit besser zu kontrollieren. Deshalb ist es angezeigt, jeden Tag zu üben.

Auch der Gebärmutterhals funktioniert wie eine Art Tür im kleinen Becken. Neue Übungen verbessern die Wahrnehmung des Gebärmutterhalses – auf der körperlichen Ebene, vor allem aber auf der energetischen Ebene. So können Sie trainieren, Ihren Gebärmutterhals zu kontrollieren und während der Schwangerschaft geschlossen zu halten, um ihn dann für die Geburt zur rechten Zeit auf beiden Ebenen zu öffnen.

A. Das Fundament

Das Fundament für den Damm

Die Muskulatur um den Damm verschließt mit ihren zwei Lagen den Muttermund. Sie funktioniert wie ein echter Fußboden, ein Fundament für das Körpergebäude. Damit dieser Beckenboden seine Aufgabe zuverlässig erfüllen kann, sollte er stark und gleichzeitig nachgiebig sein.

Schwangerschaft und Entbindung führen zu zahlreichen Veränderungen am Beckenboden:

- der Beckenboden trägt aufgrund der Anwesenheit des Babys und des Fruchtwassers in der Gebärmutter zusätzliches Gewicht
- die Muskelfasern werden durch den Austritt des Babys gedehnt (und es gibt vielleicht einen Dammschnitt)
- nach der Geburt ist er mehr oder minder überdehnt, und die Organe rücken wieder an ihren Platz
- nach der Entbindung kehrt alles ins Gleichgewicht zurück

Diese Veränderungen sind dank der zahlreichen Eigenschaften dieses Muskelgewebes möglich:

- Spannkraft und Festigkeit, um das Gewicht der Organe zu tragen, insbesondere der Gebärmutter, die immer schwerer wird
- Geschmeidigkeit, um das Kind hindurchzulassen
- Elastizität, um die stützende Rolle wieder einzunehmen

Agnès

»Yoga stärkt das Selbstvertrauen, indem es jedem die Gelegenheit bietet, auf seinen Körper zu hören und seine Fähigkeiten einzuschätzen.«

DAS FUNDAMENT, DIE TÜR ZUM GEBÄRMUTTERHALS

- Spannkraft, Festigkeit und Geschmeidigkeit, um wieder als Stütze zu funktionieren

Neben diesen körperlichen Veränderungen muss man sich die Art bewusst machen, wie der Damm eingesetzt und erlebt wird: Jede Frau erlebt ihre verschiedenen Körperteile auf ganz eigene Art, ist geprägt von ihrer Geschichte, ihrer Persönlichkeit. Da er mit dem Sexualleben, den Ausscheidungsfunktionen und der Entbindung zusammenhängt, wird der Damm häufig mit Empfindungen und Emotionen verbunden.

Auf der energetischen Ebene befindet sich hier, zwischen Scheide und After, die »Verwurzelung«. Wie der Name schon andeutet, stellt das Wurzel-Chakra eine Verbindung zur Menschheit dar, zu unserer

> **Michelle**
>
> »Im Yoga-Kurs habe ich vier Wochen vor der Geburt meines zweiten Kindes spezielle Übungen zum Gebärmutterhals gemacht. Plötzlich kamen da starke Emotionen in mir hoch, und ich konnte die Tränen nicht zurückhalten. Ich habe sie laufen lassen, und dann hatte ich wieder die Bilder meiner vorigen Entbindung vor Augen und die Angst, dass der Gebärmutterhals sich nicht öffnen könnte.
>
> Also habe ich jeden Tag in den Gebärmutterhals geatmet, bis dieses Gefühl nach und nach verschwand und ich von dieser Angst geheilt war, ich könne mich bei der zweiten Entbindung in der gleichen Situation befinden. Endlich konnte ich fühlen, dass es möglich war, den Gebärmutterhals dank der Übungen zu entspannen.
>
> Das hat es mir ermöglicht, wieder Vertrauen zu fassen, und ich konnte das Öffnen des Gebärmutterhalses während der Entbindung ganz ruhig erleben. Er hat sich schnell verkürzt und Victor kam problemlos zur Welt. Diese Erfahrung hat mich mit mir selbst ausgesöhnt.«

Abstammung und zu allem, was für unsere Verwurzelung steht. Es ist unser Fundament, das uns Vertrauen ins Leben schenkt.

Die jahrtausendealte Yoga-Lehre zeigt uns, dass jede körperliche Veränderung auch auf den anderen Ebenen eine Resonanz findet, auf der energetischen, der emotionalen und der mentalen.

Durch einfache Übungen zur Anspannung und Entspannung der Muskulatur des Beckenbodens stellen Sie vielleicht fest,

- dass Sie die Angewohnheit haben, diesen Körperteil ständig zu verschließen, wodurch es zu Problemen bei der Ausscheidung kommt (Verstopfung, Hämorrhoiden) oder es Ihnen schwerfällt, den Beckenboden beim Geschlechtsverkehr oder der Entbindung zu entspannen, oder der Gebärmutterhals sich während der Geburt nicht öffnet,
- oder Sie sind im Gegenteil aus dieser Region geflüchtet, und alles ist offen und erschlafft, was zu Inkontinenz, Energieverlust und ständiger Müdigkeit führt, zu einem Mangel an Selbstvertrauen.

Diese Körperregion ist auch oft mit Ängsten verbunden: Es ist bekannt, dass der Beckenboden bei großer Angst nachgibt und man das Wasser nicht halten kann! Das ist einer der Gründe, warum es in diesem Buch auch um das Thema Angst geht.

Keiner dieser Zustände ist unheilbar. Wenn Sie die Übungen gewissenhaft machen, lassen Sie die Bilder in sich aufsteigen, und spüren Sie, wie sich Ihre Art, diese strategisch wichtige Region zu erforschen, nach und nach verändert und weiterentwickelt.

Dominique

»Den Willen zu pressen voll zu empfinden. Natürlich überwältigt einen dieses Geschehen. Natürlich verliert man den Boden unter den Füßen. Aber – der Beckenboden ist entspannt – das wirkt, wirkt so sehr, dass es dieses Mal keinen Dammschnitt geben wird. Sofort bin ich super in Form, bin bereit, mein Kind willkommen zu heißen, und ich bin so stolz auf mich, auf das Kind, auf uns!«

> **Jannick**
>
> »Ich presse, und ich fange an zu schreien, erst noch vorsichtig, dann immer lauter, bis zum Ende der Presswehe: Ich muss alles rauslassen, um die Presswehe zu begleiten. Die Schreie kommen wegen der Schmerzen, aber auch, weil die Energie rausmuss. Am Ende dieser Presswehe habe ich den Eindruck, dass der Kopf zur Hälfte draußen ist, ich spüre, dass Druck auf den Damm ausgeübt wird. Ich verschnaufe, sammle mich, denke an meinen Beckenboden und entspanne ihn, so weit es mir möglich ist. Zweite Presswehe, der Kopf ist draußen. Eine dritte Presswehe für die Schultern: Ich spüre genau, wie die Schultern gegen den Ausgang drücken (es ist ein kräftiges Kind), schreiend presse ich wieder. Und da spüre ich, wie der Körper meines Kindes von drinnen nach draußen gleitet: geschafft, es ist da. Ein ganz schöner Brocken, er heißt Tom. 3700 Gramm und 51 Zentimeter!«

Sich des Damms bewusst werden

※ Schnelle Kontraktionen des Damms ※

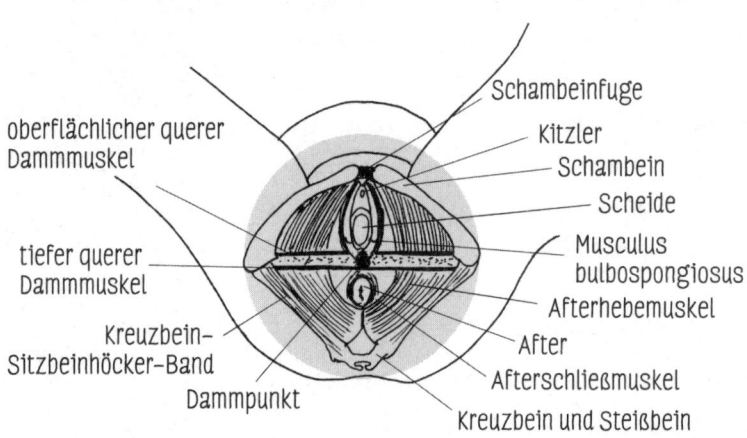

Legen Sie sich bitte mit aufgestellten und geöffneten Beinen auf den Rücken.
- Machen Sie sich die Muskulatur des Damms bewusst, vom Schambein bis zum Steißbein. Entspannen Sie alle anderen Muskeln, vor allem im Gesäß, in den Oberschenkeln und im Bauch. Spannen Sie den Damm nach und nach an. Halten Sie die Spannung aufrecht. Lassen Sie locker. Wiederholen Sie die Übung mehrere Male in Ihrem eigenen Rhythmus. Stellen Sie die Übung ein.
- Machen Sie sich den vorderen Teil des Damms bewusst, auf Höhe der Vulva: Spannen Sie ihn etwa zehnmal kurz an, anspannen, locker lassen, anspannen, locker lassen ... Dann entspannen Sie.
- Vollführen Sie wieder eine schnelle Abfolge kurzer Kontraktionen. Versuchen Sie, die beiden Ebenen beim Anspannen zu spüren, die den beiden Muskelschichten am Damm entsprechen: Spüren Sie, wie die Öffnung der Scheide sich zusammenzieht. Das ist die oberflächliche Muskulatur. Spüren Sie tiefer im Inneren des Beckens, wie die Scheide sich dort zusammenzieht. Das ist die tiefe Muskelschicht.

Stellen Sie die Übung ein, und entspannen Sie sich in der Haltung Ihrer Wahl. Verlassen Sie Ihren Körper, beobachten Sie Ihre Empfindungen, Ihre Atmung und die Reaktionen Ihres Kindes.

- Wenn wieder Ruhe eingekehrt ist, gehen Sie zur Wellenatmung über: Verlagern Sie Ihre Empfindungsfähigkeit beim Ausatmen ins Innere Ihres Körpers, gehen Sie vom Kopf bis zu den Füßen, und beim Einatmen gehen Sie von den Füßen bis zum Kopf.

Sobald Sie wollen, stellen Sie die Wellenatmung ein und gehen wieder zur Bauchatmung über.

❊ Der Damm im Fersensitz ❊

Setzen Sie sich auf Ihre Fersen, Sie können die Knie auseinandernehmen, damit die Position angenehmer ist. Achten Sie darauf, Oberschenkel, Bauchmuskeln und Gesäß zu entspannen. Fühlen und visualisieren Sie die Muskulatur rund um den Damm, vom Schambein bis zum Kreuz- und Steißbein. Lassen Sie die Atmung frei strömen:

- Spannen Sie den Damm so an, als wollten Sie das Steißbein zum Schambein ziehen. Versuchen Sie, auf die kleine Bewegung des Steißbeins zu achten, das Richtung Scham gezogen wird.
- Entspannen Sie sich, lassen Sie die Übung wirken, spüren Sie Ihren Empfindungen nach.

Um die Wahrnehmung zu unterstützen, legen Sie einen Finger in die Gesäßfalte direkt über dem After:

- Spannen Sie den Damm wieder an, und spüren Sie dabei die kleine Mulde unter dem Finger, Beweis für die Verlagerung des Steißbeins.
- Verringern Sie die Anspannung in aller Ruhe, bis sich alle Muskelfasern vollständig entspannt haben.
- Machen Sie diese Übung, bei der Anspannung und Entspannung wechseln, mehrere Male.

Der Fixpunkt beim Anspannen ist das Schambein, der bewegliche Punkt ist das Steißbein, das gelenkig mit dem Kreuzbein verbunden ist.

Die Beckenspange

Schaukeln Sie im Schneidersitz von links nach rechts, um zu fühlen, wie die Sitzbeinhöcker den Boden berühren. Schließen Sie die Augen, und visualisieren Sie die Vorderseite Ihres Beckens, ausgehend von den Sitzbeinhöckern:

- Spüren Sie, wie die Sitzbeinhöcker den Boden berühren.
- Gehen Sie in Gedanken von den Sitzbeinhöckern bis zur Schambeinfuge. Die Vorderseite des Beckens erscheint wie eine Spange, welche die Organe umschließt und schützt.
- Verweilen Sie einen Augenblick bei dieser Vorstellung, um sie in Ihren Körper zu integrieren.
- Entspannen Sie im Schneidersitz.

Das Dammkreuz

Bleiben Sie im Schneidersitz:

- Schaukeln Sie auf dem linken Sitzbeinhöcker, umfassen Sie den rechten Sitzbeinhöcker, ziehen Sie ihn nach außen und stellen Sie ihn wieder ab.
- Schaukeln Sie auf dem rechten Sitzbeinhöcker, umfassen Sie den linken Sitzbeinhöcker, ziehen Sie ihn nach außen, und stellen Sie ihn ebenfalls wieder ab.
- Spüren Sie die beiden auseinandergedehnten Sitzbeinhöcker. Schließen Sie die Augen, und machen Sie sich die Dammmuskulatur auf beiden Seiten bewusst. Spüren und visualisieren Sie die Muskulatur, die vom Schambein ausgeht, das Geschlecht umschließt, sich zwischen Scheide und

After kreuzt, den After umschließt und dann an Steißbein und Kreuzbein aufgehängt ist.

※ Längsspannung ※

Sie sind immer noch im Schneidersitz:
- Spannen Sie die Muskeln am Damm an.
- Halten Sie die Spannung.
- Lassen Sie locker.
- Spüren Sie, wie sich die Muskelfasern in der Länge beim Anspannen verkürzen: Das Schambein ist der Fixpunkt. Sie spüren, dass Ihr Steißbein nach vorn gezogen wird.
- Lassen Sie sich etwas Zeit für die Entspannung, bevor Sie die nächste Kontraktion einleiten.
- Machen Sie die Übung mehrmals, bevor Sie sie einstellen.

※ Querspannung ※

Sie sind nach wie vor im Schneidersitz. Visualisieren und spüren Sie die Muskelfasern, die von einem Sitzbeinhöcker zum anderen reichen. Sie verlaufen dort, wo die Muskelstränge sich kreuzen, also zwischen Scheide und Schließmuskel. Das ist die quere Muskulatur:
- Spannen Sie den queren Muskel an. Halten Sie die Spannung. Entspannen Sie die Muskeln.
- Versuchen Sie, die beiden Sitzbeinhöcker einander anzunähern. Spüren Sie, wie sie zueinander gezogen werden, wenn Sie die Muskeln anspannen. Dann lassen Sie wieder locker.

Oberschenkel, Gesäß und Bauchmuskeln sollen entspannt bleiben, wenn Sie den Damm mobilisieren. Da Sie auf den Sitzbeinhöckern sitzen, ist es in Wirklichkeit nur normal, dass sich die Sitzbeine in dieser Position beim Anspannen nicht annähern. Entspannen Sie sich im Schneidersitz. Falls nötig, lockern Sie die Beine und schütteln Sie sie aus, wobei Sie sich auf die Unterarme stützen.

❋ Das Dammkreuz ❋

Auch hierfür sitzen Sie im Schneidersitz:
- Spannen Sie nun die Muskelstränge am Damm in allen Richtungen gleichzeitig an, und beachten Sie dabei die Kreuzform der Gesamtheit der oberflächlichen Beckenbodenmuskulatur. Gehen Sie in Gedanken ins Zentrum zum Dammpunkt zwischen der Scheide und dem Schließmuskel.
- Spannen Sie den Damm an, spüren Sie, wie die Sitzbeinhöcker sich annähern wollen, und wie das Steißbein in Richtung Schambein gezogen wird.
- Lassen Sie locker, damit die Muskulatur sich richtig entspannen kann.
- Machen Sie weiter, wiederholen Sie die Übung mehrere Male.
- Dann stellen Sie die Übung ein, strecken Ihre Beine aus und lassen die Übung wirken.

Das Symbol der Unendlichkeit am Damm

Nehmen Sie im Schneidersitz Platz, und visualisieren Sie die Muskulatur am Damm einmal unter folgendem Aspekt:
- Stellen Sie sich die Muskeln, die um die Scheide liegen, als obere Hälfte einer Acht vor. Diese Muskeln kreuzen sich zwischen Geschlecht und After.

DAS FUNDAMENT, DIE TÜR ZUM GEBÄRMUTTERHALS

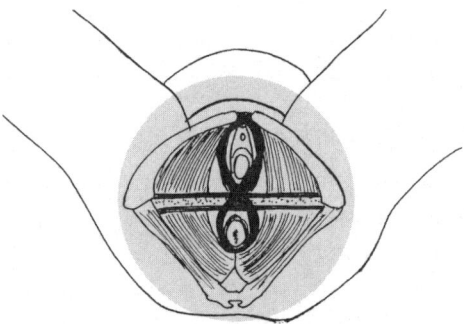

- Stellen Sie sich dann vor, dass sie den Schließmuskel bilden, also die untere Hälfte der Acht, die hier etwas kleiner ausfällt.
- Spannen Sie die Muskulatur am Damm nach und nach an. Spüren Sie, wie sich die beiden Hälften der Acht beim Anspannen zusammenziehen.
- Lassen Sie locker, und lassen Sie die Übung wirken.
- Machen Sie das mehrmals, bevor Sie die Übung einstellen.

Stellen Sie die Beine auf, stützen Sie sich nach hinten auf die Unterarme, heben Sie die Beine, und schütteln Sie sie aus. Entspannen Sie dann in der Haltung Ihrer Wahl. Achten Sie dabei weiter darauf, wie sich Ihr Damm anfühlt.

Die Scheidenatmung

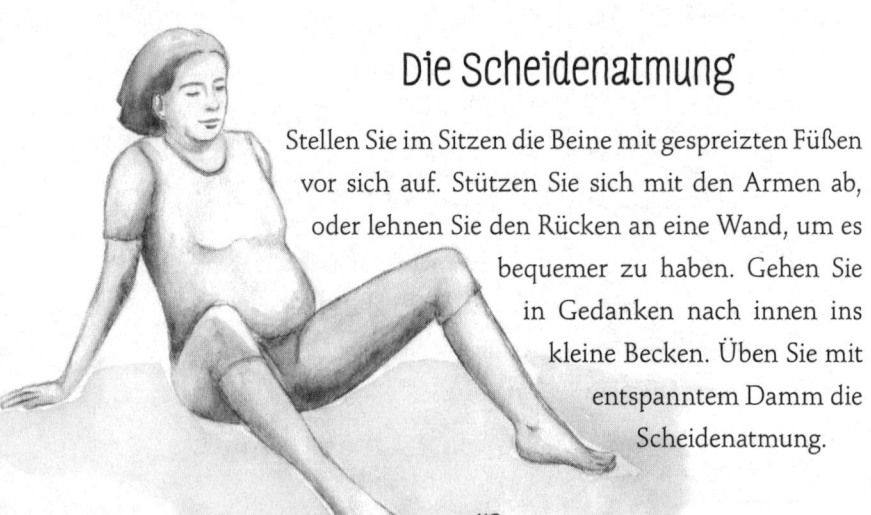

Stellen Sie im Sitzen die Beine mit gespreizten Füßen vor sich auf. Stützen Sie sich mit den Armen ab, oder lehnen Sie den Rücken an eine Wand, um es bequemer zu haben. Gehen Sie in Gedanken nach innen ins kleine Becken. Üben Sie mit entspanntem Damm die Scheidenatmung.

✳ Der Besen ✳

- Fegen Sie beim Einatmen das Innere der Scheide, ausgehend von den Schamlippen bis hin zum Muttermund.
- Beim Ausatmen fegen Sie vom Muttermund bis zur Scheidenöffnung.
- Wiederholen Sie die Übung mehrere Male.

Nutzen Sie das Ausatmen zur Entspannung. Die Scheide soll sich öffnen, vergleichbar einer Blüte, die aufgeht. Spannen Sie nicht die Muskeln am Damm an, verlagern Sie nur Ihre Empfindungsfähigkeit ins Innere der Scheide. Folgen Sie dabei Ihrem Atemrhythmus.

✳ Der Lichtstrahl ✳

- Denken Sie beim Einatmen an einen Lichtstrahl, der in die Scheide fällt und sie hinauf bis zum Muttermund ausleuchtet.
- Beim Ausatmen denken Sie daran, wie das Licht im Inneren der Scheide nach unten vordringt und als Lichtstrahl austritt.
- Machen Sie die Übung mehrere Male, bevor Sie sie einstellen.

Das Licht der Geburt

Bleiben Sie in Gedanken im Inneren Ihrer Scheide bei dem Licht. Denken Sie an den Muttermund ganz oben in der Scheide. Er ist geschlossen. Am Tag der Geburt wird er sich

---

Bérénice

»Im Moment der Geburt meines Sohnes drang aus meiner Scheide ein helles Licht. Es war, als würde mein Kind von diesem Lichtstrahl getragen. Dieses Bild ist in meinem Gedächtnis wie eingraviert. Nach der Geburt habe ich verstanden, warum man bei Yoga-Übungen oft Bezug auf das Licht nimmt! Was für eine Erfahrung! Ich bin immer noch überwältigt!«

öffnen, und das Licht dringt aus der Gebärmutter in die Scheide und nach draußen. Visualisieren Sie den Weg des Lichtstrahls, visualisieren Sie den Muttermund, der sich bei jeder Wehe öffnen kann. Entspannen Sie sich in Rücken- oder Seitenlage. Bewahren Sie dabei den Gedanken an das Licht in sich.

Ein Vorschlag für den Alltag: Sitzen Sie auf Ihrem Fundament

Jedes Mal, wenn Sie auf einem Stuhl Platz nehmen, setzen Sie sich »in Ihr Becken«. Sie werden feststellen, wie anders dieses Sitzgefühl ist, viel solider und stabiler.

Erspüren Sie dann den Damm, achten Sie auf seine richtige Lage. Stützen Sie sich im Sitzen auf Ihr Fundament. Sie werden feststellen, wie diese Art, Ihren Sitz zu erleben, Ihre Emotionen und Ihre Gedanken beeinflusst. Das ist alles andere als Haarspalterei: Probieren Sie es aus!

Christine

»In der Austreibungsphase ist mir der Yoga-Kurs wieder eingefallen: Martine sagte immer zu uns, wir sollen das Licht über die Scheide hinaus verlängern. Also habe ich zu meinem Kind gesagt: ›Auf geht's, ich begleite dich bei deiner Ankunft auf der Erde. Mach dir keine Sorgen, wir sind ja bei dir, du bist nicht allein.‹

In ebendiesem Moment durchquert mich ein heller Lichtstrahl, begleitet von einer solch unermesslich kräftigen Welle des Lebens, die letzte Presswehe, einfach fantastisch. Diese Welle im Geburtskanal hat mich gelehrt, was das Leben ist: Dieses kleine Wesen ist für die Welt des Lichts verloren, um mit uns auf dieser Erde zu leben.«

B. Der Gebärmutterhals mit dem Muttermund als Tür

Eine Annäherung an den Gebärmutterhals gestattet Ihnen, im Alltag zu spüren, wie er sich anfühlt. Verwenden Sie diese körperliche Wahrnehmung in Kombination mit Übungen zur Visualisierung, um ihn noch effektiver zu spüren.

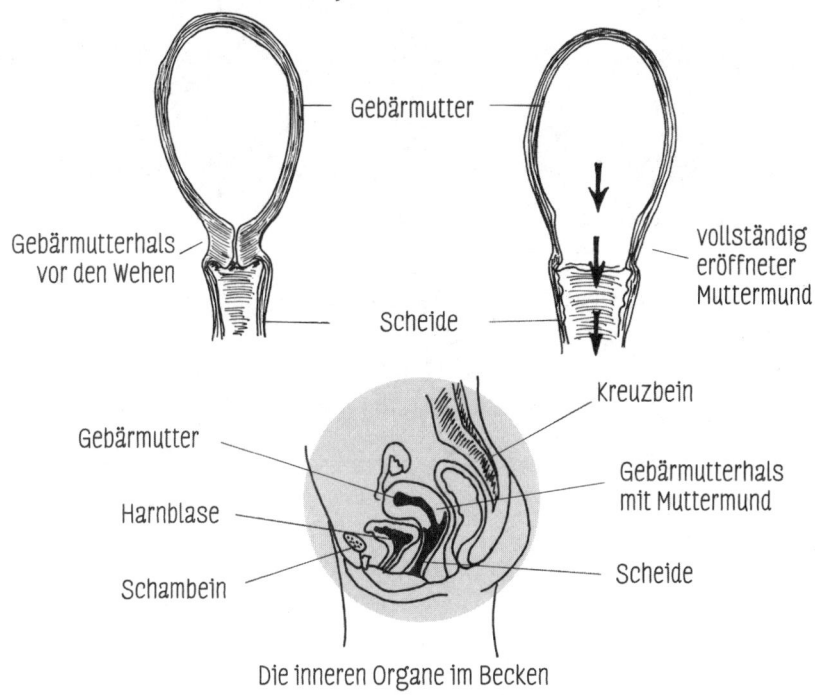

Die inneren Organe im Becken

Der Gebärmutterhals im kleinen Becken

Denken Sie noch einmal an die Übungen zur »Eingangstür« des Beckens, die Beckeneingangslinie (→ Seite 54 f.). Der Gebärmutterhals liegt genau unter der Beckeneingangslinie, im Inneren des kleinen Beckens hinter dem Schambein.

Gewöhnen Sie sich an, ihn im Sitzen, Stehen und Liegen zu verorten. Dann können Sie präziser vorgehen, um die Empfindungen in dieser Gegend zu erkennen. Das Gleiche gilt für die Übungen zur Visualisierung.

Der Gebärmutterhals im großen Becken

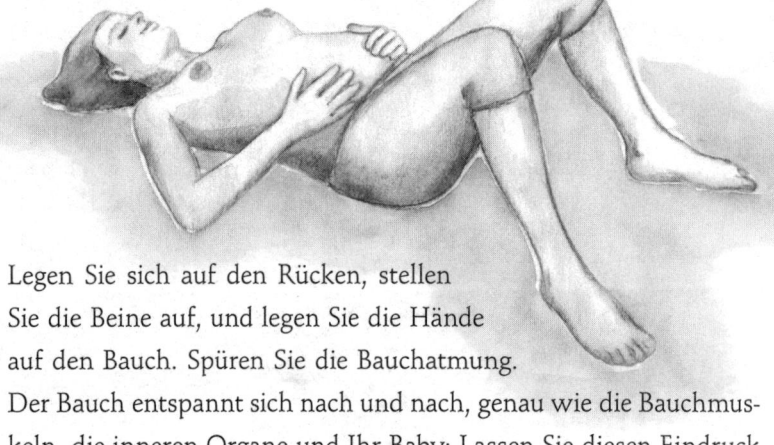

Legen Sie sich auf den Rücken, stellen Sie die Beine auf, und legen Sie die Hände auf den Bauch. Spüren Sie die Bauchatmung.
Der Bauch entspannt sich nach und nach, genau wie die Bauchmuskeln, die inneren Organe und Ihr Baby: Lassen Sie diesen Eindruck wirken.

❋ Die innere Bauchatmung ❋

Erleben Sie die Bauchatmung von innen:
- Spüren Sie, wie sich der Bauch beim Einatmen ausdehnt (nach oben, seitlich und nach hinten),
- und wie er beim Ausatmen seine Ausgangsform zurückerlangt.

✳ Die Entspannungsatmung ✳ der Gebärmutter

Bleiben Sie liegen:
- Atmen Sie in den Bauch hinein.
- Halten Sie die Luft an, gehen Sie in Gedanken zum höchsten Punkt der Gebärmutter.
- Stellen Sie sich beim Ausatmen vor, wie sich eine Welle der Entspannung über die Gebärmutterwand ergießt, von oben bis hinunter zum Gebärmutterhals und in die Scheide.
- Genießen Sie, wie sich der Gebärmutterhals und der Muttermund entspannen.

✳ Die blaue Welle zur Entspannung der Gebärmutter ✳

Sie können sich diese Welle der Entspannung mithilfe der Farbe Blau vorstellen, wenn Ihnen das hilft:
- Stellen Sie sich bei jedem Ausatmen eine blaue Welle vor, die sich über die Seiten der Gebärmutter ergießt und sie entspannt.
- Beim Einatmen konzentriert sich das Bewusstsein auf den Gipfel des Unterleibs oberhalb der Gebärmutter.
- Üben Sie diese Atemzüge zum Entspannen der Gebärmutter mehrere Male.
- Dann entspannen Sie.

Eliane

»Die Wehen haben mit einem Abstand von fünf Minuten eingesetzt. Das ging zwei Stunden lang so. Ich habe jede erlebt, als wäre es die erste. Der Muttermund öffnete sich nicht. In den Augen der Hebammen war der Muttermund immer noch wie am Ende der Schwangerschaft. Es sah nicht nach echten Geburtswehen aus. Aber tief in mir drin habe ich gespürt, dass es losgeht. Also habe ich die Wellenatmung auf den Gebärmutterhals gerichtet, um ihn jedes Mal beim Ausatmen zu öffnen. In Gedanken schob ich das Baby nach unten. Ich bin viel gelaufen, habe immer wieder die Wellenatmung gemacht. Innerhalb von zwei Stunden war der Muttermund bei fünf Zentimetern. Ich habe fast die ganze Eröffnungsphase im Stehen erlebt, ohne PDA.«

Mit dieser Art des Atmens können Sie sich dem Gebärmutterhals von oben annähern. Das ist ganz anders und vervollständigt die Annäherung von unten, von der Scheide.

Während der Entbindung können Sie von Zeit zu Zeit zwischen zwei Wehen auf diese Weise atmen, damit sich der Muttermund entspannen kann. Diese Art der Atmung werden Sie während der Entspannungsmomente anwenden, im Wechsel mit der Bauch- und der Scheidenatmung.

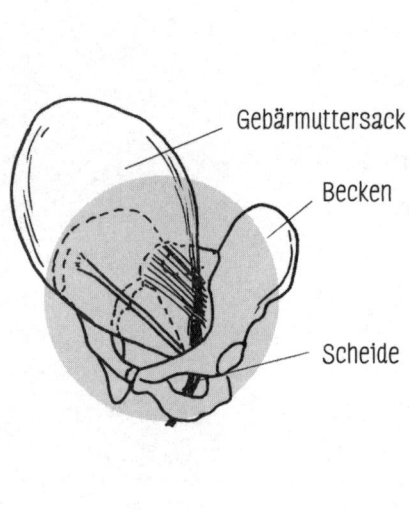
Gebärmuttersack
Becken
Scheide

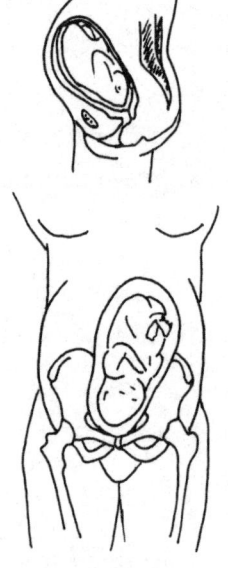

Der Gebärmutterhals und der Damm

Legen Sie sich mit aufgestellten Beinen auf den Rücken, die Füße stehen auf dem Boden:
- Nehmen Sie wieder die fortschreitende Wahrnehmung der Muskeln rund um den Damm auf, für die Sie die beiden Muskelschichten im Wechsel an- und entspannen.

- Konzentrieren Sie sich vermehrt auf das vordere Dreieck, indem Sie die Vulva (obere Ebene) und die Scheide (tiefere Ebene) zusammenziehen.
- Dann führen Sie einige Atemzüge in der Scheidenatmung aus, um die Wahrnehmung der Scheide zu verbessern.
- Denken Sie jetzt an den Gebärmutterhals. Rufen Sie sich die taktile Wahrnehmung des Muttermundes in Erinnerung, die Ihnen am leichtesten fällt: eine Blütenknospe, ein Samtkragen, eine Empfindung wie von Elektrizität, Nadelstiche ...
- Atmen Sie tief in die Scheide hinein.
- Atmen Sie über den Muttermund aus, um ihn zu sensibilisieren.

Verlieren Sie nicht den Mut, wenn Sie am Anfang nichts spüren. Die Wahrnehmung des Muttermundes stellt sich beim Üben ein.

⁕ Die Atmung des Muttermundes ⁕

Alles Körpergewebe »atmet«, das heißt, es wird von einer kleinen Bewegung des Ausdehnens und Zurückgehens belebt. Sie können das spüren und sich vorstellen. Kehren Sie dafür mit Ihrer Wahrnehmung wieder zum Gebärmutterhals zurück.

Dominique

»Erstens, ans Baby denken, ans Baby, ans Baby. Sich immer wieder sagen, dass alles, was man empfindet, nur seine Art ist, voranzukommen. Ihm helfen und es in diesem Augenblick umsorgen, denn dieser ist nicht nur für uns ein großer Moment, sondern für das Kind der Moment SEINES Lebens. Zweitens, der Papa ist ganz nah. Drittens, Worte, und mehr noch, Bilder: die Gebärmutter in Blau, die Gebärmutter in Rosa, die Sonne, die sich wie die ultimative Energiequelle in dem Moment erhebt, in dem der Schmerz alles hinwegfegen will! All das hat mir geholfen, diesen so schönen Moment zu erleben, der die Geburt unseres Kindes war.«

DAS FUNDAMENT, DIE TÜR ZUM GEBÄRMUTTERHALS

- Atmen Sie aus, und beim nächsten Einatmen spüren und visualisieren Sie diese kleine Ausdehnung des Muttermundes.
- Spüren Sie beim Ausatmen, wie er wieder zurückgeht.
- Erleben Sie das über mehrere Atemzüge hinweg.

Durch regelmäßiges Üben wird der Muttermund immer besser spürbar, wie er oben in der Scheide sitzt, vor allem in der Bewegung. Es ist durchaus möglich, eine sehr greifbare Wahrnehmung davon zu haben und diese Bewegung erst einmal ganz neutral zu beobachten, also sowohl die Öffnungs- als auch die anschließende Schließbewegung. Am Tag X legen Sie dann beim Einatmen den Schwerpunkt auf die Ausweitung. Ist der Muttermund dann eröffnet, legen Sie den Schwerpunkt beim Ausatmen dagegen wieder auf die umgekehrte Bewegung.

Der Gebärmutterhals in körperlicher Hinsicht

Ausgehend von der Übung zur Atmung des Muttermundes können Sie nun zur körperlichen Wahrnehmung desselben übergehen. Der Gebärmutterhals ist ja gleichzeitig auch eine Tür, und so können Sie lernen, diese Ihren Bedürfnissen entsprechend zu öffnen und zu schließen.

❋ Den Muttermund öffnen ❋

Legen Sie sich mit aufgestellten Beinen auf den Rücken, die Füße stehen auf dem Boden:
- Spüren Sie beim Ausatmen, wie der Muttermund weich wird, sich entspannt und sich öffnet.

- Lassen Sie diese Öffnung beim Einatmen auf sich wirken.
- Stellen Sie sich beim nächsten Ausatmen vor, wie die Öffnung Millimeter für Millimeter voranschreitet.
- Beim nächsten Einatmen spüren Sie wieder die Öffnung.
- Fahren Sie in Ihrem eigenen Rhythmus damit fort.
- Sobald Sie es wünschen, entspannen Sie sich in Seitenlage, bleiben dabei aber in Kontakt mit dem, was Sie vom Muttermund erfühlen können.

Sobald Sie die Öffnung des Muttermundes geübt haben, vergessen Sie nicht, auch die Schließung zu üben, außer in den drei letzten Schwangerschaftswochen vor der Entbindung.

❋ Den Muttermund schließen ❋

Um den Muttermund zu schließen, nehmen Sie wieder die Übungen zu An- und Entspannung des Damms (→ Seite 106 ff.) zu Hilfe, unabhängig von der Atmung:

- Spannen Sie langsam die oberflächliche Muskulatur an, die Vulva zieht sich zusammen.
- Spannen Sie die Tiefenmuskulatur um die Scheide an.
- Visualisieren und spüren Sie den Muttermund (mithilfe der taktilen Wahrnehmung Ihrer Wahl).
- Richten Sie die Kraft der Konzentration auf den Muttermund. Halten Sie daran fest.
- Entspannen Sie die Muskeln am Damm, halten aber in Gedanken die Spannung am Muttermund aufrecht.
- Wiederholen Sie diesen Zyklus mehrmals in Ihrem eigenen Rhythmus.
- Dann entspannen Sie sich.

Der Gebärmutterhals in energetischer Hinsicht

Bleiben Sie mit aufgestellten Beinen und Füßen liegen:
- Beginnen Sie mit der Scheidenatmung (→ Seite 112 f.), um die Scheide zu sensibilisieren.
- Gehen Sie zur Muttermundatmung (→ Seite 119 f.) über.
- Aktivieren Sie erneut die Vorstellung und die Wahrnehmung des Gebärmutterhalses.
- Stellen Sie sich eine Sonne oder eine Lichtkugel über dem Muttermund vor.

Das wird Ihnen dabei helfen, von der körperlichen Wahrnehmung zur energetischen Wahrnehmung überzugehen: Auf Höhe des Gebärmutterhalses beziehungsweise des Muttermundes befindet sich nämlich ein kleines Energiezentrum, das Öffnung und Schließung desselben regelt. Es handelt sich dabei gewissermaßen um die Energie eines automatischen Öffnungssystems. Um die Tür zu öffnen, muss man diesen Automatismus bedienen, also auf der energetischen Ebene handeln. Die Wahrnehmung dieser energetischen Ebene fördert die Kontrolle über den Muttermund im Moment der Entbindung und auch während der Schwangerschaft, falls dies nötig ist.

✳ Die energetische Öffnung des Muttermundes ✳

- Stellen Sie sich beim Ausatmen die Lichtkugel oder die kleine Sonne vor, die sich ganz schnell und im Uhrzeigersinn dreht.
- Beim Einatmen geht die Bewegung weiter und nimmt noch zu.
- Beim nächsten Ausatmen aktivieren Sie noch einmal dieses Drehen.

- Beim nächsten Einatmen stellen Sie sich die Öffnung des Muttermundes aufgrund der dafür aktivierten Energie vor.
- Machen Sie über mehrere Atemzüge so weiter.

Dann entspannen Sie sich.

☆ Die energetische Schließung ☆ des Muttermundes

- Atmen Sie zum Muttermund hin.
- Ziehen Sie ihn beim Ausatmen zusammen, und drehen Sie ihn gegen den Uhrzeigersinn.
- Spüren Sie beim Einatmen, wie der Muttermund fest wird und zugeht.
- Beim Ausatmen schließen Sie den Muttermund noch weiter.
- Fahren Sie über mehrere Atemzüge damit fort.

Anne

»Die kleine Sonne über meinem Gebärmutterhals strahlte und wurde immer größer: Ich spürte, wie das Köpfchen tiefer kam und in den Geburtskanal eintrat, den mein Damm bildete. Das war fabelhaft! Plötzlich hatte ich Lust zu pressen: Bei der ersten Presswehe spürte ich, wie der Kopf herauskam. Bei der nächsten ist eine Schulter, dann die zweite und schließlich das ganze Baby herausgekommen. Das war einzigartig! Es ist ein Mädchen, es heißt Lorette.«

Sobald Sie den Muttermund nach der körperlichen Annäherung spüren, machen Sie mit dieser energetischen Übung weiter, die sehr wirkungsvoll ist. Allerdings sind beide Übungen interessant und ergänzen sich gegenseitig. Sie sind vor allem dann hilfreich, wenn es bei der Entbindung zu einer Blockade kommt. Wenn der Gebärmutterhals sich nicht verkürzt und der Muttermund nicht aufgeht, können Sie nicht wissen, wo genau die Blockade sitzt. Wenn Sie es zuerst auf der körperlichen Ebene versuchen und dann auf der energetischen, haben Sie mehr Aussicht auf Erfolg.

> **Jannick**
>
> »Die Wehen haben in der Nacht eingesetzt, ich bin im Bett geblieben. Während dieser Stunde im Liegen habe ich die Übungen zur Öffnung des Muttermundes gemacht. Das Bild von der Sonne, die sich dreht, hatte während der Yoga-Stunden gut funktioniert. Also habe ich mir gesagt, ›warum nicht?‹ Und ich habe mir vorgestellt, wie das Kind durch die Türen kommt, die ich ihm geöffnet habe. Ich bin überzeugt, dass diese Übungen sehr wirksam waren.«

Die Erfahrung hat gezeigt, dass allein die körperliche Wahrnehmung zu erfreulichen Resultaten führt. Ich hatte Gelegenheit, sie auf einer Entbindungsstation zu testen.

Eine Frau, die im siebten Monat schwanger war, wird mit Wehen und eröffnetem Muttermund ins Krankenhaus eingeliefert. Ein erster Arzt untersucht sie, stellt fest, dass der Muttermund offen ist und vermerkt seine Diagnose in der Patientenakte. Der Zufall wollte es, dass ein zweiter Arzt, der nicht wusste, dass die Frau bereits untersucht wurde, eine neue Akte anlegt und ebenfalls die Öffnung des Muttermundes vermerkt.

Ich treffe die Frau, die ich nicht kenne und die nie Yoga gemacht hat, nur ein einziges Mal. In dreißig Minuten zeige ich ihr, wie man den Damm an- und wieder entspannt, und wie man den Muttermund visualisiert, um ihn zu schließen. Ich bitte sie, diese Übung jeden Tag zu machen, sogar mehrmals am Tag. Eine Woche später sehe ich sie wieder. Der erste Arzt untersucht sie erneut: Er stellt fest, dass der Muttermund geschlossen ist, und schließt daraus, dass er sich eine Woche zuvor geirrt haben muss, als die Frau eingeliefert wurde. Glücklicherweise gab es die zweite Patientenakte, in der die Eingangsdiagnose bestätigt wurde. Die Ärzte mussten die Tatsachen anerkennen und zugeben, nicht zu verstehen, was geschehen war. Der Muttermund hatte sich dank der Übungen nach einer Woche wieder geschlossen.

Dieses Beispiel ist interessant, denn wenn diese Frau es geschafft hat, obwohl sie nie zuvor Yoga gemacht hatte, dann stehen Ihre Chancen sehr gut, wenn Sie während der Schwangerschaft mehrere Monate Zeit zum Üben haben.
Wie schade, dass die Wirksamkeit dieser Übungen unter den Ärzten noch nicht offiziell anerkannt ist!

Ein Vorschlag für den Alltag: Den Muttermund wahrnehmen
Lassen Sie nie eine Gelegenheit verstreichen, Ihren Muttermund zu spüren: bei den gynäkologischen Untersuchungen, beim Sex ... und vielleicht auch dank Ihres Kindes, das gelegentlich einen Fuß auf den Gebärmutterhals stemmt und dadurch etwas wie eine kleine elektrische Entladung auslöst! Das ist sicher nicht immer angenehm, denn er ist oft hochempfindlich. Aber je besser Sie Ihren Muttermund spüren, desto eher können Sie während der Entbindung auf seine Öffnung einwirken.

Kraft und Gleichgewicht

Eine Schwangere ist alles andere als zerbrechlich und verletzlich, wie man sie in unserer Kultur gern zu beschreiben pflegt: Sie ist vor allem »**kraftvoll**«, denn sie ist umgeben von der kolossalen Energie, die an der Entstehung des Kindes teilhat.

Jean-Pierre Relier erklärt in dem Buch *Mettre au monde* von Patrice Van Eersel (Verlag Livre de poche, Seite 434): »... Das ›Leben‹ beginnt im Moment der Verschmelzung von Eizelle und Spermium, und dieser Bund führt zur Bildung eines Embryos. Das Wachstum desselben ist zuerst einmal von phänomenaler, physischer Kraft, kolossal. Würde das Wachstum des Embryos sich beim Fötus fortsetzen, also während der neun Monate der Schwangerschaft, dann hätte der Kopf des Neugeborenen am Ende etwa den Umfang unseres Erdballs!«

Die in diesem Kapitel vorgestellten Übungen helfen Ihnen, in Ihrem tiefsten Inneren »die Kraft Ihres Leibes« wiederzufinden, körperlich, lebenserhaltend und energetisch. Ist dieser Kontakt hergestellt, werden Sie als kleiner Körper oder Mikrokosmos wieder mit der Energie des Universums verbunden sein, dem großen Körper oder Makrokosmos. Trauen Sie sich also, die **Kraft der Mutterschaft** auszustrahlen. Lassen Sie sich nicht länger von den Sorgen schwächen, die häufig aus einer zu intensiven ärztlichen Betreuung resultieren.

Die Kraft der Mutterschaft bewirkt ein Gleichgewicht auf allen Ebenen. Sie können das konkret erleben, indem Sie die Haltungen für das Gleichgewicht üben, die hier vorgestellt werden.

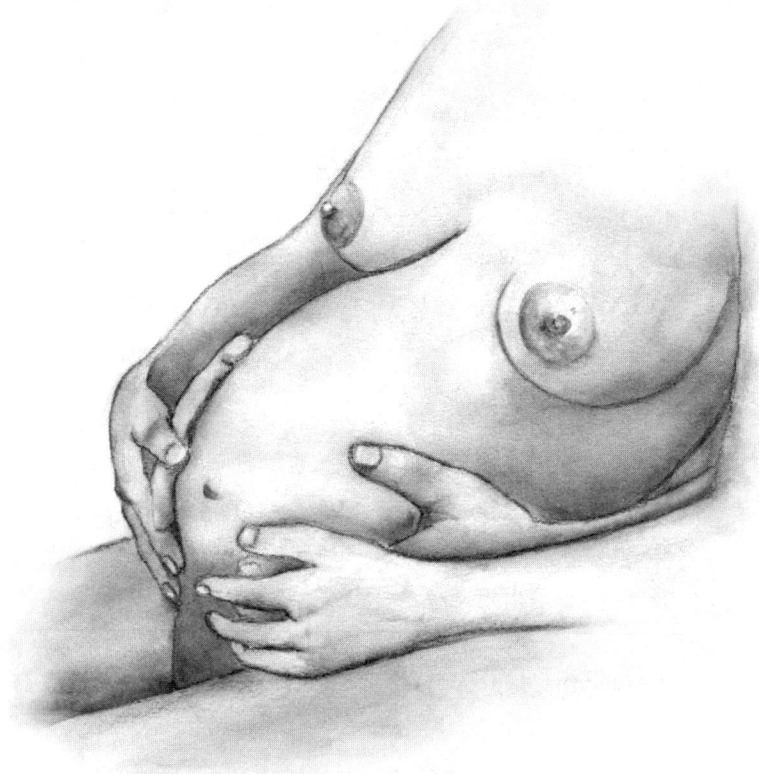

A. Die Kraft des Bauches

Der Körperschwerpunkt

Der Schwerpunkt des Körpers befindet sich genau über dem Bauchnabel. Das Wörterbuch definiert ihn als »den Angriffspunkt, der aus den Kräften der Schwerkraft resultiert, die auf den Körper einwirken«. Er ist das physische Gleichgewichtszentrum des Körpers. Ist er ausgefüllt, bewohnt, kann er die ganze Persönlichkeit ins Gleichgewicht bringen und dem Leben **Stabilität** geben. Er sorgt für einen »Ruhepol«. So sagt man auch von einem Menschen, er »ruhe« in sich selbst. In der Schwangerschaft verlagert sich der Körperschwerpunkt leicht nach vorn, sobald das Baby wächst. Dadurch ruht mehr Gewicht auf dem Schwerpunkt, und die Aufmerksamkeit der werdenden Mutter wird darauf gelenkt. Eine Schwangere erforscht ihr Gleichgewichtszentrum also regelmäßig. Aus dieser neuen Art der Körperwahrnehmung resultiert eine vollständige, innere Verwandlung, die ihr eine solide Basis und große Stabilität verleiht und ihr Zugang zu unerwarteter Kraft gibt.

So gelingt es ihr fast augenblicklich, ihr inneres Gleichgewicht wiederherzustellen und in Kontakt mit ihrem Kraftzentrum zu treten. Jemand, der gerade erst mit Yoga beginnt, braucht manchmal Monate oder sogar Jahre, um dahin zu gelangen.

Eine Frau ist während der Schwangerschaft alles andere als zerbrechlich. Im Gegenteil: Diese Verwandlungen enthüllen die **Kraft der Schwangeren.**

Das Gewicht des Kindes nimmt allmählich zu, und doch hat die Frau eines Morgens das Gefühl, ihr Baby habe über Nacht zugenommen. Beim Aufstehen hat sie den Eindruck, es sei jetzt viel schwerer zu tragen. Manche finden schnell zu neuem Gleichgewicht. Bei anderen dauert es länger: Jedes Mal, wenn das Baby zulegt, gerät alles durcheinander. Ein neues Kräfteverhältnis entsteht, was manchmal zu einem spontanen inneren Ungleichgewicht führen kann oder zumindest zu dem vorübergehenden Gefühl, sich in seiner Haut »nicht wohlzufühlen«.

> **Gisèle**
> »Ich habe mich in meinen Schwangerschaften immer besser gefühlt, einfach standfester. Es wäre wunderbar, das ganze Leben lang so standfest und erfüllt zu sein!«

Dieses Gefühl ist gegen Ende der Schwangerschaft ausgeprägter, denn die Veränderungen von Größe und Gewicht des Babys werden jetzt spürbarer. Dann kann eine Frau den Eindruck habe, ihr Körper sei »zweigeteilt«, auf der einen Seite ist da der Bauch, der sich prall nach vorn wölbt, auf der anderen ihr Frauenkörper, der sich verändert und Mühe hat, der Entwicklung zu folgen.

Sich das bewusst zu machen und den neuen Körperschwerpunkt zu verinnerlichen – insbesondere mithilfe der Übungen zum Gleichgewicht –, hilft dabei, die Teile wieder zu »verbinden«, dem Körper wieder Zusammenhalt zu geben und die Frau, die man ist, mit der Mutter, die man sein wird, zu vereinen.

Das Kraftzentrum

Zu den Yoga-Stunden während der Schwangerschaft gehören zahlreiche Übungen und Haltungen, bei denen die Aufmerksamkeit dem Bauch gilt. Diese Region wird in der fernöstlichen Sichtweise als Energiezentrum des Menschen bezeichnet, als *Hara*.

Es sei, sagt Karlfried Graf Dürckheim, »das Gefühl der Kraft in sich zu haben, im Bauch, zu fühlen, dass man stark ist, unverletzbar ... diese Kraft, sicher und fest, das ist die Kraft des Hara.«[4]
Jean Rofidal definiert in seinem Buch *Do-In* das *Hara* als »das Zentrum des mechanischen, visuellen, psychischen, mentalen Gleichgewichts, [...] das Zentrum der Assimilation. Der Darm legt sich um das *Hara* wie ein elektrisches Feld um einen Magneten. Je stärker das *Hara*, desto stärker die in den Darm induzierte Energie«.[5]
Um den westlichen Menschen zu beschreiben, verwendet die fernöstliche Lehre das Bild »Brust heraus, Bauch herein«. Sie bedeutet, dass unser Bewusstsein das Energiezentrum im Bauch zugunsten anderer energetischer Zentren verlassen hat: der Brust oder des Kopfes. Das hat folgenschwere Konsequenzen, wie Karlfried Graf Dürckheim betont:
»Wo sich der Schwerpunkt ›nach oben‹ verlagert und die Mitte abgeschnürt wird, wird auch das natürliche Verhältnis von Spannung und Lösung durch ein Missverhältnis verdrängt, das den Menschen in ein Hin- und Herwechseln zwischen *Verspannung* und *Auflösung* treibt.«[6] Und etwas weiter schreibt er: »Wie sich beim Baum die Krone nur im Maße ihrer Verwurzelung lebendig entfaltet, so hängt auch die lebensgemäße Entfaltung des Geistes an der Treue zu seinen Wurzeln, d. h. an der ununterbrochenen Fühlung des Menschen zur ursprünglichen Einheit des Lebens, aus der auch das menschliche Leben hervorgeht. Verengt nun der Mensch den Raum seines ursprünglichen Lebens, indem er sich einseitig nach oben zieht, dann verschiebt sich das Gleichgewicht seiner Kräfte.«[7]
Es ist kein Zufall, dass Frauen ihre Kinder im Herzen dieses Energiezentrums tragen. Schauen wir, was Jean Rofidal in seinem Buch *Ki-Do. In Hara*[8] dazu zu sagen hat: »Der Mensch wurde im Bauch seiner Mutter erschaffen, in ihrem *Hara*, wo sich die Mächte des

Himmels und der Erde treffen. Der kleine Fötus hat sich spiralförmig um diesen Punkt entwickelt, der sein Zentrum geblieben ist. Nach seiner Geburt entfaltet sich das Kind weiter um sein *Hara* herum. Der Mensch hält sich im Gleichgewicht zwischen Himmel und Erde. Das *Hara* ist dabei der ausgleichende Punkt zwischen diesen Mächten. Er ist in allen Bereichen das Gleichgewichtszentrum des Menschen: physisch, psychisch und spirituell.«
Während der Schwangerschaft erlaubt die Anwesenheit des Babys es, dieses Energiezentrum zu stärken. Das ist die Gelegenheit für viele Frauen, seine Bedeutsamkeit zu entdecken. Die Frau gewinnt dadurch an physischer und psychischer Stabilität und kommt in ein besseres energetisches Gleichgewicht, sodass sich tellurische und kosmische Energie angleichen können. Was zum Teil erklärt, warum sich manche Frauen in dieser Zeit besser fühlen.
Sicher ist das nicht der einzige Grund für dieses Wohlbefinden. Das Glücksgefühl, ein Kind zu erwarten, das der Liebe zweier Wesen zueinander entspringt, trägt sicher genauso dazu bei. Zu erwähnen ist an dieser Stelle, dass die äußeren Bedingungen ebenfalls eine Rolle spielen. Sind sie ungünstig, können sie das Wohlbefinden der Schwangeren trüben.

Wenn Sie die Frau in der Abbildung oben betrachten, wie sie steht, dann können Sie ihre Belastbarkeit und ihre Verwurzelung spüren.

Die aktive Bauchatmung

Nehmen Sie eine bequeme Sitzhaltung ein, auf einem Ball, einem Stuhl oder im Schneidersitz, und horchen Sie auf die automatische Atmung Ihres Bauches. Legen Sie dazu die Hände auf den Leib. Spüren Sie die Atmung in Ihrem gesamten Innenraum. Erleben Sie die Ausweitung des Bauches beim Einatmen nach vorn, an den Flanken, in der Lendengegend und nach unten bis hin zum Beckenboden. Und beim Ausatmen spüren Sie die Gegenbewegung. Dann gehen Sie von der natürlichen, reflexhaften Atmung über zum aktiven Ausatmen: Spannen Sie die Bauchmuskeln mit der Vorstellung an, die Muskulatur und die Energie um das *Hara* zusammenzuziehen, das drei Fingerbreit unter dem Nabel liegt:

- Das Ausatmen geschieht aktiv.
- Das Einatmen geschieht passiv, indem Sie die Bauchmuskeln locker lassen.
- Lassen Sie sich Zeit zum Ausprobieren, und führen Sie diese Art des Atmens mehrmals durch.
- Anschließend nehmen Sie eine Entspannungshaltung ein, damit diese neue Empfindung Sie durchströmen kann.

Beobachten Sie nach dieser Übung Ihren Zustand und wie er sich entwickelt. Sobald Sie sich erschöpft oder kraftlos fühlen, üben Sie diese Atmung, um Ihr Energiezentrum zu aktivieren. In den darauffolgenden Stunden reaktivieren Sie es von Zeit zu Zeit, indem

Sie sich in Ihr *Hara* versetzen: Spüren Sie Ihre Stärke, sobald der Kontakt hergestellt ist.

Das energetische Zentrum

Der Mensch hat oft die Neigung zu glauben, er sei von den Kräften abgekoppelt, die das Universum regieren. In Wahrheit ist alles Energie, wie die neuesten Entdeckungen zeigen, vom unendlich Kleinen wie dem Elektron bis hin zum unendlich Großen wie den Galaxien. Obwohl sie sich auch von ihm unterscheiden, sind die Menschen doch untrennbar mit dem Universum und allem, was lebt, verbunden.[9] Der Mensch wird wie alle Lebewesen auf der Erde entlang der Meridiane, die jeder Akupunkteur gut kennt, von zwei großen Energieströmen durchquert.

Man stelle sich einen aufrecht stehenden Mensch mit nach oben gestreckten Armen vor:

- ◉ die Energie des Himmels (das Yang, die Sonnenenergie oder Ha) ergießt sich von den Fingerspitzen und dem Scheitel bis zum Boden, wobei es dem Rücken und dann den Außen- und Rückseiten der Beine folgt
- ◉ die Energie der Erde (das Yin, die Mondenergie oder Tha) steigt von den Füßen an den Innenseiten der Beine auf, über die Vorderseite des Körpers und an den Innenseiten der Arme entlang bis zu den Fingern

Jean Rofidal erklärt[10]: »Dort, wo sie sich treffen, erschaffen diese Kräfte (Yin und Yang) ein mächtiges Paar, das eine energetische Spirale gebiert, die auf einen Punkt [des Körpers] ausgerichtet ist, der sich *Hara* nennt.«

Die Erfahrung Universum

Stellen Sie sich hin. Lassen Sie sich Zeit dabei, sich in die Haltung einzufinden. Spüren Sie den Kontakt Ihrer beiden Fußsohlen mit dem Boden.

Machen Sie sich die ERDE bewusst, die sich unter Ihnen befindet. Stärken Sie sich an der tellurischen Energie, die von dort aufsteigt. Spüren Sie ihre kraftvolle Dichte, erleben Sie sie von den Füßen bis hinauf ins Becken.

Bauen Sie Ihre Haltung auf, mit aufgerichteter Wirbelsäule, entspannten Schultern und Armen und gedehntem Nacken.

Spüren Sie dann den Scheitelpunkt des Schädels. Öffnen Sie sich dem Unendlichen über Ihnen. Die Stimmung dort ist vermutlich eine andere. Spüren Sie, wie sie schwingt. Kosten Sie sie aus, genießen Sie die Nuancen.

Werden Sie sich der kosmischen Energie bewusst, die vom HIMMEL kommend über Ihren Scheitelpunkt in Ihren Körper eindringt. Diese Energie gibt Ihnen und Ihrem Kind Nahrung. Sie sind das Bindeglied zwischen Himmel und Erde, zwischen kosmischer und tellurischer Energie. Spüren Sie diese Kraft in sich. Möge dieses Bild Sie tragen und Ihnen Freude bereiten, weil Sie im Einklang mit dem Universum schwingen!

Erleben Sie die Wellenatmung in diesem Raum:
- Verlagern Sie das Bewusstsein beim Ausatmen vom Kopf in die Füße.
- Beim Einatmen gehen Sie von den Füßen hoch in den Kopf.
- Lassen Sie beim Einatmen das Bewusstsein bis über den Kopf ausstrahlen.
- Lassen Sie beim Ausatmen das Bewusstsein bis unter die Füße ausstrahlen.

Vom Leichten, Fließenden steigen Sie hinab zum Festen, und vom Lebendigen steigen Sie hinauf zum Psychischen. Diese beiden Arten der Energie mischen und vereinigen sich in Ihrem Mittelpunkt. Sie sind ihr Behältnis, Sie und Ihr Kind. Leben, seien und verbreiten Sie diese Vereinigung, diese sich ergänzenden Kräfte.

Sobald der Moment gekommen ist, stellen Sie die Wanderungen Ihres Bewusstseins ein und erleben mit geschlossenen Augen die neue innere Landschaft, die neue Atmosphäre. Lassen Sie jede Minute Ihres Lebens von dieser Atmosphäre und dieser Harmonie durchdringen.

Ein Vorschlag für den Alltag: Spüren Sie Ihre innere Stärke
Richten Sie Ihr Bewusstsein so oft wie möglich auf
den Bauchraum, ganz nah bei Ihrem Baby, und atmen Sie
in diesen Raum hinein. Saugen Sie mit jedem Atemzug Ihre
»Stärke« ein. Spüren Sie die Stärke, von der Sie erfüllt sind.
Halten Sie den Kontakt mit Ihrer inneren Stärke immer öfter
am Tag aufrecht, bis er fest etabliert ist. Am Tag X bringen
Sie dann Ihr Kind mithilfe dieser Energie zur Welt.

B. Das Gleichgewicht wiederfinden

Die Haltungen für das Gleichgewicht spielen während der Schwangerschaft eine wichtige Rolle. Sie ermöglichen Ihnen, die Entwicklung Ihres Körperschwerpunkts Schritt für Schritt zu verfolgen und in jede einzelne der wichtigen Etappen zu integrieren. Sie werden Ihnen dabei helfen, Ihre Einheitlichkeit und Ihre Ausgeglichenheit wiederzufinden. Die Suche nach Ausgeglichenheit in einer Haltung organisiert den Körper in einem physischen Gleichgewicht. Die verschiedenen »Ebenen«, die Sie ausmachen, stehen in enger Beziehung zueinander. Diese Arbeit in den verschiedenen Haltungen wird Ihnen auf allen Ebenen innere Harmonie, Ruhe und tiefe Ausgeglichenheit bescheren.

Das Gleichgewicht des Beckens

Stellen Sie im Stehen die Füße etwas weiter auseinander, um Stabilität in dieser Haltung zu haben. Richten Sie die Außenseiten der Füße parallel zueinander aus. Bauen Sie Ihre Statik ausgehend von einem guten Kontakt mit dem Boden auf. Spüren Sie, wie die Fußsohlen und die Zehen sich ausbreiten. Geben Sie sich nicht der Schwerkraft hin, machen Sie sich im Gegenteil Ihre Stützen bewusst. Machen Sie es sich zur Gewohnheit, sich gegen den Boden zu stemmen. Dosieren Sie die Kraft, mit der Sie das tun, um sie mit der nach unten wirkenden Kraft Ihres Körpergewichts in Einklang zu bringen. Entspannen Sie Knöchel, Waden, Knie und Oberschenkel. Vollführen

Sie mit den Beinen eine leichte Drehbewegung nach außen, um die Leistengegend zu öffnen, ohne jedoch die Füße zu bewegen. Lassen Sie das Gesäß locker, lassen Sie Ihren Unterleib in alle Richtungen atmen. Richten Sie die Wirbelsäule auf. Die Schultern hängen, die Arme sind entspannt. Der Nacken ist aufgerichtet, der Blick geht horizontal nach vorn.

In dieser Haltung:
- Lassen Sie Ihr Becken in Ihrem Körper eine leichte Kippbewegung ausführen, erst nach vorn, dann nach hinten, wobei das Gewicht des Kindes nach innen kommt. Beugen Sie nicht die Knie, und lassen Sie nicht zu, dass Ihr Brustkorb einsinkt. Im Gegenteil: Nehmen Sie die Schultern nach hinten. Wenn Sie nun Ihr Becken ganz langsam verlagern, werden Sie Ihr Gleichgewicht finden.
- Spüren Sie, wie sich Ihr Wohlbefinden bessert, sobald Sie Ihr Kind dem Schwerpunkt annähern, also sobald Sie das Schambein nach vorn und nach oben bringen (durch eine Rollbewegung im Becken).
- Wechseln Sie mehrmals von einer in die andere Position, um die Unterschiede klar zu erkennen. Machen Sie sich bewusst, welche Kraft nötig ist, um das Becken auszurichten.

Stellen Sie sich nun vor, dass Sie Ihr Kreuzbein beschweren:
- Erhöhen Sie in Gedanken das Gewicht, das Sie an Ihr Steißbein hängen, bis Sie es mit dem Gewicht Ihres Kindes vorn austariert haben.
- Halten Sie dieses Gleichgewicht.
- Genießen Sie dann in vollen Zügen das Wohlbefinden, das durch die innere Neuorganisation entsteht, indem Sie Ihr Kind ins Beckeninnere holen.

Spüren Sie, dass diese körperlich-mentale Annäherung viel Anspannung nimmt und Energie freisetzt. Wenn Ihr Becken im Gleichgewicht ist und Sie in Kontakt stehen mit Ihrem Körperschwerpunkt, sollten Sie feststellen, dass Sie weder das Gesäß noch die Bauchmuskeln anspannen müssen, um Ihr Becken zu halten. Genießen Sie die sofortige Entspannung, die darauf folgt, und die Freiheit, die Sie dadurch gewinnen.

Die Haltungen für das Gleichgewicht

❊ Stehen auf einem Bein ❊

Bleiben Sie aufrecht stehen, öffnen Sie die Augen, und fixieren Sie einen Punkt vor sich, damit Sie sich besser konzentrieren können:

- Verlagern Sie langsam das Körpergewicht auf den rechten Fuß, und heben Sie das gestreckte linke Bein leicht an.
- Bewegen Sie den Knöchel. Beim Einatmen beugen Sie den Knöchel und ziehen die Zehen zu sich.
- Beim Ausatmen strecken Sie den Fuß und deuten mit ihm Richtung Boden. Vollführen Sie die Bewegung langsam. Trachten Sie danach, die Bewegung an Ihre Atmung anzugleichen.

- Dann stellen Sie den Fuß wieder auf den Boden.
- Entspannen Sie sich einige Augenblicke im Stehen. Achten Sie immer darauf, Ihre Füße zu spüren. Halten Sie auf die gleiche Art das Gleichgewicht auf dem anderen Fuß.
- Für die anschließende Entspannung können Sie in Rückenlage die gewinkelten Beine an der Wand abstützen oder die Waden auf einen Gymnastikball legen.

❋ Die Baumhaltung ❋

Wenn mit der ersten Gleichgewichtsübung alles gut geht, können Sie den Schwierigkeitsgrad erhöhen, indem Sie die Baumhaltung üben:

- Stellen Sie sich wie zuvor hin, und fixieren Sie einen Punkt vor sich, am Boden oder an der Wand.
- Verlagern Sie das Körpergewicht aufs linke Bein, und legen Sie die rechte Fußsohle seitlich ans linke Knie oder den linken Oberschenkel. Wenn Sie im Gleichgewicht sind, legen Sie die Hände wie zu einem indischen Gruß zusammen.
- Atmen Sie gleichmäßig, machen Sie sich Ihre innere Ruhe bewusst.
- Nach einer Ruhepause machen Sie die Übung auf dem anderen Bein.

Entspannen Sie sich.

Machen Sie sich bewusst, wie Sie Ihren Körper nach dem Üben dieser Gleichgewichtshaltungen erleben.

> **Mylène**
>
> »Nach einem beruflichen Konflikt tauchten zahlreiche Verspannungen bei mir auf, und meine Gedanken ›arbeiteten‹. Die Yoga-Praxis und verschiedene Gleichgewichtshaltungen haben mir geholfen, meinen Körper wieder ins Gleichgewicht zu bringen und dadurch auch meine geistige Verfassung.«

Üben Sie regelmäßig, damit Sie sich im Reinen fühlen mit den Veränderungen Ihres schwangeren Körpers.

Die bewusst erlebten Yoga-Haltungen wirken sich auf alle Ebenen aus. Beobachten Sie nach den Übungen zum Gleichgewicht die Stabilität Ihrer geistigen Verfassung und vielleicht sogar Ihrer Emotionen. Der Eindruck, dass Sie »gesetzter« in sich ruhen, wird Ihnen im Leben zu großer Ausgeglichenheit verhelfen. Entdecken Sie es selbst!

Ein Vorschlag für den Alltag: Finden Sie Ihr Gleichgewicht

Sobald Ihr Baby zulegt und es Ihnen schwerfällt, die Veränderungen an Ihrem Körper zu »absorbieren«, machen Sie eine der Gleichgewichtsübungen – erst auf einem Fuß, dann auf dem anderen. Machen Sie das täglich, und Sie werden feststellen, dass Sie ganz schnell, innerhalb von zwei oder drei Tagen, wieder im Gleichgewicht sind, sowohl körperlich als auch gedanklich!

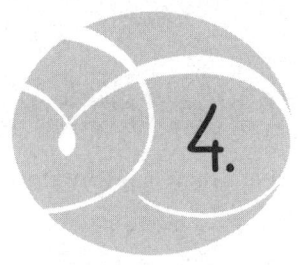

Das Baby ist zu hoch oder zu tief: Was tun?

Die Lage des Babys ist kein unabwendbares Schicksal. In den Yoga-Kursen ist es schon häufig vorgekommen, dass eine werdende Mutter nach einem Ultraschall oder einem Arztbesuch Besorgnis geäußert hat. In der Regel hat sie dann gerade erfahren, dass ihr Kind entweder zu früh zu tief liegt oder noch zu hoch, obwohl sie im letzten Monat ist. Das gefühlvolle Erleben der Yoga-Übungen ermöglicht Ihnen zu spüren, dass es kein Zufall ist, wenn Ihr Baby so liegt, und auch kein unabwendbares Schicksal. Wir wollen versuchen, das nachzuvollziehen.

Das Baby ist ja bereits eine Person. Die Forschung der letzten Jahre im Bereich der Kinderheilkunde und der Psychoanalyse hat erneut gezeigt, was die Wissenschaft des Yoga seit Jahrtausenden weiß: »Das Baby ist eine Person«, eine eigenständige Person, und das nicht erst bei der Geburt, sondern bereits *in utero*. Ihr Kind hat in der Tat bereits in den ersten Monaten nach der Zeugung seine Empfindungsfähigkeit. Zahlreiche Veröffentlichungen helfen Ihnen zu erkennen, dass Sie sehr früh mit ihm sprechen und kommunizieren können. Es hört[11], sieht ein wenig und kann durch die Bauchwand auf Ihren Kontakt reagieren, indem es sich gegen Ihre Hand schmiegt.

Bewusst kommunizieren

Jede Mutter stellt während der Schwangerschaft instinktiv einen Kontakt mit ihrem Kind her. Diese Beziehung kann aber von einer zur anderen Frau ganz anders aussehen.

Sobald Sie einen Augenblick haben, nehmen Sie sich die Zeit, in Kontakt mit Ihrem Kind zu treten. Spüren Sie es: Wie geht es ihm heute? Machen Sie sich die Atmosphäre bewusst, die Sie ihm bieten. Wenn Sie sich einmal nicht so wohlfühlen, machen Sie eine Pause, und atmen Sie langsam und gleichmäßig. Ein paar Atemzüge, schon wird es Ihnen besser gehen. Gehen Sie zur Bauchatmung über, so können Sie die Region entspannen, in der sich die Gebärmutter und Ihr Baby befinden. Genießen Sie die Entspannung, die sich in Ihnen ausbreitet, in Ihnen und Ihrem Kind.

Der Ort des Treffens

Legen Sie sich mit angewinkelten Beinen auf den Rücken. Legen Sie die Hände auf den Unterleib, geben Sie sich der Bauchatmung hin. Stellen Sie fest, wo Sie Ihre Hände abgelegt haben. Das ist nicht unerheblich!

Im Yoga-Kurs stellen wir jedes Mal fest, dass eine Frau, deren Kind zu tief liegt, die Hände nahe ans Schambein legt. Liegt es zu hoch, legt sie die Hände unter die Brust. Natürlich kommen alle Abstufungen dazwischen ebenfalls vor.

Die Position Ihrer Hände zeigt einfach nur den Ort, wo Sie – bewusst oder unbewusst – Ihr Kind treffen möchten: Ihr Baby wird

> **Régine**
> »Mit meinem Kind zu sprechen, solange es in meinem Bauch ist, das ist unmöglich! Ich finde die Vorstellung lächerlich. Ich kann nur darüber lachen. Ich warte darauf, es zu sehen.«

sich nie an einem Platz einrichten, dessen Leere es spürt. Es schmiegt sich an die Stellen, an denen Sie sich gern regelmäßig aufhalten.

Sie treffen Ihr Kind lieber ganz da oben, nahe an Ihrem Herzen? Sie dagegen ganz weit unten, nahe an der Ausgangstür? Sie wiederum in der Mitte, in der Rundung Ihres Leibes?

Das Ganze ist wie in einem Haus: Sie betreten ein Zimmer, in dem Sie sich nicht wohlfühlen. Sie haben keine Lust, sich dort einzurichten: Hier herrscht keine Wärme, keine Herzlichkeit; Sie erkennen, dass es unbewohnt ist. So geht es auch Ihrem Kind. Das ist eine erste, wichtige Feststellung. Doch diese Erkenntnis reicht bedeutend tiefer. Der Ort des Treffens sagt nämlich auch viel über Ihre innere Einstellung und Ihre Art aus, Ihren schwangeren Körper zu erleben.

> **Marie**
> »Ich habe sofort gespürt, dass ich schwanger bin. Von Anfang an habe ich mit meinem Kind gesprochen, habe ihm erklärt, was wir alles zusammen erleben, meine Gefühle, worüber ich mich freue, wovor ich Angst habe. Es konnte alles miterleben, und ich habe gespürt, dass es mich versteht.«

❋ Die Absicht ist entscheidend ❋

Nehmen wir ein Beispiel, um den Prozess besser zu begreifen, der hinter einer Absicht steht. Stellen Sie sich vor, Sie empfangen jemanden bei sich. Sie haben für dieses Treffen nur begrenzt Zeit zur Verfügung. Je nach Art des Treffens wird es an der Tür, im Wohnzimmer, in der Küche oder im Schlafzimmer stattfinden. Das ist bereits entscheidend für die Beziehung, die Sie mit Ihrem Gegenüber eingehen wollen. Sobald Sie wissen, dass die Zeit um ist, haben Sie die Absicht, das Treffen zu unterbrechen. Sie planen also, wie die Trennung aussehen könnte. Achten Sie darauf, wie Sie beginnen, die

Ausgangstür ins Auge zu fassen, sprachlich, gestisch, mit Blicken, mit Ihrer Absicht. Ihr Gegenüber spürt übrigens häufig die Aufforderung und bereitet sich selbst darauf vor, sich zu verabschieden. Wir alle haben schon einmal eine ähnliche Situation erlebt. Wichtig ist es einerseits, sich bewusst zu machen, worauf es ankommt und was man beabsichtigt. Wichtig ist andererseits auch zu erkennen, was durch die eigene Persönlichkeit verursacht wird: Manch einer bleibt auf dem Treppenabsatz stehen und plaudert dort auch länger. Andere laden dazu ein, es sich im Wohnzimmer bequem zu machen und einen Kaffee zu trinken, und das für ein zehnminütiges Treffen.

Genauso gibt es Frauen, die ihr Kind einladen, ganz nah bei ihrem Herzen zu sein, um bis zur letzten Minute von dieser intimen Beziehung profitieren zu können. Oft fühlen sie sich noch nicht bereit, wenn der Geburtstermin da ist, und gehen in die Verlängerung, um noch weiter diese entzückende Vertrautheit auskosten zu können. Dann ist das Baby zu hoch und kommt nicht tiefer, und manchmal ist der errechnete Geburtstermin bereits verstrichen. Die Entbindung kann lange dauern, die Trennung ist oft schmerzhaft.

Dann sind da die Ängstlichen, die immer zu früh zum Treffen erscheinen, die befürchten, nicht bereit zu sein. Deshalb bleiben sie in der Nähe des Ausgangs. Das Kind liegt zu tief, drückt auf den Muttermund und löst Wehen aus.

Das sind überzeichnete Beispiele, damit Sie besser verstehen, wie sehr Ihre innere Einstellung und Ihre Absichten eine Reaktion Ihres Kindes hervorrufen. Natürlich gibt es auch andere Gründe, warum ein Kind vor dem Termin zur Welt kommt.

Das Kind liegt zu tief

Wenn Sie die Hände auf das Schambein legen, bedeutet das meist, dass Sie die Ausgangstür besetzen. Dieses Verhalten ist im letzten Monat der Schwangerschaft normal, kann aber zu Problemen führen, wenn der Moment noch nicht gekommen ist. Machen Sie sich also Ihre Einstellung bewusst, versuchen Sie, Ihre Beweggründe zu verstehen, ohne sich Vorwürfe zu machen. Und dann ist es ja auch ganz leicht, Ihre Hände zu verlagern, um sie weiter oben abzulegen. Das Baby folgt ihnen. Achten Sie darauf, wie diese einfache Geste eine veränderte Beziehung zu Ihrem Kind herstellt.

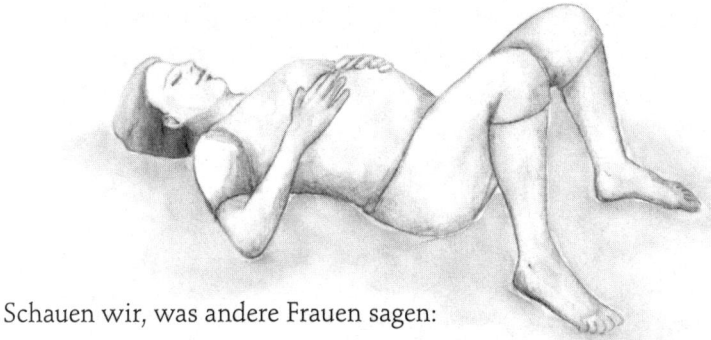

Schauen wir, was andere Frauen sagen:

Annie

»Im Yoga-Kurs hat Martine uns einmal aufgefordert, mit unseren Babys in Kontakt zu treten. Also habe ich die Hände auf meinen Bauch gelegt. Aufgrund ihrer Anmerkungen wurde mir bewusst, dass ich die Hände nicht zufällig irgendwo abgelegt hatte, sondern unten am Bauch. Eine automatische Geste. Ich wusste, dass mein Kind bereits ab dem vierten Monat sehr tief lag. Von diesem Moment an habe ich versucht, mein Baby weiter oben zu treffen, unter der Brust. Bei den nächsten Untersuchungen hat sich herausgestellt, dass mein Baby wieder weiter oben war und dass alles bestens lief, was ich im Alltag tatsächlich auch gemerkt habe.«

Ein Kind, das zu tief liegt, belastet zu früh die Gelenke im Becken, die Muskeln am Damm und vor allem den Gebärmutterhals, wodurch es häufig zu verfrühten Wehen kommt.

Wenn sie die Hände höher nimmt, stellt die Mutter oft erstaunt fest, dass ihr Baby näher an ihr Herz kommt, meist sofort, spätestens aber in den Tagen danach. Denken Sie nicht, das sei Zauberei. Und es bedarf auch keines Magnetismus, damit es funktioniert! Es ist ganz natürlich.

Brigitte

»Seit dem sechsten Monat lag mein Kind zu tief, und ich lebte mit der Furcht, es könne zu schnell noch tiefer kommen. Angst, Wehen, Krankenhaus, Medikamente. Ich hatte versucht, es mittels einer Methode der Haptonomie nach oben zu holen, die in dem Film ›Der Säugling ist eine Person‹ gezeigt wird, doch ohne Erfolg. Daraus schloss ich: ›Zu wenig Magnetismus.‹ Daraufhin riet Martine mir, die Hände weiter oben an den Bauch zu legen, und das hat funktioniert, ganz ohne eine besondere Form des Magnetismus. Die Ärzte haben genau wie ich festgestellt, dass das Baby nach oben gekommen war. Das war ganz einfach!«

Ja, es ist ganz einfach.

Claire

»Im fünften Schwangerschaftsmonat bestätigte mein Frauenarzt mir, dass mein Baby zu tief lag, was ich als Druck auf die Blase spürte. Ich hatte Angst vor einer Frühgeburt. Ruhe und die Verlagerung meiner Hände nach oben haben es meinem Baby ermöglicht, wieder ›hochzukommen‹. Ich spürte es nahe am Zwerchfell und den Rippen. Meine Gefühle waren irgendwie auch ›hochgekommen‹, und meine Stimmung war auch wieder besser. Es hat mich überrascht, wie schnell es aufwärts ging, eigentlich vom ersten Moment an.«

> ### Geneviève
> »Ich bin freiberufliche Physiotherapeutin, und ich musste unbedingt so lange wie möglich arbeiten. Ich hatte meinen Rhythmus gefunden. Da ich immer stundenlang stehen musste, nahm ich mir nach jedem Patienten die Zeit, mein Baby mit den Händen zu umfassen und dadurch aufzufordern, nach oben zu kommen. Was es auch bereitwillig tat. Manchmal reichte das nicht aus, weshalb ich mich zusätzlich zehn Minuten hinlegte. So verlief die Schwangerschaft bis zum Schluss reibungslos.«

Das Kind liegt zu hoch

Es kam mehrere Male vor, dass der Arzt einer der jungen Frauen, die meinen Kurs besuchten, bei der Kontrolle im neunten Monat sagte, ihr Baby liege zu hoch. Im Yoga-Kurs haben wir der werdenden Mutter dann bewusst gemacht, dass sie ihre Hände zu weit oben auf den Bauch legte, unter der Brust.

Diese Position der Hände deutet häufig darauf hin, dass die Mutter ihr Baby nahe bei sich behalten möchte, nahe am Herzen. Deshalb muss man ihr helfen, der Trennung ins Auge zu sehen und die Hände langsam nach unten zum Schambein zu nehmen. Dort soll sie sich dann in Zukunft mit ihrem Baby treffen.

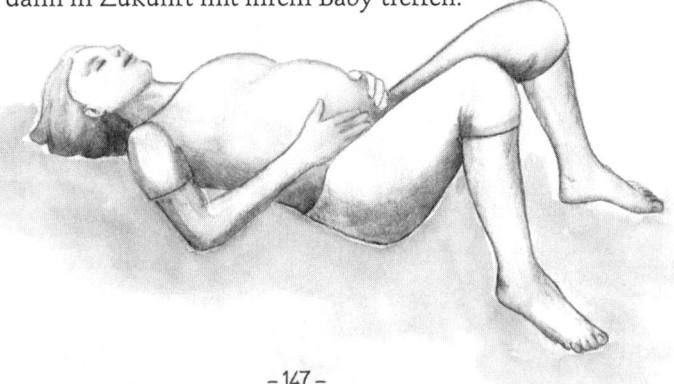

Es geht um eine sehr präzise Auseinandersetzung mit dem Becken: So können Sie sein Inneres bewohnen, das kleine Becken, und es einladend gestalten. Dann fühlt sich das Baby dort willkommen und wird Lust haben, es zu durchqueren, um ins Leben zu treten.

Colette

»Mein Baby war zu weit oben, obwohl der Geburtstermin näherrückte. In einer Yoga-Stunde machte Martine mich darauf aufmerksam, dass meine Hände ganz oben auf dem Bauch lagen. Ich verlagerte sie nach unten und beschloss, meinen Unterleib genauer zu erforschen. Am Anfang war das ganz schön komisch: eine echte Revolution im Inneren. Und ich blieb skeptisch, was das Ergebnis betraf. Eine Woche später verkündete mein Frauenarzt mir, dass mein Baby endlich nach unten gekommen sei. Unglaublich, aber wahr.«

Bernadette

»Der letzte Monat meiner Schwangerschaft war für mich sehr schwer. Ich fühlte mich nicht wohl in meinem Körper, so bedrückt: Das Baby drückte gegen die Rippen, ich konnte nicht mehr. Ich hatte das Gefühl, bis hinauf zum Scheitel schwanger zu sein. Martine erklärte mir, dass ich es sei, die das Baby zwang, da oben zu kauern. Es würde reichen, den unteren Teil meines Körpers auszufüllen, mein Becken. Was ich dann auch tat. So erlebte ich neue Eindrücke: Druck auf den Damm, ein leichtes Ziehen im Becken. Plötzlich fühlte ich mich bereit zu entbinden. Ich habe erkannt, dass ich große Angst hatte und deshalb mein Kind aus einem Reflex heraus zurückhielt, weil eine Frühgeburt gedroht hatte.«

Der Körper ist der Spiegel dessen, was in uns geschieht. Am wichtigsten ist die Etappe, sich das bewusst zu machen. Wenn Sie fähig sind, Ihr Kind bei sich zu behalten, sind Sie mit der gleichen Kraft auch dazu fähig, es zum Herauskommen zu bewegen. Das ist keine Zauberei und auch nicht rätselhaft, und es geschieht oft sofort, außer in den wenigen Fällen, in denen das Problem tiefer geht.

**Ein Vorschlag für den Alltag:
Bereit für die Geburt – der Kopf ist unten**

Der Geburtstermin rückt näher, aber der Kopf Ihres Babys liegt immer noch nicht unten. Sie können, sobald Sie allein sind, die Hände direkt über das Schambein legen und Ihr Kind so dazu einladen, seinen Kopf ganz entspannt in Ihre Hände zu legen.

Atmen Sie tief in den Unterleib hinein, um unter Ihren Händen Wärme und Leben entstehen zu lassen. Machen Sie es sich zur Gewohnheit, das mehrmals am Tag zu machen. So erschaffen Sie im unteren Teil der Gebärmutter einen Anziehungspunkt, mithilfe Ihrer Hände und Ihrer Gedanken. Das Baby möchte dann vielleicht auch dorthin!

Die Senkrechte

Ihr Baby entwickelt sich und nimmt mehr und mehr Raum in Ihrem Leib ein. Das kann zu Kurzatmigkeit und Schmerzen im Brustkorb führen, da er seine Beweglichkeit verliert. Sie werden Ihr Wohlbefinden verbessern, wenn Sie die Muskulatur des Brustkorbs lockern und dehnen. So gewinnen Sie auch wieder mehr Raum, um besser atmen zu können. Und indem Sie die tiefe Muskulatur des Rückens aktivieren, können Sie sich besser aufrichten und verhindern, dass der Brustkorb sich auf das Baby absenkt.

Ist der Körper erst einmal aufgerichtet, können Sie vielleicht auch von der »vertikalen Dimension« profitieren: Sie macht den Menschen aus. Es ist diese senkrechte Haltung, die die Entwicklung des Gehirns ermöglicht hat. Es dürfte Ihnen leichtfallen zu erkennen, dass Ihr Geisteszustand im Stehen ein anderer ist als im Liegen: Sie verlassen die passive Haltung, die Ihnen Ihre Entbindung wegnimmt, zugunsten einer aktiven Rolle, denn Sie nehmen die Sache »in die Hand«. Die Senkrechte erlaubt Ihnen, mit »Ihrer Kraft« in Kontakt zu bleiben. Entbindung und Geburt werden dann in einem anderen Energiezustand erlebt: Der Ablauf ist ein völlig anderer. Sie können diese vertikale Dimension ausprobieren, damit sie sich Ihnen am Tag der Geburt ganz von selbst erschließt, Ihnen und dem ganzen Team um Sie herum. Außerdem unterdrückt das Gebären in der Senkrechten den anschließenden Baby-Blues, denn dank der körperlichen Aufrichtung nimmt die Frau wieder Ihren wahren Platz in der Gesellschaft und in der Paarbeziehung ein.

Diese Haltungsänderung reicht noch weiter: Indem Sie sie leben, ermöglichen Sie anderen Frauen, Zugang zu dieser Dimension zu erhalten: Sie sind in Gedanken mit ihnen verbunden, wie das Kapitel »Die Gemeinschaft der Mütter« (→ Seite 248 ff.) zeigt.

Das Kind, das von einer Frau aus eigener Kraft geboren wird, ist ein anderes Kind. Es kommt aus dem Licht und verliert bei der Geburt nicht den Kontakt zu seiner inneren, leuchtenden Kraft, einer Kraft, die selbstverständlich das Gegenteil der Kraft ist, die andere vernichten will.

Wenn Sie in der Senkrechten entbinden, gebären Sie das zukünftige Menschentum, das offen ist für die Tiefe des Seins und das Licht.

Strecken

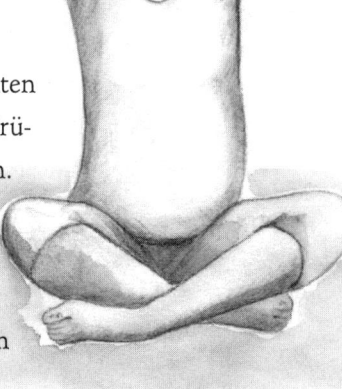

Machen Sie es sich zur Gewohnheit, sich jedes Mal zu strecken, wenn Sie zu einer anderen Sache übergehen wollen oder sich bewegen.

Sitzend oder stehend:
- Strecken Sie die Arme über den Kopf.
- Recken Sie sich, strecken Sie sich. Achten Sie darauf, nicht den Rücken durchzudrücken, indem Sie den Bauch rausstrecken.

Wenn Sie auf dem Rücken liegen:
- Verringern Sie die Biegung der Wirbelsäule, indem Sie Ihr Becken und den

Kopf einrollen, damit die Taille zum Boden kommt und das Kinn sich an den Hals schmiegt.
- Öffnen Sie den Brustkorb erst auf der einen Seite, dann auf der anderen, indem Sie sich leicht zur Seite neigen. Sollten Sie das Verlangen haben zu gähnen oder zu seufzen, tun Sie es.

Haben Sie in Rückenlage Schmerzen in der Lendengegend, ist es besser, sich mit aufgestellten Beinen zu strecken. Oder Sie legen ein großes Kissen unter die Knie.

Die Streckhaltungen

※ Seitliche Streckung im Sitzen ※

Nehmen Sie im Schneidersitz, im Fersensitz mit gespreizten Beinen oder auf einem Stuhl Platz:
- Nehmen Sie beim Einatmen die Arme parallel nach oben.
- Strecken Sie sich, indem Sie die Finger verschränken und die Handflächen nach außen drehen. Halten Sie dabei den Atem an.
- Neigen Sie beim Ausatmen den Oberkörper leicht zur Seite. Behalten Sie die Streckung bei.
- Beim nächsten Einatmen richten Sie sich wieder auf und strecken die Wirbelsäule, indem Sie das Becken nach unten schieben.
- Beim nächsten Ausatmen neigen Sie den Oberkörper zur anderen Seite.
- Spüren Sie, wie Ihr Brustkorb sich auf

jeder Seite wie ein Akkordeon auffächert. Achten Sie aber darauf, dass die andere Seite nicht einsinkt. Dazu müssen Sie auch in der Neigung beide Seiten des Brustkorbes strecken.
- Wiederholen Sie die Übung mehrere Male. Lassen Sie sich dabei von Ihrem Atem leiten.

Danach entspannen Sie in der Haltung Ihrer Wahl.

☼ Seitliche Streckung ☼ im Stehen

Stellen Sie die Beine im Stehen mindestens beckenbreit auf, um einen guten Stand zu haben. Lassen Sie den Kontakt mit dem Boden wirken. Entspannen Sie die Beine. Richten Sie Ihr Becken so aus, dass Sie nicht im Hohlkreuz stehen. Es soll sich bequem anfühlen, die Lendengegend und die Bauchmuskeln sollen nicht angespannt sein.
- Beim Einatmen stemmen Sie den rechten Fuß in den Boden, heben Sie den rechten Arm hoch, und strecken Sie die ganze Flanke.
- Beim Ausatmen neigen Sie den Oberkörper nach links, bleiben Sie dabei aber gestreckt.
- Beim nächsten Einatmen richten Sie den Oberkörper wieder auf.
- Beim nächsten Ausatmen kommt der Arm wieder nach unten.
- Beim nächsten Einatmen stemmen Sie den linken Fuß in den Boden, heben den linken Arm und strecken sich.

- Beim Ausatmen neigen Sie den Oberkörper zur anderen Seite.
- Richten Sie sich beim nächsten Einatmen wieder auf.
- Nehmen Sie den Arm beim nächsten Ausatmen nach unten.
- Üben Sie diesen Ablauf mehrere Male. Achten Sie darauf, immer damit zu beginnen, den Fuß in den Boden zu stemmen.

Im rechten Moment entspannen Sie sich in Rücken- oder Seitenlage.

Der bewegliche Brustkorb

❈ Gegendrehung im Liegen ❈

Legen Sie sich mit angewinkelten Beinen auf die linke Seite, und strecken Sie die Arme gerade vor sich aus. Der Kopf ruht auf dem Boden. Ziehen Sie die Beine so weit an, bis Arme und Oberschenkel parallel zueinander liegen:

- Heben Sie beim Einatmen den rechten Arm nach oben.
- Lassen Sie ihn beim Ausatmen auf den Boden hinter sich sinken, rollen Sie dabei den Kopf nach rechts.
- Beim nächsten Einatmen heben Sie den rechten Arm wieder nach oben.
- Dann legen Sie ihn beim Ausatmen wieder in der Ausgangsposition ab.
- Üben Sie diese Bewegung mehrmals langsam, halten Sie dann die gedrehte Position, und atmen Sie gleichmäßig. Zieht es zu stark

im Arm, verlassen Sie die Haltung von Zeit zu Zeit. Nehmen Sie den Bewegungsrhythmus dann wieder auf.

- Wenn Sie in der Haltung bleiben können, rollen Sie den Kopf von Seite zu Seite, um die Nackenmuskeln zu lockern. Bleiben Sie dann unbeweglich liegen, und spüren Sie die Öffnung Ihres Brustkorbes nach rechts. Atmen Sie langsam in den Brustkorb, um diese Gegend bei jedem Ein- und Ausatmen freizubekommen.
- Entspannen Sie sich einige Momente in der Haltung Ihrer Wahl, und üben Sie dann die Öffnung zur anderen Seite, erst in der Bewegung, dann halten Sie still.

Stärkung der tiefen Rückenmuskeln

In der Schwangerschaft ist es ganz wichtig, dass der Rücken nicht zusammensackt. Die Streckung der Wirbelsäule verschafft Ihnen Raum und umgehende Behaglichkeit. Allerdings hat das berühmt-berüchtigte »Halte dich gerade!« aus Kindertagen seine Spuren hinterlassen. Es führt in die Irre, denn es wird von einer Bewegung begleitet, bei der man sich aufrichtet, indem man die Schultern hochzieht und den Brustkorb aufbläht – mit einem Wort: Dinge, die man nicht tun soll! Es ist nicht die oberflächliche Muskulatur, die einen gerade hält, sondern die tiefen Muskeln, also die Muskeln, welche an der Wirbelsäule liegen.

DIE SENKRECHTE

Um diese Muskulatur zu aktivieren, nehmen Sie im Schneidersitz Platz. Oder Sie sitzen auf einem Stuhl, ohne sich anzulehnen. Beide Füße stehen auf dem Boden. Legen Sie sich eine Packung Reis oder etwas Ähnliches, das 500 Gramm bis ein Kilogramm wiegt, auf Ihren Kopf. Stellen Sie sich vor, Ihre Wirbelsäule sei ein Gummiband:

- Beim Einatmen schieben Sie die beiden Sitzbeinhöcker in den Boden oder in die Sitzfläche des Stuhls, um das Gummiband Ihrer Wirbelsäule zu dehnen und die Packung Reis nach oben zu heben.
- Beim Ausatmen kehren Sie in die Ausgangsposition zurück, ohne dabei den Rücken zu krümmen.
- Üben Sie diese Streckungsbewegung im Rhythmus Ihrer Atmung.
- Spüren Sie bei jedem Atemzug, wie Sie von innen heraus größer werden. Lassen Sie die Schultern unten, blähen Sie nicht den Brustkorb auf. Von außen ist keine Bewegung sichtbar. Mobilisieren Sie nicht die Muskeln an der Oberfläche, das Wachstum kommt aus der Wirbelsäule. Spüren Sie, wie anders sich das anfühlt.
- Beim nächsten Einatmen stemmen Sie sich gegen den Boden oder den Stuhl, wachsen Sie.
- Dann halten Sie die Länge. Die Bewegung kommt aus dem Becken, nicht aus dem Oberkörper.
- Legen Sie den Reis beiseite, und entspannen Sie im Sitzen, indem Sie den Kopf nach vorn fallen lassen und den Rücken ganz leicht runden. Atmen Sie gleichmäßig.

Einige wenige Minuten pro Tag reichen für diese Übung. Anfangs mag Ihnen das komisch vorkommen, genau wie die Tatsache, die Füße in den Boden zu stemmen. Doch durch regelmäßiges Üben im Sitzen wird Ihre Muskulatur aktiviert. Sie werden merken, wie sich Ihre Wirbelsäule mühelos aufrichtet.

Die Senkrechte

Wenn Sie fest auf Ihren Füßen stehen, gut in Ihrem Becken sitzen und in Kontakt sind mit der Kraft Ihres Bauches und Ihres Kindes, richtet sich die Wirbelsäule auf. Dazu ist keine äußere Anstrengung nötig, sondern es geschieht dank einer inneren Kraft: Die Aufrichtung kommt aus den tieferen Ebenen, aus einer energetischen Kraft, die entlang der Wirbelsäule zirkuliert.

Die Senkrechte ist dem Menschen eigen, sie ist der Ausgangspunkt seiner geistigen Entwicklung. Doch die körperliche Aufrichtung der Wirbelsäule reicht nicht aus: Um seine wahre Größe zu erreichen, muss der Mensch seine senkrechte Dimension bewusst erfahren.

Das Zusammensacken des Rückens geht mit einem Rückzug in sich selbst einher, »man kreist um sich selbst«, fühlt sich von den anderen isoliert und von der Welt abgeschnitten.

Wenn Sie sich mit Himmel und Erde verbunden fühlen, stellt Ihr Körper die Verbindung her zwischen den beiden Polaritäten, diesen beiden Kräften, und er zieht Nahrung daraus. Richtet man sich in der Senkrechten ein, führt das zu einer geistigen Öffnung und zu einer Ausweitung: Sie werden Teil des großen Ganzen, des Universums, das Sie umgibt. Sie leben Ihre kosmische Dimension.

Wir haben bereits auf die Bedeutung der geistigen Verfassung im Moment der Geburt hingewiesen: Richten Sie sich (in jeder Hinsicht) auf. Erleben Sie die senkrechte Dimension, um Ihr Kind zur Welt zu bringen. Werden die Kinder in der Senkrechten zur Welt gebracht, führt das zu einem tief greifenden Wandel in der Beziehung zwischen Mann und Frau. Der Krieg der Geschlechter wird beendet. Die Macht der Frauen in ihrer Rolle als »Trägerin des Lebens« wird den Männern keine Angst mehr machen und deshalb Anerkennung finden. Die Frau verlässt ihre Rolle als (Sex-)Objekt. Die Beziehung zwischen Mann und Frau wird eine gegenseitige Bereicherung sein. Auch der Mann wird zu seiner wahren Dimension finden, und damit zu seinem wahren Platz: seine naturgegebene Kraft, die strukturiert und lenkt, und die so dem hervorquellenden Leben Form gibt.

Ein Vorschlag für den Alltag: Strecken wie eine Katze

Beobachten Sie einmal eine Katze. Vertrauen Sie auf Ihren Instinkt, und machen Sie es sich zur Gewohnheit, sich sehr oft zu strecken, jedes Mal, wenn Sie eine andere Körperhaltung einnehmen wollen. So verschaffen Sie Ihrem Kind mehr Platz, lösen Ihre Verspannungen und fördern eine tiefe Atmung. Ihr Brustkorb öffnet sich, die Muskeln, die ihn stützen, werden stärker, und Sie vermeiden, dass er in sich zusammenfällt.

Werden Sie größer

Die Sitzhaltung ist in unserem Alltag weitverbreitet. Profitieren Sie davon, um mit Ihrer Wirbelsäule zu spielen, sobald Sie sich hinsetzen, zum Arbeiten, zum Essen, zum Fernsehschauen … Erleben Sie die Selbstvergrößerung Ihrer Wirbelsäule. Dann lassen Sie sie machen, bis die Bewegung ausschließlich von innen kommt: von außen sieht man nichts. Am Anfang ist es normal, dass der Oberkörper sich bewegt, aber sobald die Muskulatur arbeitet, findet die Bewegung innerlich statt.

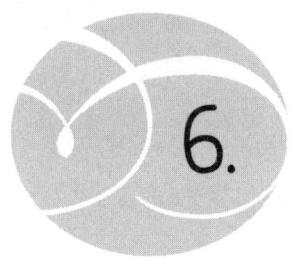

Entspannen: ein Initiationsritus

Die richtige Entspannung ist hilfreich, um zu der inneren Einstellung zu finden, um für die »Initiation« gerüstet zu sein, die Entbindung und Geburt darstellen.

Manche Frauen erleben auf diesem Weg ganz spontan, wie sich diese letzte Tür öffnet: Sie erhalten Zugang zu der Ur-Energie allen Lebens, zur Quelle, aus der das Leben entspringt. Es ist das unerwartete Geschenk, das Entbindung und Geburt darstellen, und das die tief greifende, innere Verwandlung der Frau initiiert. Doch die meisten Frauen brauchen eine innere Vorbereitung, um Zugang zu dieser Dimension zu erhalten.

Der Initiationsritus, den die Entspannungsübungen darstellen, findet in drei Etappen statt:
- die Entspannung oder Befreiung von Ihren alltäglichen Befindlichkeiten,
- das Loslassen oder die Veränderung der Bewusstseinsebene bei der Entbindung,
- das Dazwischen oder die Tür, die sich für die Energie des hervorquellenden Lebens öffnet.

Die »initiierte« Frau nimmt nach und nach Geschmack und Duft dieses Lebensnektars auf, um sie in ihrem neuen Dasein auszukosten und sie allmählich auf den fünf Ebenen ihres Seins zu integrieren.

Die richtige Entspannung ist einer der wichtigsten Aspekte bei jeder Art Initiation. Ihre Hauptaufgabe besteht darin, mittels regelmäßigen Übens Zugang zu einem Bewusstsein zu eröffnen, das tiefer und tiefer reicht.

Durch diese innere Auseinandersetzung ist es möglich, Ihre Beziehung zu den verschiedenen »Ebenen«, die Sie ausmachen, radikal zu verwandeln.

Der erste Schritt bei diesem Initiationsritus führt normalerweise über die Anerkennung Ihrer **körperlichen Ebene**. Sie wird erforscht, von Bewusstsein durchdrungen und so weit wie möglich von Verkrampfungen, Identifikationen und Anhänglichkeiten befreit, die seit Ihrer Geburt darin eingeschrieben sind.

Dieses Eintauchen gewährt Zugang zur **Ebene der Lebensenergie**. Prozesse, Bewegungen, Rhythmus und Erscheinungsformen des Lebens werden zu einer Realität, die Sie zu Ihrer machen, ohne dass der Schmerz Sie dazu zwingt.

Die Bewegungen Ihres Babys werden Ihnen dabei helfen, sich leichter in Ihr Inneres zu versetzen. Entscheidend ist, dass Sie sich von den faszinierenden Lebenszeichen Ihres Babys lösen, um auskosten zu können, wie das Leben sich in Ihnen manifestiert: den Reichtum des Lebens erleben Sie in sich selbst. Es ist ein gefährlicher Irrtum, Ihr Leben nur deshalb für erfüllt zu halten, weil Sie ein Kind in sich tragen.

ENTSPANNEN: EIN INITIATIONSRITUS

Die **geistige Ebene** zu erkunden fällt in der Schwangerschaft sehr viel leichter. Das Körperschema wird so auf den Kopf gestellt, dass man sich ganz selbstverständlich von einer zu starren »Ebene des Geistes« befreien muss, genau wie von vielen unpassenden Angewohnheiten.

»Der sensorische Geist« macht über die exakte Sinneswahrnehmung eine Welt zugänglich, die sich von Woche zu Woche ändert. Indem er nicht anhänglich ist, öffnet sich der Geist gezielt dem »alles ist möglich«, welches das Leben bietet. Jetzt befinden wir uns an der Schwelle zur **Ebene der Intuition,** in einem Zustand der Freiheit, der Verfügbarkeit, wir vertrauen auf die Intelligenz des Lebens. All das lässt uns bis in unsere Tiefen offen sein. Das Bewusstsein für die Wahrheit kommt durch eine direkte Kenntnis, die das Geistige übersteigt.

Die **Ebene des Glücks** oder auch spirituelle Ebene, die wie alle anderen Ebenen mitschwingt, ist in jeder Etappe allgegenwärtig, in allen Schichten Ihres Seins. Freude und Liebe, die Quellen der Energie, können so jeden Augenblick Ihres Lebens ganz entscheidend prägen.

A. Das Loslassen

Die Entspannung ist ein Zustand, den man erreicht, indem man entsprechende Übungen macht. In Wahrheit gibt es mehrere Ebenen der Entspannung: von der oberflächlichen bis hin zur tiefen Entspannung, von der körperlichen Entspannung bis hin zu einer Entspannung des ganzen Seins.

Das Loslassen ist, wie das Wort schon andeutet, zuerst einmal eine Tat, bei der man etwas loslässt, an dem man festhält. Das geht über in einen Zustand. Verspürt man das Bedürfnis loszulassen, deutet das darauf hin, dass man an etwas festhält, dass man etwas zurückhält.

Sie können die Technik des Loslassens in der Schwangerschaft üben, jedes Mal, wenn Sie das Bedürfnis verspüren, von etwas loszukommen, einer Haltung, einer Angewohnheit, einer fixen Idee, einem Gefühl. Aber das Üben gilt vor allem der Entbindung und besonders dem exakten Moment derselben: den Sekunden vor der Geburt Ihres Babys.

Ist nämlich die Eröffnungsphase fast vollständig abgeschlossen, erreicht Ihr Körper eine maximale Öffnung, Muttermund, Gelenke des Beckens, Damm ... Alles in Ihnen geht auf, und zwar auf den verschiedenen Ebenen, körperlich, energetisch und geistig. Um diese totale Öffnung auf allen Bewusstseinsebenen zu erreichen, müssen Sie von allem lassen, was Sie sich vorgestellt hatten, noch einmal und noch einmal und noch einmal.

Um diese Herausforderung besser zu verstehen, stellen Sie sich vor, Sie wären am Meer mit seinen riesigen Wogen, die für die Wehen stehen, die in Wellen kommen. Die meisten Frauen bereiten sich auf die Entbindung vor, indem sie sich vorstellen, sie zu »meistern«. Es geht aber überhaupt nicht darum, die Entbindung zu meistern, sondern darum loszulassen. Wenn die letzten Wehen kommen, sind das haushohe Wogen, die sich plötzlich vor Ihnen auftürmen. So etwas zu meistern, ist unmöglich. Wenn Sie sich aufrecht der Welle entgegenstellen, werden Sie mit ans Ufer gerissen und erleiden die Gewalt der Welle mit voller Wucht. Viel besser ist es, sich gehen zu lassen, auf den Grund des Wassers zu sinken und die Welle über sich hinwegrollen zu lassen.

Loslassen bedeutet akzeptieren, dass man untergeht. Zugegeben, das ist nicht immer einfach, vor allem für die Willensstarken, die immer alles kontrollieren wollen. Es gilt, seine Angst zu bezähmen und auszuhalten. Manche Frauen drücken sie aus, indem sie schreien: »Ich will nicht sterben« oder »Aufhören, ich will nicht mehr entbinden«.

Loslassen ist auch Vertrauenssache. Es bedeutet, »Ja« zu sagen zum Leben, zu den mächtigen Kräften des Lebens, die alles übersteigen, die Sie überwältigen. Es bedeutet, bedingungslos einen Vertrag mit dem Leben zu unterschreiben.

Im Moment der Entbindung wird Ihnen die Frage gestellt: »Haben Sie grenzenloses Vertrauen in die Kraft des Lebens?« Anders formuliert: »Unterschreiben Sie den Vertrag zur vollständigen Zusage an das Leben, indem Sie Ihr Kind zur Welt bringen?« Der Augenblick, in dem Ihnen diese Frage gestellt wird, ist ein außergewöhnlicher Moment.

Wenn Sie gerade geruhsam auf einem Stuhl sitzen und dieses Buch lesen, finden Sie dieses Thema vielleicht nicht besonders interes-

Mylène

»Yoga zu machen hat mir ermöglicht, die Spannungen und die Emotionen ›gehen zu lassen‹, die ich verdrängt hatte, und die sich auf bestimmte Bereiche meines Körpers gelegt hatten. Die Tatsache, mein Bewusstsein gezielt auf meinen Körper zu lenken, hat mir ermöglicht, bestimmte Emotionen ›loszulassen‹, die mich auf mehreren Ebenen blockiert hatten.«

sant. Sie denken vielleicht, dass es selbstverständlich ist zu unterschreiben. Schließlich wollten Sie dieses Kind ja haben! Aber darum geht es nicht: Es geht darum, diesen ganz besonderen Zustand der »grenzenlosen Öffnung« zu erfahren. Und in diesem Zustand geht es darum, ein Glaubensbekenntnis abzulegen, das Leben lautstark und bedingungslos zu bejahen. Das ist das schönste Geschenk, das Sie Ihrem Kind machen können.

Das Loslassen üben

✳ Anspannung – Entspannung ✳

Legen Sie sich mit aufgestellten Beinen auf den Rücken. Strecken Sie den Nacken, lassen Sie Schultern und Arme locker. Tun Sie das am besten auf einer weichen Matte oder einem weichen Teppich, um sich nicht wehzutun.

- Strecken Sie einen Arm nach oben, und spannen Sie ihn ganz fest an.
- Lassen Sie locker, und lassen Sie den Arm mit seinem ganzen Gewicht auf die Unterlage fallen. Stellen Sie sich vor, Sie ziehen den Stecker in Ihrem Arm: Der Nervenstrom wird unterbrochen, und Sie lassen es zu. Anfangs werden Sie dazu neigen, den Fall Ihres Armes zu begleiten, ihn zu bremsen. Machen Sie weiter, bis Sie das Loslassen spüren. Wenn Sie die Anspannung mit einem Schlag lockern, knickt der Arm unter seinem Gewicht im Ellbogen ein, und der Arm streckt sich ganz von allein auf dem Boden aus.
- Machen Sie anschließend die Übung mit dem anderen Arm.

Das Gleiche können Sie mit den Beinen machen. Legen Sie sich dazu mit angewinkelten Beinen auf den Rücken:

- Strecken Sie ein Bein nach oben, und spannen Sie es stark an.
- Lassen Sie los, lassen Sie das Bein mit seinem ganzen Gewicht auf die Unterlage fallen. Wenn Sie die Anspannung mit einem Schlag lockern, knickt das Bein unter seinem Gewicht im Knie ein, und das Bein streckt sich ganz von allein auf dem Boden aus.
- Machen Sie anschließend die Übung mit dem anderen Bein.

Trainieren Sie das von Zeit zu Zeit bis zur Geburt.

> **Brigitte**
>
> »Bei meinen beiden ersten Entbindungen hatte ich kurz vor der Geburt einen Augenblick lang Panik, was mich sehr irritiert hat. Bei meinem dritten Kind habe ich in einer Yoga-Stunde, in der es um das Loslassen ging, gespürt, dass es das war, was ich nicht umsetzen konnte. Und als dann die Angst gekommen ist, habe ich daran gedacht loszulassen, statt körperlich zu kämpfen, und sofort habe ich die Entspannung gespürt. Der Schmerz wurde wieder erträglich, und ich konnte diese Hürde endlich überwinden. Nach dieser dritten Geburt hatte ich zum ersten Mal das Gefühl, ›erfolgreich‹ entbunden zu haben. Bei meinen ersten beiden Kindern hatte ich tief in mir drin lange das Gefühl, den Anforderungen nicht gewachsen zu sein. Diese letzte Geburt hat alles wieder gutgemacht!«

❋ Das totale Loslassen in der Entspannung ❋

Strecken Sie sich bequem auf dem Rücken aus. Sie können Kissen unter die Oberschenkel legen, um das Kreuz zu entlasten. Lassen Sie Arme und Beine locker. Lassen Sie den Rücken in den Boden sinken, genau wie das Becken und den Kopf. Spüren Sie die Bauchatmung.

ENTSPANNEN: EIN INITIATIONSRITUS

Bauch und Gebärmutter entspannen sich. Lassen Sie die innere Ruhe auf sich wirken, die sich nach und nach ausbreitet.

- Heben Sie ein Bein etwas an, einige Zentimeter, nicht mehr. Das Knie kann dabei leicht gebeugt sein.
- Lassen Sie beim Ausatmen mit einem Schlag locker. Üben Sie das mehrmals mit dem gleichen Bein, bevor Sie mit dem anderen weitermachen.
- Heben Sie nun einen Arm etwas an, ebenfalls ganz wenig, und lassen Sie ihn beim Ausatmen locker. Wiederholen Sie das mehrere Male, bevor Sie mit dem anderen Arm weitermachen.
- Wiederholen Sie die Übungen, heben aber jedes Körperteil noch weniger an.
- Heben Sie ein letztes Mal alle vier Körperteile nacheinander minimal an, höchstens einen Zentimeter. Genießen Sie das Loslassen bei jedem Ausatmen.

Der komplette Zyklus besteht also darin, jedes Körperteil in drei verschiedene Höhen anzuheben, nie mehr als einige Zentimeter. Die Erfahrung des Loslassens stellt sich mit dem Ablegen des Körperteils und der anschließenden Entspannung ein.

Ein Vorschlag für den Alltag: Loslassen im Bett

Heben Sie abends vor dem Einschlafen im Bett jedes der vier Körperteile minimal an, um es dann lässig auf der Matratze abzulegen: das erste Bein, das zweite Bein, den ersten Arm, den zweiten Arm. Heben Sie den Kopf minimal an, lassen Sie ihn zurück ins Kopfkissen sinken. Wiederholen Sie den gesamten Zyklus mehrere Male, um das Loslassen noch zu vertiefen – wenn Sie nicht vorher eingeschlafen sind!

Loslassen im Sessel

Machen Sie es sich in einem Sessel bequem: Heben Sie einen Arm unmerklich an, und lassen Sie ihn mit seinem ganzen Gewicht zurückfallen. Dann folgt die gleiche Übung auf der anderen Seite. Wechseln Sie mehrmals die Seite, bis Sie mit dem Grad der Losgelassenheit zufrieden sind.

Achten Sie auf die Entspannung, die Ihren ganzen Körper erfasst hat.

B. Das Dazwischen: Zutritt zu einer anderen Dimension

In der Yoga-Philosophie gibt es eine »Sichtweise«, eine Art, die Dinge zu betrachten, die das Erleben einer Situation verändert und deshalb von großem Interesse für eine Entbindung ist. Es geht darum, sich nicht auf das Erlebte zu fokussieren, eine Wehe zum Beispiel, sondern vielmehr auf die Zeit der Entspannung davor und danach. In der Musik geht es darum, der Stille zwischen den Tönen zu lauschen, in der Malerei darum, die Räume um das Dargestellte zu betrachten. Es fällt leicht nachzuvollziehen, dass man ein Musikstück oder ein Gemälde dann ganz anders wahrnimmt.

Der Wehenschmerz lässt nach, wenn die werdende Mutter nicht die Wehen addiert, sondern jede Wehe für sich lebt und den Schwerpunkt auf die nachfolgende Entspannung legt.

Nähert man sich dem Ganzen über das »Dazwischen«, kann man noch weitergehen: Es ist der Zugang zu einer neuen Dimension, welche die Gesamtheit der Wahrnehmungen verändert.

Die Stille zwischen den Geräuschen

Wir sind es gewohnt, dass unsere Aufmerksamkeit von Geräuschen angezogen wird. Das reicht so weit, dass wir angespannt sind, wenn unser Gehör zu empfindlich ist. Jeder unserer Sinne sendet erst einmal, bevor er empfängt. Wir filtern erst das Geräusch heraus, das wir dann hören. Der beste Beweis dafür ist eine Erfahrung, die wir alle schon einmal gemacht haben: Wir nehmen ein Geräusch nicht wahr, weil wir uns auf etwas anderes konzentrieren. Erleben Sie, wie es ist, die Stille statt der Geräusche zu hören, und entdecken Sie das Ergebnis.

Wenn das auf Sie entspannend wirkt, können Sie gezielt trainieren, der Stille zwischen all den kleinen Alltagsgeräuschen zu lauschen, zwischen den Geräuschen der Rohrleitungen, den Schritten in der Wohnung über Ihrer, den vorbeifahrenden Autos, dem Zwitschern der Vögel ... Stärken Sie sich mit diesen Abschnitten der Stille. Achten Sie gegebenenfalls auch auf Unterschiede, insbesondere in Bezug auf Müdigkeitserscheinungen. Legen Sie Ihr Augenmerk unbedingt auf einen Fortschritt beim Üben: Am Anfang trainieren Sie einmal am Tag, und erst wenn Sie eine gewisse Übung haben, gehen Sie zu zwei- und dann zu dreimal über.

Die Räume zwischen den Dingen

Auch der Sehsinn steht auf Senden, bevor er auf Empfangen geht. Das heißt, Sie wählen aus, was Sie sehen. Wir sind es gewohnt, den Blick auf Dinge zu richten.

Machen Sie die Erfahrung, wie es ist, den Blick auf die Räume zwischen den Dingen zu lenken. Entdecken Sie das Ergebnis. Um einen Baum zu betrachten, blicken Sie auf die Räume neben dem Stamm, zwischen den Ästen, zwischen den Blättern. Beschäftigen Sie sich mit der Gesamtheit dieser Räume. Wie bringen Sie den Baum zur Geltung? Bewundern Sie den Himmelsraum, in den sich der Baum hineinbohrt.

Machen Sie das am Anfang nicht zu lange, denn es bedeutet eine große Veränderung in der Anwendung Ihrer Sinne.

Die Entspannung, die der Wehe folgt

Sobald Sie die Wellenatmung gut beherrschen, die Sie unter den Wehen anwenden, trainieren Sie das Entspannen und Loslassen. Dann können Sie der Entbindung als einer Abfolge von Entspannungsmomenten entgegensehen, nicht als einer Abfolge von Wehen. Dann wird es am wichtigsten, sich zu entspannen, also im Hinblick darauf zu handeln, zu einer qualitativ immer größeren Entspannung zu kommen. Dann erlebt man die Entbindung als eine Aufeinanderfolge erfolgreicher Entspannungsmomente.

> **Dominique**
>
> »Während bei meiner ersten Entbindung alles von den Wehen und den Schmerzen beherrscht wurde, habe ich mich dieses Mal auf die Ruhepausen dazwischen und auf das Baby konzentriert: Ich wollte diese letzten Stunden der Zweisamkeit mit meinem Baby ganz bewusst erleben. Das war die Richtlinie, die mir am meisten geholfen hat und mich in den Stunden unterstützt hat, die plötzlich viel zu schnell vergingen!«

Die Entspannung herbeiführen

Wenn man mithilfe der Übungen zur An- und Entspannung trainiert, besteht die Gefahr darin, sich zu sehr auf die Anspannung zu konzentrieren statt auf den Prozess des Lockerlassens. Erleben Sie die Entspannung im Anschluss immer bewusst. Achten Sie hauptsächlich darauf, wie sich die Entspannung nach einer Wehe anfühlt.

Erforschen Sie Ihren Körper in Seitenlage mit angezogenen Beinen oder in Rückenlage vom Scheitel bis zur Sohle. Spannen Sie einzelne Muskeln kurz an, um die anschließende Muskelentspannung besser zu begreifen. Lassen Sie sich dabei alle Zeit der Welt.

- Ziehen Sie die Zehen am linken Fuß leicht an: Lassen Sie sich Zeit zu erleben, wie sich die Muskeln nach und nach wieder lockern.

- Spannen Sie die linke Fußsohle an, dann lassen Sie locker.
- Verfahren Sie genauso mit linker Wade und linkem Oberschenkel.
- Gehen Sie rechts in der gleichen Reihenfolge vor. Spüren Sie dabei genau die verschiedenen Phasen der Entspannung.
- An- und entspannen Sie: Gesäßmuskeln, Rücken, Schultern, Brustkorb, Unterleib, Damm.
- An- und entspannen Sie die Finger der linken Hand, den Handteller, den Unterarm, den Arm, die Schulter. Machen Sie mit dem rechten Arm weiter.
- An- und entspannen Sie: Nacken, Kinn, Wangen, Nasenflügel, Augen, Stirn, Kopfhaut.
- Genießen Sie die Entspannung, die jeder Anspannung folgt. Folgen Sie dem ganzen Prozess sehr aufmerksam.
- Spüren Sie die Entspannung am ganzen Körper. Lassen Sie sie einige Atemzüge lang auf sich wirken.

Jannick

»Kaum ist die Wehe am stärksten, freue ich mich: Gleich kommt die Entspannung. Und kaum ist der Schmerz vorbei, habe ich ein intensives Gefühl der Entspannung und des Wohlbefindens, weil ich mir sage: ›Was geht es mir gerade gut.‹ Ehrlich gesagt, war ich während der gesamten Wehen wie besessen von dem Wort Entspannung. Ich konnte an nichts anderes denken als daran, dass die Entspannung kommen würde, und dass es mir gut gehen würde.
Als ich in die Klinik komme, ist der Muttermund voll eröffnet. Eine Hebamme versucht, mir einen Zugang zu legen. Sie will, dass ich eine Faust mache: Mir ist bewusst, dass das unmöglich ist! Ich schaffe es kaum, die Finger zu krümmen. Was für eine Überraschung! Ich bin einfach total locker und entspannt. Also, das mit der

...

> ...
> Entspannung funktioniert wirklich, und wie. Aber seien wir ehrlich: Die Gebärmutter ist schon verkrampft und schmerzt. Aber es gibt immer wieder die kurzen Abschnitte totaler Entspannung. Und auf die richte ich meine ganze Aufmerksamkeit und meine Energie.«

Wenn man die den Wehen folgende Entspannung praktiziert, muss man wachsam sein: einerseits, um nicht wieder in die alte Gewohnheit zu verfallen und doch wieder auf die nächste Wehe statt auf die Entspannung zu achten. Andererseits, weil der Gedanke verbreitet ist, dass es reicht, den Muskel nicht mehr anzuspannen, um sich zu entspannen. Dank dieser Vorgehensweise erkennen Sie aber, dass es nicht reicht, den Muskel nicht mehr anzuspannen. Es geht vielmehr darum, die Entspannung aktiv herbeizuführen, sie zu leben. Das verwandelt die persönliche Erfahrung vollkommen.

Um die Entspannung herbeizuführen, bleiben Sie mit Ihrer Aufmerksamkeit bei dem Körperteil, den Sie lockerlassen, lassen Sie noch lockerer, und noch lockerer ... Achten Sie darauf, dass die Entspannung sich mit jeder Sekunde und dank Ihrer auf diesen Punkt gerichteten Aufmerksamkeit immer mehr vertieft. Die Beziehung, die man zu diesem Körperteil aufbaut, ist wie ein Zwiegespräch, das diesen Ort Schritt für Schritt verwandelt. Dadurch überschreitet man die Schwelle zu einer immer tieferen Entspannung.

Ein Vorschlag für den Alltag: Pausen im Alltag

Sie können Ihren Tag als eine Abfolge von Pausen organisieren, die den verschiedenen Aktivitäten folgen. Haben Sie sie erst einmal eingeplant, gilt es hauptsächlich, Qualität und Abwechslung dieser Ruhemomente zu sichern.

Legen Sie zum Beispiel alle zwei Stunden einen Halt ein. Machen Sie, je nach Aufenthaltsort, einige tiefe Atemzüge, strecken Sie sich, gehen Sie einige Schritte, trinken Sie etwas, schließen Sie kurz die Augen, und genießen Sie den Moment. Sind Sie mit etwas fertig und fangen Sie eine neue Aufgabe an, erleben Sie bewusst die Zeit dazwischen, machen Sie daraus einen kleinen Höhepunkt: Sie können die Wege, die Sie im Auto, im Bus oder zu Fuß zurücklegen, nutzen, um sich zu entspannen, um zu verschnaufen, um die Natur zu beobachten oder sich des Lebens zu freuen.

Vor dem Einschlafen gehen Sie abends noch einmal alle diese Momente der Entspannung durch, diese Momente »dazwischen«, um sie am nächsten Tag noch besser zu gestalten.

Die Energie der Welle

In meinem vorangegangenen Buch wird die »Wellenatmung« angewendet, um den Wehenschmerz während der Entbindung erträglich zu machen. In diesem Kapitel soll es darum gehen, ihre energetische Bedeutung hervorzuheben. Hier werden zahlreiche Übungen vorgestellt, um die Energie zu spüren, die in Ihnen zirkuliert: Dadurch können Sie die Energie der Welle besser für sich nutzen, um weniger oder gar keine Schmerzen zu haben (→ Kapitel »Der Schmerz: ein Initiationsritus«, Seite 212 ff.).

Am Tag der Geburt ermöglicht die Energie der Welle Ihnen den Zugang zur energetischen Dimension der Entbindung. Die Initiation erfolgt im Rhythmus der Wehen, wobei der Schwingungsgrad Ihrer Energie nach und nach zunimmt. So wie beim Abschreiten des Labyrinths erreichen Sie nach und nach einen Zustand der Offenheit, die alle Ebenen Ihres Seins umfasst.

Auf der Schwelle zur totalen Verwandlung können Sie sich dann dank des endgültigen Loslassens und der »Verbindung mit der Unendlichkeit«, die am Kapitelende beschrieben wird, in einem meditativen Zustand der Verbundenheit darauf vorbereiten, die Initiation zu erhalten.

Die Verlagerung des Bewusstseins

❋ Die natürliche Wanderung des Bewusstseins ❋

Die folgende Übung ist sehr einfach. Sie soll Ihnen helfen, die natürliche Wanderbewegung des Bewusstseins zu beobachten, die in Ihnen stattfindet, in den Armen zum Beispiel.

Spüren Sie im Stehen den Kontakt der Füße mit dem Boden. Schieben Sie sie ein wenig mehr in den Untergrund, um den Körper aufzurichten. Lassen Sie die Arme locker herunterhängen:

- Heben Sie den linken Arm beim Einatmen vor sich hoch, und strecken Sie ihn nach oben aus.
- Beim Ausatmen führen Sie ihn auf dem gleichen Weg zurück an den Körper.
- Entspannen Sie ihn und lassen Sie den Eindruck auf sich wirken. Atmen Sie in Ihrem eigenen Rhythmus.
- Führen Sie diese Bewegung mehrmals mit dem linken Arm durch. Achten Sie darauf, wie sich Ihr Bewusstsein mit der Bewegung verlagert. Sie werden feststellen, dass Ihr Bewusstsein ganz selbstverständlich nach oben wandert, wenn Sie den Arm über den Kopf heben, und wieder nach unten, sobald der Arm herunterkommt.
- Machen Sie das Gleiche mit dem rechten Arm.

Das Bewusstsein folgt in der Regel den Bewegungen des Körpers.

> **Anne**
>
> »Als der Muttermund bei sechs Zentimetern war, hatte ich bei meinen beiden ersten Entbindungen um eine PDA gebeten. Ich schaffte es nicht mehr, lockerzulassen, und die Schmerzen nahmen zu. Dieses Mal aber konnte ich meinen Rhythmus finden, indem ich zwischen der Wellenatmung und der Bauchatmung hin- und herwechselte. Ich konnte umherlaufen, mich setzen und immer die Position finden, die mir entgegenkam: Ich fühlte mich gut und war immer in Kontakt mit meinem Baby.«

❋ Die Verwendung der Energie in der Bewegung ❋

Wiederholen Sie die Bewegung nun abwechselnd mit beiden Armen. Tun Sie jetzt bewusster, was Sie vorher ganz selbstverständlich getan haben. Leeren Sie die Lungen.

- Wenn Sie beim nächsten Einatmen den linken Arm heben, starten Sie die Bewegung, indem Sie den linken Fuß fester in den Boden drücken. Verlagern Sie das Bewusstsein von diesem Fuß hinauf in die Hand.
- Beim Ausatmen verlagern Sie dann das Bewusstsein wieder von der Hand hinunter in den Fuß. Gleichzeitig lassen Sie den Arm sinken.
- Führen Sie nun die Übung mit dem rechten Arm aus. Die Bewegung startet wieder, indem Sie den rechten Fuß in den Boden drücken ...
- Machen Sie die Übung mehrmals hintereinander.

Erhöhen Sie die Aufmerksamkeit. Erstrecken Sie Ihre Präsenz im Arm bis in die Fingerspitzen. Finden Sie den Rhythmus, in dem Bewegung und Atmung wechseln: Die Atemzüge werden länger, tiefer, die Bewegungen werden langsamer und ausdrucksvoller. Versuchen Sie, die Energie zu spüren, welche die Armbewegung unterstützt. Je mehr Sie diese Energie spüren und anwenden, desto leichter fällt es Ihnen, den Arm zu bewegen. Sobald Sie die **tragende Energie** spüren, werden Sie das Gefühl haben, dass der Arm immer leichter zu heben ist, als wäre er nicht mehr der Schwerkraft ausgesetzt. Begrüßen Sie die Empfindungen, die sich einstellen, spüren Sie das Leben, das in Ihren Armen geweckt wurde.

Diese Atmung nennt sich »Atmung mit bewegtem, innerem Blick«, die im Energie-Yoga sehr verbreitet ist und die hier »Wellenatmung« genannt wird.

Der Blick von innen oder Bewusstsein

Diese Übung ist in vier fortschreitende Stadien unterteilt, um unser Rüstzeug genauer zu analysieren und anwenden zu können: den Blick von innen, das Bewusstsein.

1. Der Blick von außen
2. Vorstellung, Visualisierung
3. Der innere Blick mit Unterstützung
4. Der innere Blick ohne Unterstützung

❋ 1. Der Blick von außen ❋

Atmen Sie im Sitzen mit aufgerichtetem Rücken ganz ungezwungen. Sobald die Atmung sich beruhigt hat, stellen Sie sich vor, Ihr Blick funktioniere wie ein Pinsel. Streichen Sie mit dem Pinsel über die Wand vor Ihren Augen. Sitzen Sie draußen, streichen Sie mit Ihrem Pinselblick zum Beispiel über einen Baum:

- Beim Ausatmen von oben nach unten.
- Beim Einatmen von unten nach oben.
- Machen Sie das über mehrere Atemzüge.

Versuchen Sie, mit Ihrem Pinselblick im Rhythmus der Atmung eine Linie über die Wand oder den Baum zu ziehen. Üben Sie das mehrere Atemzüge lang.

Aber Vorsicht:

- Versuchen Sie nicht zu »schauen«: Lassen Sie auftauchen, was kommt, ohne sehen zu »wollen«.
- Vermeiden Sie ruckartige Bewegungen: Der Blick soll so flüssig streichen wie möglich.
- Behalten Sie einen weiten, leeren Blick, um nicht eine Reihe von Punkten zu fixieren: Zeichnen Sie mit »leichter Hand«.

- Folgen Sie Ihrem eigenen Rhythmus, nicht zu langsam, nicht zu schnell: Achten Sie auf eine ungezwungene Atmung, langsam und gleichmäßig.
- Hören Sie nicht auf Ihre Kommentare, falls welche kommen.
- Falls Ihnen langweilig wird, versetzen Sie sich in eine Art Halbschlaf, damit es zum Loslassen kommt.
- Sollten Ihre Augen müde werden, schließen Sie sie einen Moment. Um sie zu entlasten, können Sie die Bewegung in Gedanken weiterführen.

Dann senken Sie die Lider. Reiben Sie Ihre Handflächen aneinander, und legen Sie sie dann wie kleine Klappen auf die Augen, um sie zu entspannen. Bleiben Sie einige Atemzüge lang so sitzen.

❋ 2. Vorstellung, Visualisierung ❋

Um etwas zu visualisieren, mobilisieren Sie Ihren inneren Seh- und Tastsinn, um sich **das Innere Ihres Körpers vorstellen** zu können. Sind Sie eher visuell veranlagt, erhalten Sie ein mehr oder minder klares Bild. Sind Sie ein Mensch des Tastsinns, dann fühlen Sie Ihr Inneres mehr, als es zu sehen. Dazwischen sind alle erdenklichen Abstufungen möglich für all jene, die zu beidem neigen.

Jedem unserer fünf körperlichen Sinne entspricht ein innerer, feinstofflicher Sinn, den jeder von uns unbewusst im Alltag nutzt. Nehmen wir einmal den inneren Tastsinn: Jedes Mal, wenn Sie in Ihrem Auto fahren, spüren Sie automatisch seine Abmessungen. Das merken Sie vor allem dann, wenn Sie das Fahrzeug wechseln: Kaum sitzen Sie hinter dem Lenkrad, haben Sie eine neue Wahrnehmung, vor allem wenn dieses Auto sehr viel kürzer oder breiter ist als Ihres. Ihr innerer Sinn, in diesem Fall Ihr innerer Tastsinn, erfasst die veränderten Abmessungen des Autos.

In diesem Buch werden Sie des Öfteren aufgefordert, etwas zu visualisieren. Nehmen wir das Beispiel des kleinen Beckens: Versetzen Sie sich ins Innere Ihres Beckens, visualisieren Sie es, spüren Sie das Schambein vorn, das in die Sitzbeinhöcker übergeht. Dann visualisieren Sie den hinteren Teil, spüren das Kreuzbein und weiter unten den Beckenboden mit den Muskeln um den Damm. Visualisieren und erspüren Sie die inneren Abmessungen Ihres kleinen Beckens, und verweilen Sie an diesem Ort, um ihn auf sich wirken zu lassen. Achtung:

- Projizieren Sie keine Bilder außerhalb Ihres Körpers, so wie man Dias an eine Wand projiziert.
- Stülpen Sie Ihren Empfindungen keine Bilder über: Die im Buch genannten Bilder helfen Ihnen, Ihre eigenen auftauchen zu lassen. Wenn nicht gleich etwas kommt, akzeptieren Sie das, und machen Sie weiter mit den Vorstellungen.
- Überprüfen Sie immer wieder, was Sie wahrnehmen, indem Sie Orientierungspunkte in Ihrem Körper festlegen. Das Abtasten ist dafür eine wirksame Methode: Ertasten Sie zum Beispiel die Sitzbeinhöcker in Ihrem Gesäß oder das Schambein auf der Vorderseite des Beckens ... Kehren Sie dann, ausgehend von dieser präzisen, getasteten Wahrnehmung, zurück zu Ihrer Visualisierung.

❊ 3. Der innere Blick mit Unterstützung ❊

Sie können sich bei der Wellenatmung selbst unterstützen. Das Denken ist ein Vehikel für die Energie, und die Energie kann unterschiedliche Schattierungen haben oder unterschiedlich schwingen: eine Welle, eine Welle aus Entspannung, eine Welle aus Farbe, aus Wärme, aus Licht ...

Um die Wellenatmung anzuwenden, verlagert sich das Bewusstsein ins Körperinnere. Dieses »Bewusstsein« wird zum »inneren Blick«, wenn Sie vornehmlich den inneren Sehsinn aktivieren und zum Beispiel ein Licht visualisieren. Aber in Wirklichkeit findet der Begriff »innerer Blick« auch dann Verwendung, wenn bei Ihnen der innere Tastsinn überwiegt, um zum Beispiel Wärme zu empfinden. Häufig gehen der innere Sehsinn und der innere Tastsinn Hand in Hand. Ihre Dosierung variiert, je nach Veranlagung der betroffenen Person.

Die einfache Wellenatmung
Sie liegen entspannt auf dem Rücken. Verlagern Sie das Bewusstsein:
- beim Ausatmen vom Kopf in die Füße
- beim Einatmen von den Füßen in den Kopf

Die Wellenatmung mit Unterstützung einer Welle
Spüren Sie eine Welle, wie sie anrollt und sich zurückzieht:
- wie sie beim Ausatmen in Ihrem Körper nach unten dringt
- wie sie beim Einatmen wieder hochsteigt

Die Wellenatmung mit Unterstützung einer Welle aus Entspannung
Spüren Sie eine Welle aus Entspannung:
- wie sie beim Ausatmen in Ihrem Körper nach unten dringt
- wie sie beim Einatmen wieder hochsteigt

Die Wellenatmung mit Unterstützung einer Welle aus Farbe
Spüren und visualisieren Sie eine Welle, zum Beispiel eine blaue Welle (Blau hat eine entspannende Wirkung). Oder wählen Sie die Farbe, die sich Ihnen zuerst anbietet:
- wie sie beim Ausatmen in Ihrem Körper nach unten dringt
- wie sie beim Einatmen wieder hochsteigt

Die Wellenatmung mit Unterstützung von Wärme, Licht ...
Spüren und visualisieren Sie eine Welle aus Wärme, aus Licht ...:
- wie sie beim Ausatmen in Ihrem Körper nach unten dringt
- wie sie beim Einatmen wieder hochsteigt

❋ 4. Der innere Blick ohne Unterstützung ❋

Sobald Sie Übung darin haben, sich die oben angeführten Hilfsmittel vorzustellen – Entspannung, Farbe, Licht, Wärme ... –, können Sie diese unterstützenden Mittel beiseitelassen und von der **Wahrnehmung des Lebens** ausgehen, das sich in Ihrem Körper regt. Wenn Sie die Wellenatmung regelmäßig üben, verbessern sich Ihre Empfänglichkeit und Ihre Konzentration. Sie können diese Atmung jetzt ohne Unterstützung anwenden, das heißt, indem Sie von Ihren eigenen Sinneswahrnehmungen beim Verlagern des Bewusstseins ausgehen. Ihre Sinne werden geschärft und ermöglichen es Ihnen, den Zugang zum eigenen Körper immer feiner zu gestalten. Sie werden vor allem das Energieniveau spüren. Verbessern sich die inneren Sinne, werden auch die äußeren Sinne geschärft. Das ist gleichzeitig ein guter Anhaltspunkt, um zu überprüfen, ob Sie sich nicht alles nur einbilden. Üben Sie die Wellenatmung in der Haltung Ihrer Wahl: im Stehen, im Sitzen, im Liegen. Spüren Sie das Leben in Ihrem Körper dort, wo Ihr Bewusstsein ist:
- Verlagern Sie Ihre Empfindungsfähigkeit beim Ausatmen vom Kopf zu den Füßen.

> **Jannick**
>
> »Ich bin fest davon überzeugt, dass die Yoga-Übungen gewirkt haben. Vor allem diese Wellenatmung und weil man sich auf diese Energiehülle konzentriert, die damit einhergeht, genau wie die Welle der Entspannung, die man durch den ganzen Körper schickt. Ich glaube, dass mir das wirklich geholfen hat, den Schmerz im Zaum zu halten.«

- Verlagern Sie sie beim Einatmen von den Füßen zum Kopf.
- Wiederholen Sie die Übung mehrmals, dann entspannen Sie.

Empfindungsfähigkeit und Bewusstsein sind die Vehikel der Energie, einer Energie, die Sie dank der folgenden Übungen besser spüren werden.

Die Energie spüren

※ Einleitung ※

Die Energie ist ein wesentlicher Bestandteil unseres Lebens. In den Naturwissenschaften heißt es, alles sei Energie. In Wahrheit gibt es mehr als eine Form von Energie.

Wer weiß heutzutage nicht, was Akupunktur ist, hat nicht bereits die Zeichnungen der Körpermeridiane gesehen, über welche die Energie zirkuliert, hat nicht im Fernsehen erlebt, wie die Energiezirkulation mithilfe von Fluoreszenz nachgewiesen wurde?

Im Alltag haben Sie sich sicher schon an einem Tag voller Energie gefühlt und am nächsten Tag total matt. Beim Sport haben Sie die Energie gespürt, die Ihnen erlaubt hat weiterzumachen, oder die Ihnen fehlte.

Es gibt verschiedene Energietypen, von der ganz stofflichen bis hin zur feinstofflichen. Mithilfe der folgenden Übungen können Sie sie bewusst erleben.

❋ Die Energiesensibilisierung ❋

Im Folgenden stellen wir Ihnen verschiedene Methoden vor, wie Sie die Energie in sich wecken, aktivieren und erleben können:
- durch statische Muskelanspannungen
- durch Reibung
- durch Konzentration

Bei jeder der Übungen gehen Sie nach dem gleichen Schema vor:
1. Sie aktivieren die Energie in einem Körperteil mit einer der drei Methoden und lassen Sie dort mithilfe der Wellenatmung zirkulieren.
2. Sie vergleichen die Empfindungen, die sich einstellen, mit denen im anderen Körperteil.
3. Sie aktivieren die Energie in diesem anderen Körperteil mithilfe der Wellenatmung.
4. Sie vergleichen die Intensität des einen Körperteils mit dem anderen und achten darauf, ob es Ihnen gelungen ist, beide Seiten auszugleichen.

❋ Die statische Muskelanspannung ❋

Legen Sie sich mit ausgestreckten Beinen auf den Rücken. Bei Bedarf legen Sie ein Kissen unter die Oberschenkel. Machen Sie sich Ihren rechten Arm bewusst: Spüren Sie die Finger, die Handfläche, die Außenseite der Hand, den Unterarm, den Oberarm und die Schulter, und kehren Sie dann zu einer globalen Wahrnehmung zurück.

1. Ziel dieser Übung ist es, alle Muskeln an diesem Arm anzuspannen, wobei Sie die Anspannung nach und nach in drei Schritten erhöhen und dann auch wieder in drei Schritten lockern:

- Erster Schritt: Beginnen Sie, die Muskeln anzuspannen.
- Zweiter Schritt: Steigern Sie die Muskelspannung.
- Dritter Schritt: Spannen Sie die Muskeln so fest wie möglich an.
- Halten Sie diese Anspannung über drei oder vier Atemzüge.
- Dann entspannen Sie die Muskulatur nach und nach, indem Sie wieder schrittweise vorgehen.
- Halten Sie umgehend alle Empfindungen fest, die sich einstellen.
- Machen Sie das dreimal hintereinander.

Dann spüren Sie, wie das Leben in Ihrem Arm zirkuliert. Blut- und Energiezirkulation hängen zusammen, werden von der Anspannung aktiviert und zeigen sich auf unterschiedliche Weise. In Abhängigkeit von Ihrem Temperament spüren Sie Hitze, Kühle, Schwere, Leichtigkeit, Prickeln, Kribbeln, Vibrationen ... Manchmal kommt einem ein Arm dicker oder dünner vor, länger oder kürzer ...

Halten Sie Verbindung zu dieser Erscheinungsform der Energie und gehen Sie zur Wellenatmung in diesem Arm über:
- Beim Ausatmen verlagern Sie Ihr Fühlen innerlich im rechten Arm von der Schulter in die Hand.
- Beim Einatmen von der Hand zurück in die Schulter.
- Wiederholen Sie das mehrere Male.

Üben Sie einige Minuten lang, bevor Sie aufhören. Achten Sie darauf, wie die Empfindungen in Ihrem Arm sich entwickeln. Hat die Intensität zugenommen?

2. Vergleichen Sie diese Empfindungen mit denen im anderen Arm. Machen Sie sich bewusst, wie Sie jeden Ihrer Arme in seiner Gesamtheit wahrnehmen. Spüren Sie den Unterschied.

3. Jetzt aktivieren Sie die Energie im anderen Arm auf folgende Weise:
- Verlagern Sie beim Einatmen wieder das Bewusstsein wie zuvor, diesmal aber von der rechten Hand hinauf zur rechten Schulter.
- Übertragen Sie Ihre Aufmerksamkeit mit gefüllten Lungen auf die linke Schulter.
- Streichen Sie beim Ausatmen den linken Arm von der Schulter bis zur Hand aus.
- Kehren Sie mit gefüllten Lungen in den anderen Arm zurück.
- Streichen Sie beim Ausatmen den rechten Arm von der Schulter bis zur Hand aus.
- Üben Sie diese Atmung mehrere Minuten lang.

4. Wie ist das Ergebnis? Haben sich die Empfindungen im linken Arm verändert? Vergleichen Sie beide Arme miteinander. Ist es Ihnen gelungen, die Empfindungen anzugleichen, die dort zirkulieren? Ist das noch nicht der Fall, atmen Sie weiter bis zur Angleichung.

※ Die Reibung ※

1. Setzen Sie sich mit ausgestreckten Beinen auf den Boden. Frottieren Sie ein Bein, das linke zum Beispiel. Sie können genauso gut einen Arm frottieren:
- Reiben Sie beide Hände fest aneinander, dann kneten Sie Ihr linkes Bein einige Zeit lang mit Nachdruck: Zehen, Fuß, Knöchel, Wade, Knie, Oberschenkel.
- Strecken Sie sich danach auf dem Rücken aus. Achten Sie auf alles, was sich in Ihrem Bein tut. Achten Sie besonders auf die dominanten Empfindungen und darauf, wie sie sich entwickeln.

Dann wenden Sie die Wellenatmung in diesem Bein an:
- Beim Ausatmen verlagern Sie das Bewusstsein im Bein von der Hüfte bis zum Fuß.
- Beim Einatmen vom Fuß bis zur Hüfte.
- Machen Sie das einige Minuten lang. Lassen Sie das Leben zirkulieren, das Sie gespürt haben. Tun Sie es in der Absicht, die Empfindung aufrechtzuerhalten oder zu verstärken. Registrieren Sie das Ergebnis.

2. Vergleichen Sie das Bein mit dem anderen: Welche neuen Wahrnehmungen bemerken Sie in dem Bein und vielleicht auch an der Außenseite?

3. Bringen Sie die Energie im anderen Bein zum Zirkulieren:
- Durchwandern Sie das rechte Bein beim Ausatmen von der Hüfte bis zum Fuß.
- Beim Einatmen streichen Sie innerlich über das rechte Bein, vom Fuß bis zur Hüfte.
- Wechseln Sie mit gefüllten Lungen in die linke Hüfte.
- Atmen Sie im linken Bein aus und durchwandern es von der Hüfte bis zum Fuß.
- Atmen Sie im linken Bein ein, und streichen Sie vom Fuß bis zur Hüfte.
- Wechseln Sie mit gefüllten Lungen in die rechte Hüfte, und beginnen Sie erneut mit dem Zyklus.

Durchleben und wiederholen Sie den kompletten Zyklus mehrere Male, bis Sie versuchen können, die Empfindungen in beiden Beinen anzugleichen.

4. Wie ist das Ergebnis? Vergleichen Sie. Konnten Sie die Energie im rechten Bein mit der Wellenatmung genauso aktivieren wie mit der Reibung?

✳ Die Konzentration ✳

Nehmen Sie im Schneidersitz oder auf einem Stuhl Platz. Machen Sie es sich bequem.

1. Machen Sie sich Ihre linke Hand bewusst: Spüren Sie jeden Finger einzeln, Daumen, Zeigefinger, Mittelfinger, Ringfinger und kleinen Finger. Spüren Sie den Handteller, vom Ansatz der Finger bis hin zum Handgelenk, dann die Außenseite auf die gleiche Weise, und schließlich das Handgelenk. Um die Energie der Hand zu aktivieren, visualisieren Sie einen Kreis:

- Beschreiben Sie in Gedanken einen Kreis, der die ganze Hand umschließt.
- Verringern Sie den Durchmesser, bis der Kreis nur noch den Handteller umschließt.
- Verringern Sie ihn weiter, bis Sie an einem Punkt im Zentrum des Handtellers ankommen.
- Lassen Sie den Eindruck einige Atemzüge lang wirken.
- Vergrößern Sie den Durchmesser des Kreises langsam wieder. Lassen Sie sich viel Zeit, bis Sie bei der Größe des Handtellers angekommen sind.
- Vergrößern Sie ihn weiter, bis Sie wieder bei der ganzen Hand angekommen sind.
- Stellen Sie die Übung ein, und nehmen Sie die Empfindungen in der Hand in sich auf.

2. Vergleichen Sie sie nun mit der anderen Hand. Machen Sie die stärksten Empfindungen ausfindig. Spüren Sie einen Unterschied in Bezug auf Wärme, Größe, Schwingung ...?

3. Verwenden Sie eine der zwei folgenden Techniken, um die andere Hand zu sensibilisieren. Sie können gern die Wirksamkeit beider vergleichen.

Mit der Atmung:
- Das Einatmen findet in der linken Hand statt.
- Das Ausatmen in der rechten.
- Beim nächsten Einatmen sind Sie wieder in der linken Hand.
- Beim nächsten Ausatmen dann wieder in der rechten ...
- Durchlaufen Sie den kompletten Zyklus mehrmals.
- Erspüren Sie jetzt die rechte Hand.

Mit den Gedanken:
- Spüren Sie erst die linke Hand, dann die rechte.
- Lassen Sie die Empfindungen in der rechten Hand nach dem Prinzip der Osmose in die linke Hand übergehen. Dafür reicht es, die beiden in Gedanken für einige Minuten miteinander zu verbinden.

4. Lassen Sie das Ergebnis wirken. Haben Sie in beiden Händen die gleiche Empfindung von Lebendigkeit? Nehmen Sie sich die Zeit, die Wahrnehmung beider Händen zu vergleichen, ihre Größe, die Wärme, die sie ausstrahlen, die Empfindungen darin.

Wie haben Sie diese verschiedenen Übungen zur Muskelanspannung, zur Reibung und zur Konzentration erlebt? Welche davon haben Ihnen am ehesten geholfen, die Aktivierung der Energie zu fühlen?

Haben Sie verschiedene Energien wahrgenommen: die grobstofflichere bei der Muskelkontraktion, die ausstrahlende bei der Reibung und die feinstofflichere bei der Konzentrationsübung? Konnten Sie die Empfindungen bei jeder der Methoden angleichen?

Die energetische Dimension der Wellenatmung

Legen Sie sich auf den Rücken. **Erinnern Sie sich an die entdeckten Empfindungen** aus den vorangegangenen Übungen.

Gehen Sie wieder zur Wellenatmung über, und lassen Sie die **Intensität des Lebens,** die Sie empfunden haben, in Ihrem ganzen Körper zirkulieren, Wärme, Schwingung, Frische, Prickeln …

- Beim Ausatmen vom Kopf bis zu den Füßen.
- Beim Einatmen von den Füßen bis zum Kopf.
- Machen Sie das mehrere Male. Atmen Sie von Mal zu Mal zarter.

Damit haben Sie eine der Grundregeln des Yoga umgesetzt: **Wo das Bewusstsein hingeht, geht auch die Energie hin.**

Das bedeutet, dass Bewusstsein und Energie miteinander verknüpft sind. Verlagert sich die Empfindungsfähigkeit, also das Bewusstsein mit einem der Sinne, wie dem inneren Sehsinn oder dem feinstofflichen Tastsinn, im Körper, dann wird der Energiefluss entlang des gewählten Weges begünstigt und verstärkt.

Je bewusster Sie sich der Mobilisierung Ihrer Energien sind, desto mehr wird die Wellenatmung zur Quelle der Verwandlung, mit jedem Atemzug.

> **Mylène**
> »Was ich toll finde, ist das Gefühl, die Energie im Körper zirkulieren zu spüren, und es dank dieser Energie zu schaffen, bestimmte Körperregionen zu ›massieren‹.«

> **Claire**
>
> »Ich habe die Welle stundenlang gemacht ... das waren friedliche und fröhliche Stunden. Und bei Noés Ankunft hatte ich das Gefühl, dass ein Sturm des Glücks mich durchquert!«

Um die Wellenatmung zu verfeinern, müssen zwei Bedingungen erfüllt sein:

1. Das Bewusstsein wird **immer dezenter** verlagert, damit **der Eindruck der Energiebewegung überwiegt**, die damit einhergeht. Spüren Sie die flüssige Bewegung der Energie im Körper, welche die Verlagerung des Bewusstseins begleitet?
2. Die Atemzüge werden immer zarter und feinstofflicher. So gehen Sie von der **Atmung**, die auf der körperlichen Ebene stattfindet, über zum **Atem**, der zur energetischen Dimension gehört. Dafür verfeinern Sie Ihren Atem, indem Sie auf den Kontakt der Luft mit der Innenseite der Nasenlöcher achten.

Sobald Sie anfangen, die Energiebewegungen in sich zu spüren, und sobald Ihre Atmung feiner wird, geht die Wellenatmung von der ersten Stufe über zur zweiten Stufe; beide werden im folgenden Abschnitt beschrieben. So beginnen Sie, die Energie zu meistern. Mit

> **Laetitia**
>
> »Bei jeder Wehe hielt ich inne und konzentrierte mich ganz auf meine Atmung. Und bei jedem Ausatmen sandte ich eine Welle der Entspannung aus, genau so, wie ich es so oft im Kurs geübt hatte. Die Wellenatmung beherrschte ich jetzt noch besser als bei meiner ersten Entbindung. Ich beherrschte sie so gut, dass ich gar nicht mehr merkte, dass die Wehen schneller und schneller kamen und immer stärker wurden. Das ging so weit, dass ich mein Baby fast zu Hause oder im Auto bekommen hätte, wenn mein Mann nicht gehandelt hätte!! Als wir im Krankenhaus ankamen, war mein Muttermund voll eröffnet!«

jeder Bewusstseinsverlagerung wird mehr und mehr Energie freigesetzt. Das macht die Wellenatmung so wirksam.
Vergessen Sie nicht, die Wellenatmung auch im Stehen und im Sitzen zu üben.

Die verschiedenen Stufen der Wellenatmung

※ Erste Stufe der Wellenatmung ※

Auf dieser Ebene spüren Sie die Energiebewegungen im Körper noch nicht, und Ihre Atmung ist noch immer eher körperlich. Auch Ihre Konzentration ist begrenzt, Sie schweifen regelmäßig ab. Trotzdem wirkt die Wellenatmung: Sie schwächt den Schmerz ab und verhilft Ihnen zu spürbarem Wohlbefinden.

※ Zweite Stufe der Wellenatmung ※

Auf dieser Ebene haben Sie aufgrund des beharrlichen und regelmäßigen Übens dieser Atmung eine Schwelle überschritten.
Sie spüren die Energie sehr deutlich, die sich zur gleichen Zeit wie das Bewusstsein verlagert. Sie verfügen sogar über die Fähigkeit, sie überall in Ihrem Körper zirkulieren zu lassen, um Anspannungen zu lösen: zum Beispiel im Rücken, in den Beinen ... Sie können die Energie etwa gezielt aktivieren, indem Sie in ein Knie oder eine Schulter atmen, wenn es Sie dort schmerzt.
Sie sind von der körperlichen Atmung übergegangen zum feinstofflichen Atem. Sie beginnen, **die Kunst des Atems** zu erahnen: Bei jedem Atemzug moduliert die Nase ein feines Netz aus Luft. Sie atmen ganz selbstverständlich und ungezwungen tiefer: Besonders

das Ausatmen dehnt sich aus und dauert etwa doppelt so lange wie das Einatmen. Der Atem geht ruhig und gleichmäßig. **Vier Takte stellen sich ein:** ausatmen, Pause, einatmen, Pause.
Ihre Konzentration ist deutlich gestiegen. Sie sind gefestigt und nunmehr fähig, die ganze Zeit der Wellenatmung über präsent zu bleiben. Die Streichbewegungen im Körper sind nicht länger gepunktete, sondern durchgehende Linien. Die Energie wird daher ganz gleichmäßig aktiviert.

Wenn alle Faktoren zusammenkommen, kann man größere Energiemengen mobilisieren. Die energetische Dimension der Wellenatmung, die Sie während der Wehen anwenden, hat eine narkotisierende Macht, die immer wirksamer gegen den Schmerz wird. Fortgeschrittene Yoga-Schüler können den Schmerz total narkotisieren. Die Ergebnisse können also mit zunehmender Übung immer besser werden.

Die energetische Atmung

Strecken Sie sich auf dem Boden aus, um sich zu entspannen. Richten Sie Ihre Aufmerksamkeit auf die Nasenlöcher, spüren Sie, wie die Luft ein- und austritt: Atmen Sie ganz natürlich. Lassen Sie sich Zeit, bis die Atmung wirklich gleichmäßig ist.
Mobilisieren Sie Ihren Geruchssinn, atmen Sie, als würden Sie an einem Parfüm schnuppern. Achten Sie darauf, dass die Atmung leichter wird.
Mobilisieren Sie Ihren Tastsinn, ertasten Sie die Luft an den Nasenlöchern. Mit etwas Übung werden Sie die Dichte der Luft dank des Kontakts mit der Nasenschleimhaut spüren. Wenn Sie diese Dichte

spüren, bedeutet das, dass Sie beginnen, die in der Luft enthaltene Energie wahrzunehmen. Diese Energie dringt bei jedem derartigen Atemzug in die Kanäle ein, die sich innen in den Nasenflügeln befinden. Sie ernährt das ganze Wegenetz, das den »Energiekörper« bildet.

So gelangen Sie von der Atmung zum Atem. Setzen Sie die Übung fort, und beobachten Sie die Wahrnehmung Ihres Körpers, die sich nach und nach verändert: Der Körper scheint leichter zu werden. Mithilfe des Atems haben Sie Zugang zu einem anderen Register an Wahrnehmungen, die feinstofflicher sind: Sie gehen von der körperlichen Wahrnehmung zur energetischen Wahrnehmung über. Nach und nach treten die Empfindungen Ihres physischen Körpers in den Hintergrund und werden ersetzt von der Wahrnehmung Ihres energetischen Körpers, die in den Vordergrund tritt. Letzterer schwingt mehr, ist leichter und größer als die körperlichen Abmessungen. Der Übergang von der körperlichen zur energetischen Ebene geht bei regelmäßiger Übung sehr schnell und kann dann mit einem Atemzug vollzogen werden.

Es ist dieser Übergang von einer zur anderen Ebene (wobei alle möglichen Zwischenschritte denkbar sind: von einem leichten Rückzug der körperlichen Ebene bis hin zum totalen Rückzug derselben), hinter dem sich das Geheimnis der verschiedenen Stufen der Schmerzbetäubung verbirgt. Je nachdem, wie weit Ihr Bewusstsein für die Energie und die Wellenatmung gediehen ist, gelingt Ihnen das besser oder schlechter.

Diese energetische Atmung ist im Energie-Yoga unter der Bezeichnung »pranische Atmung« bekannt.

Das energetische Wiederaufladen

Nehmen Sie in einer bequemen Haltung Platz, im Schneidersitz, auf einem Kissen oder einem Stuhl. Spüren Sie Ihre Basis und den Kontakt mit dem Boden. Richten Sie Ihre Wirbelsäule auf, strecken Sie den Nacken, schließen Sie die Augen. Machen Sie einige Atemzüge in der Wellenatmung:

- Verlagern Sie beim Ausatmen Ihre Empfindungsfähigkeit im Inneren Ihres Körpers vom Kopf bis zur Beckenunterseite.
- Beim Einatmen gehen Sie vom Becken zurück in den Kopf.
- Sammeln Sie sich einige Atemzüge lang an dem Punkt, der in der Kopfmitte genau unter der Fontanelle liegt.
- Richten Sie Ihr gebündeltes Bewusstsein Richtung Stirn und darüber hinaus, als würden Sie durch ein Fenster in der Stirn nach draußen schauen. Lassen Sie Ihren inneren Blick bis zum Horizont schweifen.
- Entspannen Sie sich an diesem Ort hinter der Stirn, und lassen Sie die Umgebung auf sich wirken.
- Dann richten Sie Ihr gebündeltes Bewusstsein auf den Scheitelpunkt Ihres Kopfes.
- Atmen Sie ein und aus, um sich dem Unendlichen zu öffnen.

✳ Ein Regenschauer aus Energie ✳

- Sie atmen am Scheitelpunkt des Kopfes ein.
- Beim Ausatmen steigen Sie hoch ins Unendliche über Ihrem Kopf.
- Verweilen Sie einige Atemzüge lang beim Unendlichen, und lassen Sie diese neue Atmosphäre auf sich wirken.
- Beim Einatmen umfassen Sie dann diese Energie des Unendlichen.

DAS ENERGETISCHE WIEDERAUFLADEN

- Mit gefüllten Lungen kehren Sie dann auf den Scheitelpunkt Ihres Kopfes zurück.
- Beim Ausatmen lassen Sie diese Energie herabregnen und langsam über Ihren ganzen Körper fließen.
- Lassen Sie das auf sich wirken.

Sie können diese Übung mehrere Male in Ihrem eigenen Rhythmus wiederholen. Nehmen Sie sich am Ende eines Zyklus jedes Mal Zeit, um ihn wirken zu lassen.

☼ Die Wiederaufladung mit Energie ☼

Nehmen Sie sich die Übung von vorhin noch einmal vor, doch statt einen Regen aus Energie über dem Körper niedergehen zu lassen, schicken Sie ihn *in* den Körper:

- Sie atmen am Scheitelpunkt des Kopfes ein.
- Beim Ausatmen steigen Sie hoch ins Unendliche über Ihrem Kopf.
- Verweilen Sie einige Atemzüge lang beim Unendlichen, und lassen Sie diese neue Atmosphäre und ihre Schwingungen auf sich wirken.
- Beim Einatmen umfassen Sie dann diese Energie des Unendlichen.
- Mit gefüllten Lungen kehren Sie zur Schädelmitte zurück.

Elisabeth

»Ich machte Energie-Yoga bereits seit mehreren Jahren, als ich mit meinem zweiten Kind schwanger wurde. Ich hatte mir angewöhnt, mir Energie aus dem Unendlichen zu nehmen und zu spüren, wie diese Energie meinen Körper erfüllt und mich wieder auflädt. Wie groß war meine Überraschung, als ich das auch in der Schwangerschaft so praktizierte. Die Energie, die ich in meinen Körper schickte, wurde buchstäblich von meinem Baby in der Gebärmutter eingesogen. Für meinen Körper blieb nichts übrig! Ich hatte nicht mehr die gewohnte Empfindung von der Wärme der Energie, die mich durchströmte!«

- Beim Ausatmen lassen Sie diese Energie langsam in Ihren Körper rinnen bis hinunter zum Nest Ihres Babys.
- Lassen Sie die Wiederaufladung mit Energie auf sich wirken.

Sie können diese Übung mehrere Male in Ihrem eigenen Rhythmus wiederholen.

Verbundenheit mit dem Unendlichen und Meditation

Wenn Sie im Meditieren bereits eine gewisse Übung haben, können Sie sich während der Entbindung von Zeit zu Zeit auf diese Weise mit dem Unendlichen verbinden und dort bleiben, indem Sie ganz zart atmen:

- Sie atmen am Scheitelpunkt des Kopfes ein.
- Beim Ausatmen steigen Sie hoch ins Unendliche über Ihrem Kopf.
- Verweilen Sie einige Atemzüge lang beim Unendlichen.
- Lassen Sie die Atmosphäre auf sich wirken.

Sie können diese Verbundenheit mit dem Unendlichen wie ein Gebet erleben, das Ihnen dabei hilft, die Wehen zu ertragen. Wenn Sie dann in Ihren Körper zurückkehren, gehen Sie erneut zur Wellenatmung im gesamten Innenraum über.

Ein Vorschlag für den Alltag: Geben Sie der Wellenatmung eine persönliche Note

Passen Sie die Wellenatmung an Ihre Bedürfnisse an:

Ist Ihnen kalt oder warm, schicken Sie beim Ausatmen Wärme oder Kühle bis in die Füße und beim Einatmen von den Füßen bis zum Kopf.

Sind Sie müde, schicken Sie Wellen belebender Energie, die im Rhythmus Ihrer Atmung kommen.

Sind Sie in einer düsteren Stimmung, schicken Sie Wellen aus Licht.

Sind Sie genervt, schicken Sie Wellen der Ruhe.

Das Ergebnis dieser Art des Übens hängt ab von Ihrer Fähigkeit, Kontakt herzustellen. Anders gesagt: sich auf ein Hilfsmittel zu konzentrieren — Schnee, kaltes Wasser, die Hitze eines Feuers, das Sonnenlicht ... Später werden Sie keine Unterstützung mehr benötigen, Sie können aus dem Hilfsmittel die Essenz von Kälte, Wärme oder Licht ziehen.

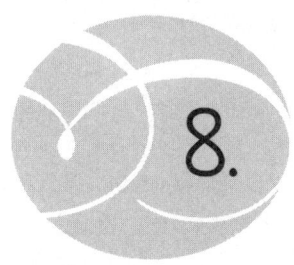

8.

Sich von der Angst befreien

Es gibt verschiedene Arten von Angst. Manche retten uns das Leben: Wenn wir zurückspringen, weil uns ein Auto entgegenkommt, wenn wir eine übermenschliche Kraft entwickeln, um Berge zu versetzen, weil wir unser Kind retten wollen. Hier soll es nicht um diese reflexartige, instinktive, überlebenswichtige und positive Angst gehen, sondern nur um die Angst vor der Entbindung, die manche Frauen aufzehrt und sie sogar dazu bringen kann, vom Kinderkriegen abzusehen.

Sehen wir uns diesen Angstprozess näher an – es ist der gleiche wie bei allen anderen Ängsten. Ein besseres Bewusstsein für die Abläufe hilft, die Angst zu verstehen, zu besiegen und sogar auszuschalten, bevor sie überhaupt hochkommt. Wenn sie verschwunden ist, bleibt nur noch der Wehenschmerz, ein rein muskulärer Schmerz, gegen den Sie dank der zahlreichen Yoga-Techniken vorgehen können.

Wenn Sie sich von der Angst befreit haben, haben Sie Zugang zu einer anderen Ebene. Sie folgen Ihrer inneren Verwandlung Schritt für Schritt, Sie begleiten Ihr Baby und halten schon vor seiner Ankunft Kontakt zu ihm. Sie machen sich die spirituelle Dimension der Geburt bewusst.

Der Prozess der Angst

Betrachten wir diesen Prozess genauer: Was auch immer der Grund für Ihre Angst ist, man kann immer den gleichen Ablauf beobachten. Und den wollen wir hier analysieren.

Sie stehen vor einer Bewährungsprobe – in diesem Fall ist es die Entbindung, und statt sie zu akzeptieren, ganz offen dafür zu sein und bereit für die Aufnahme des Neuen, ziehen Sie lauter Möglichkeiten in Erwägung und denken sich verschiedenste Szenarien aus. Handelt es sich dabei um positive, Glück verheißende Gedanken, wird auch die Ausgangslage positiver: umso besser! Doch manchen Frauen wird es zur zweiten Natur, immer das Schlimmste anzunehmen. Dann sind sie in ihren Gedanken gefangen und verlassen die Realität. All die fixen Ideen und Erfahrungen rund um dieses Thema sind in ihren Köpfen gegenwärtig und werden auf die anstehende Situation »projiziert«. Dass sie so sehr in ihrer Gedankenwelt sind, trennt sie von der Realität. Und wenn sie in diese reale Welt zurückkehren, sehen sie alles vor dem Hintergrund dieser fixen Ideen, dieser »Projektionen«, dieser eingebildeten Ängste. Diese Spekulationen, die sie veranlassen, immer das Schlimmste anzunehmen, sind der Nährboden für die Angst, sie erhalten die Angst aufrecht. Also ist die Psyche

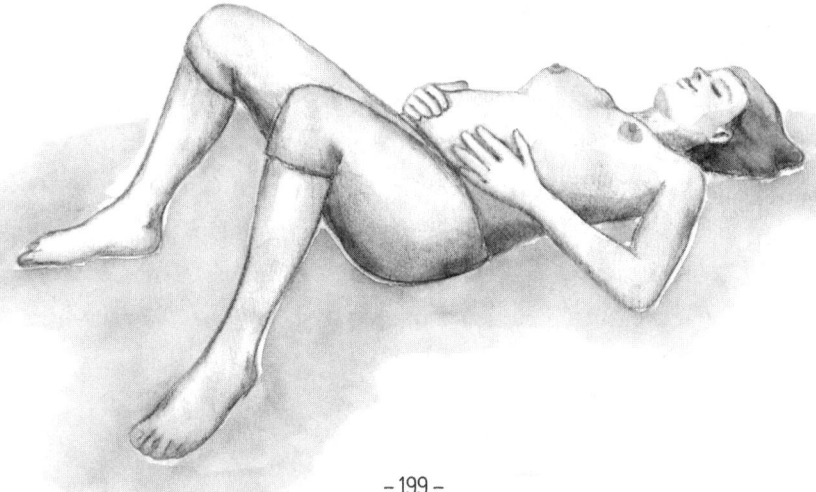

die eigentliche Quelle der Angst, ihre Gedanken, ihre »Projektionen«. Sie ist es, nicht die Fakten, nicht die Entbindung, die ja noch gar nicht stattgefunden hat, welche die Angst erschafft und verstärkt.

Hier finden Sie eine Vorgehensweise, um die Angst aufzulösen: Es beginnt mit einem Zustand der Stabilität und Verwurzelung. Dann kommt die Kontrolle der Gedanken, anschließend das Zurückweisen der negativen Gedanken und mündet in der Entscheidung, **die Erfahrung konkret zu leben, statt sie zu denken.**

❋ So einfach sein wie ein Kind ❋

Nehmen wir ein konkretes Beispiel, um dieses Vorgehen zu erläutern. Die Großtante einer Freundin ist verstorben. Also geht diese Freundin in Begleitung ihres zehnjährigen Sohnes zur Trauerfeier. Noch nie hat sie einen Toten gesehen, und sie hat große Angst davor: Es muss furchtbar sein, ekelerregend, anstrengend. Also weigert sie sich, das Zimmer der Großtante zu betreten. Ihr Sohn hingegen möchte sie sehen und geht zur Überraschung seiner Mutter hinein: Sie denkt, er werde von Panik erfasst und schnell wieder herauskommen. Doch ihr Sohn kommt nicht, und die Zeit vergeht. Sie findet das eigenartig und beschließt, ihn zu holen. Da ist das Kind; es spricht mit der Tante, sagt ihr auf Wiedersehen und gibt ihr einen Kuss. All das geschieht so selbstverständlich, dass all ihre Ängste schlagartig verfliegen. **Alles, was sie sich vorgestellt hatte, ist falsch.** Nun kann sie sich genau wie ihr Sohn von der Großtante verabschieden und ihr einen Kuss geben. Sie erkennt, dass sie keine Angst mehr hat. Sie stellt sogar erstaunt fest, dass sich ihre Ansichten über den Tod geändert haben: Sie findet ihre Tante schön. Die Tante strahlt eine Ruhe aus, die auch sie beruhigt. Das Furchtbare, der Ekel, das Traurige – alles hat sich zusammen mit der Angst verflüchtigt!

Dieses Beispiel lehrt uns einiges. Die Mutter hat eine vorgefasste Meinung zum Tod, nicht aber ihr Sohn. Sie befürchtet bereits vor der Ankunft Schlimmes, ihr Sohn nicht. Ihre Angst ist also das Ergebnis ihrer Gedanken, der »Projektionen« ihrer geistigen Verfassung, die aber **keine Entsprechung in der Wirklichkeit** haben. Denn sie hat ja noch nie einen Toten gesehen. Dass die Realität in eine Vorstellung übergeht, die wir uns von ihr machen, geschieht oft unwissentlich. Wir neigen dazu, unsere Hirngespinste, banale Illusionen, für die Realität, für wahr zu halten. Aber unsere Gedanken sind wie der Wind, wenn sie nicht in der Wirklichkeit wurzeln. Das richtige Verhalten ist das des Sohnes, der **nichts projiziert**. Er betritt das Zimmer. Er **akzeptiert** die Situation: Da liegt sie, sie ist tot. Da er nicht von der Angst gelähmt wird, kann er **handeln** und findet die richtige Haltung und die passenden Worte für diese Situation. Er sagt der Tante einfach Auf Wiedersehen.

Das Verhalten dieses Jungen führt uns auf den »Weg ohne Angst«. Kehren wir zur Entbindung zurück.

Die Angst vor der Entbindung

Manche Frauen haben Angst vor der Entbindung, weil es ihre erste ist. Sie stellen sich zahlreiche Fragen, machen sich Sorgen. Diese Angst ist oft nicht sehr konkret: Sie haben Angst vor dem Unbekannten, Angst davor zu leiden. Ihre Fantasie stellt ihnen eine Falle. Oder sie haben Angst, weil Mutter, Schwestern oder Freundinnen ihnen von schweren Entbindungen erzählt haben. Andere Frauen sind bereits Mutter und haben Angst, weil sie die vorangegangenen Geburten in schlechter Erinnerung haben.

Betrachten wir verschiedene Angstszenarien:

Laetitia

»Als wir im Krankenhaus ankamen, war der Muttermund voll eröffnet. Was für eine Überraschung! Plötzlich sind alle in Panik verfallen, nur ich nicht. Ich war nie so gelassen. Ich hatte volles Vertrauen, nicht nur in mich, sondern auch in mein Baby. Ich habe gespürt, wie es mit jeder Wehe vorankommt. Eine Presswehe, und der Kopf war draußen, eine für die Schultern – und da war er: Aaron, 4000 Gramm, 53 Zentimeter! Er kam mit Fruchtblase auf dem Kopf zur Welt! Ich fand es gut, dass wir im Yoga-Kurs über das Thema Angst gesprochen haben: Die Ängste Schwangerer anzusprechen, diejenigen unserer Körperteile, die wir vorher noch nie kennengelernt hatten, das hat mir geholfen, die Angst loszuwerden.«

Feststellung: Sie liegen in den Wehen, konzentrieren sich auf Ihre Atmung, alles läuft gut.

Gedanken, die Angst machen können: Alles verläuft gut, aber eine Kleinigkeit ruft Ihnen die Erzählung über die schmerzhafte Entbindung dieser oder jener Frau in Erinnerung. Deshalb sind Sie nicht mehr direkt mit Ihrer eigenen Entbindung befasst. Diese Erinnerung trennt Sie von Ihrer eigenen Wirklichkeit, die Angst überwältigt Sie. Sie stellen sich diese schrecklichen Schmerzen vor, von denen man Ihnen erzählt hat, sie könnten auch Ihnen bevorstehen. Je mehr Sie daran denken, desto mehr Raum geben Sie der Angst, die genauso zunimmt wie der Schmerz.

Feststellung: Sie haben seit zwei Stunden Schmerzen, Ihr Muttermund ist bei einem Zentimeter. Alles läuft gut.

Der Gedanke, der die Angst auslöst: »Es fehlen noch neun Zentimeter bis zur vollständigen Öffnung. Zwei mal neun macht achtzehn: Es bleiben noch achtzehn Stunden Wehen: Das halte ich nie im Leben aus!« Diese unbegründete Prognose raubt Ihnen das Selbstvertrauen: Die Angst vergrößert dadurch den Schmerz radikal. »Schnell, eine PDA!«

Feststellung: »Bisher halte ich die Schmerzen aus.«
Eine Erinnerung schleicht sich in Ihren Kopf: »Meine Schwester dachte, sie stirbt vor Schmerzen! Wenn es schlimmer wird, halte ich es nicht mehr aus. Schnell, eine PDA!«

Feststellung: Der Muttermund ist voll eröffnet, die Austreibungsphase beginnt.

Die Gedanken, die Angst auslösen: »Jetzt kommt das Baby: Es besteht die Gefahr, dass ich einen Dammriss habe, dass es wehtut, dass ich es nicht ertrage. Es soll doch so schrecklich sein ...« Panik setzt ein aufgrund der Projektionen, die überhaupt nichts mit der Realität zu tun haben!

Ob es nun Ihr erstes Baby ist oder nicht, Sie können sich bewusst dafür entscheiden, dieses Experiment für sich zu leben und alles in den Wind zu schlagen, was man Ihnen erzählt hat oder was Ihnen in der Vergangenheit passiert ist. Keine Frau weiß vorab, wie die Geburt verlaufen wird, auch wenn Sie schon mehrere Kinder bekommen hat: Jede Erfahrung ist einzigartig, und jedes Baby ist neu.

Eine angstfreie Entbindung

☀ Akzeptieren ☀

Das Geschehen zu leben, das stattfindet, bedeutet zuerst einmal, dass Sie **akzeptieren, diese Erfahrung zu machen.** Das soll nicht heißen: nichts tun. Das wird oft verwechselt. Akzeptieren heißt erst einmal: sich weigern, den vorgefassten Ideen nachzugeben, sich nicht von der eigenen Vergangenheit einholen lassen. Sie akzeptieren, und dadurch bleiben Sie in der Gegenwart. Sie sind **fest verbunden** mit dem, was stattfindet. Und Sie handeln, indem Sie der Situation gegenüber offen bleiben. Diese Haltung verändert die Natur der Erfahrung: Die Angst schmilzt dahin und verschwindet augenblicklich. Wählen Sie also einen Zustand der totalen Öffnung, wählen Sie das Akzeptieren, das allein ein Loslassen ermöglicht. Und es reicht nicht, wenn Sie sich für die Entbindung bereit fühlen. Sie sind ja nur für eine Hälfte der Geschehnisse verantwortlich. Die andere Hälfte gehört Ihnen nicht, sie entzieht sich Ihnen: Das ist die Geburt, die Art, wie dieses bestimmte Baby zur Welt kommen möchte. Indem Sie akzeptieren, dass Ihr Baby seinen Teil zum Ablauf der Geburt beiträgt, sind Sie ganz tief in der Erfahrung. Das geschieht über Ihren Körper, aber auch über das Baby.

Christine

»Die Dinge beschleunigen sich, ich bin in einem aktiv-meditativen Zustand, wie in einer Art Trance. Ich höre nicht auf, auf und ab zu gehen, und rede die ganze Zeit. Ich spüre keine Angst, eher Gelassenheit und Zuversicht. Woher die kommen, weiß ich nicht. Ich komme mir vor wie in einer Blase, allein mit meinem Kind, und es allein zählt. Ich muss seine Ankunft so gut wie möglich vorbereiten. Da fallen mir all die Yoga-Stunden wieder ein, passend zu dem, was gerade ansteht. Ich weiß intuitiv, was ich machen muss, und alles läuft perfekt: Die Natur vollzieht in aller Ruhe ihr Werk in mir.«

Claude, ihr Ehemann

»Alles läuft intuitiv: Sie wusste Bescheid, so wie jede Frau es seit Urzeiten innerlich tut. Die Frauen müssen einfach nur

...

> ...
> wiederentdecken, was sie wissen. Vom väterlichen Standpunkt aus kann ich die Verwandlung meiner Frau nur bewundern, die im Verlauf des Yoga-Kurses immer selbstsicherer wurde und die Angst vor der Entbindung vergessen hat, die Frauen zu Beginn der Schwangerschaft ja oft haben.«

❋ Die Rückkehr in sich selbst ❋

Sobald Sie die Situation in ihrer Gesamtheit akzeptiert haben, also Ihren Anteil und den Anteil Ihres Kindes, kommt der erste Schritt zur Befreiung von der Angst: Sie müssen in sich selbst zurückkehren, in Ihr inneres Heim. Sie müssen sich **in Ihr Inneres zurückziehen**. Sie haben keinerlei Einfluss, wenn Sie außen vor bleiben, außerhalb von sich selbst. Ein aufgewühlter Geist lenkt uns ab, so sehr, dass wir unbewohnt sind. Stellen Sie sich vor, Ihr Geist befände sich am Ende eines Gummibandes: Zu sich selbst zurückkehren bedeutet, am Gummiband zu ziehen und seinen Geist nach drinnen zu holen, in Ihr Heim, in Ihren Körper. Und dort soll er bleiben, um sich zu stabilisieren.

Nutzen Sie die Atmung, damit sich alles wieder setzt, und spüren Sie die Ruhe, die sich in Ihnen ausbreitet.

❋ Die Verwurzelung ❋

Nach diesem ersten Schritt der Rückkehr zu sich selbst kommt der zweite Schritt, die Verwurzelung in der Erde: Das ist eine absteigende Bewegung durch den Körper bis in die Füße und darüber hinaus, um sich zu verankern.

Um zu trainieren, wie man diese Verwurzelungskraft in sich weckt, setzen Sie sich in einer bequemen Haltung auf einen Stuhl, ein Kissen oder eine kleine Bank. Wenden Sie die Wellenatmung auf folgende Weise an:

- Beim Ausatmen verlagern Sie die Aufmerksamkeit im Körperinneren vom Kopf über die Basis bis hinab in die Erde.
- Beim Einatmen kommen Sie von der Erde über Ihre Basis wieder nach oben zum Scheitel.
- Verwurzeln Sie sich bei jedem Ausatmen tiefer in der Erde.
- Richten Sie bei jedem Einatmen die Wirbelsäule auf.
- Leben Sie diese Verwurzelung, bis Sie in sich eine gewisse Festigkeit spüren.
- Dann nehmen Sie sich die Zeit, das Ganze wirken zu lassen.

※ Die Gedankenkontrolle ※

Sobald Sie Ihre Basis eingerichtet haben, zentriert und verwurzelt sind, sind Sie bereit, an Ihrer Angst zu arbeiten. Wenn Sie sich Zeit nehmen, den Prozess der Angst zu verstehen und ihn am Beispiel kleinerer Angstmomente zu testen, wird die Zuversicht größer, und Sie können **entscheiden, Maßnahmen zu ergreifen, um sich von Ihren Ängsten zu befreien.**

Da Sie verstanden haben, dass es parasitäre Gedanken sind, welche die Angst hervorrufen, beschließen Sie, diese erst einmal zu beobachten. Wählen Sie Momente der Ruhe, wenn Sie sich zum Beispiel erholen, um auf Abstand zu gehen und Ihre Gedanken vorbeiziehen zu lassen. Beobachten Sie sie ohne Wenn und Aber. Haben Sie erst einmal Ihren Typus negativer Gedanken ausgemacht, ersetzen Sie diese durch positive Gedanken. Wie Sie dabei vorgehen können, zeigen die folgenden Beispiele:

- Sie fühlen sich plötzlich nicht gut.
  Negatives Denken: »Wenn das so weitergeht, falle ich in Ohnmacht!«
  Positives Denken: »Ich empfinde genau dieses Unwohlsein, das geht vorüber, dann fühle ich mich wieder besser.«

- Ihr Ehemann ist noch nicht zu Hause.
  Negatives Denken: »Er hatte bestimmt einen Autounfall!«
  Positives Denken: »Er ist noch nicht zu Hause, das nutze ich, um mir etwas Gutes zu tun, ich nehme ein Bad!«

- Ihr Kind hat Fieber.
  Negatives Denken: »Es kriegt bestimmt Krämpfe.«
  Positives Denken: »Es bekommt Ruhe und ein paar Streicheleinheiten, wird liebevoll umsorgt – eigentlich gibt es ja nichts Schöneres!«

Sobald Sie im Fluss Ihrer Gedanken diejenigen identifiziert haben, die verantwortlich für Ihre Ängste sind, haben Sie bereits die Hälfte des Weges geschafft. Dann können Sie, wenn diese Gedanken zurückkommen, mit Humor darauf reagieren und sie durch ein Lächeln ersetzen, das konstruktiver und angenehmer ist.

Jetzt können Sie noch einen Schritt weitergehen und den Gedankenstopp vollziehen.

Joséphine

»Für die Geburt hat es nur drei Presswehen gebraucht, es ging ganz leicht. Es war nicht einmal ein Arzt dabei, aber ich war ganz zuversichtlich, weil die Hebamme da war und das Atmen unter den Wehen so gut funktioniert hat. Diese zweite Entbindung war für mich viel leichter als die erste, bei der alles unter Zeitdruck stattgefunden hat, ohne Vorbereitung in der Atemtechnik und voller Angst vor dem Unbekannten.«

❋ Der Gedankenstopp ❋

Sobald Sie einen negativen Kommentar ertappen, der sich einschleichen will, vollziehen Sie einen Gedankenstopp. Das läuft ein bisschen wie bei einem Kinderspiel: Beim »Stopp« verharren Sie in der Haltung, in der Sie gerade waren.

Wenn Sie den vorangegangenen Schritt zur Gedankenkontrolle ausreichend geübt haben, dann sind Sie es gewohnt, die Gedanken auszumachen, die bei Ihnen Ängste auslösen. Dann vollziehen Sie den Stopp, sobald einer davon auftaucht. Sie lassen ihm gar nicht erst die Zeit, sich zu entwickeln: Damit wird dieser Typ geistiger Projektion an der Wurzel ausgerissen. Und damit hat die Angst keinen Platz mehr.

Jetzt geht es darum, diesen neuen Freiraum mit einer qualitativ hochwertigen Präsenz auszufüllen, um anschließend zu handeln.

❋ Die Präsenz ❋

Um sich nicht von negativen Gedanken überwältigen zu lassen, lautet die Lösung: präsent sein.

Wenn Sie nicht mit vollem Bewusstsein bei der Entbindung anwesend sind, also präsent, dann übernimmt Ihr Unterbewusstsein das Ruder, und Sie wissen nicht, was dann unwissentlich hochkommt. Sobald Sie aber bewusst sind, können Sie handeln. Doch um körperlich handeln zu können, müssen Sie dort auch präsent sein. Um immer präsent zu sein, braucht es aktive Mitarbeit und Übung.

Gehen Sie jeden Morgen, bevor Sie die Augen öffnen, in sich, und bleiben Sie einige Atemzüge lang präsent. Denken Sie an nichts: Atmen Sie, genießen Sie den Moment der Ruhe, bevor Sie den Tag angehen. Trainieren Sie Ihre Präsenz. Nehmen Sie sich abends vor dem Einschlafen Zeit für sich, um einfach nur da zu sein, um präsent für sich selbst zu sein.

Genau diese Art Präsenz müssen Sie jedes Mal abrufen, wenn Sie Ihre Angst auslösenden Gedanken stoppen.

❋ Zur Tat schreiten ❋

Die Geburt ist wirklich ein außerordentlicher Moment, und es ist schwer, nicht ganz bei dem Ereignis und nicht in seinem Körper zu sein. Dennoch kommt das vor. Lassen Sie sich nicht in die Falle locken, machen Sie es lieber wie die Katze. Die Katze, die Junge bekommt, hat keine Angst. Sie denkt nicht nach, sie folgt ihrem Instinkt, ihrem Lebenswillen. Sie dagegen haben einen Denkapparat, der sicher sehr kostbar ist. Aber identifizieren Sie sich nicht mit dem, was er hervorbringt, mit seinen Gedanken, denn sonst verlassen Sie den Moment der Gegenwart und finden sich in Ihrer Vorstellungswelt wieder, in der Angst.

Eliane

»Bevor ich mit dem Yoga begonnen habe, hatte ich keine Angst vor der Schwangerschaft, sondern vor den Wehen, die ich vor der Geburt durchzustehen hätte. Denn bei meinem zweiten Kind haben die Wehen fünfzehn Stunden gedauert. Als ich mit dem Yoga begann, und je mehr ich vorankam, hat sich bei mir Vertrauen eingestellt. Ich fühlte mich immer mehr in der Lage, diese Momente angstfrei zu erleben. Ich wusste, dass ich auf meinen Körper hören musste und dass ich die Übungen und die Ratschläge aus diesem Yoga-Kurs umsetzen musste, damit dieser Augenblick der schönste wird! Als ich auf der Geburtsstation ankam, war ich ganz entspannt. Alles ging gut, ohne PDA. Mein Leben lang werde ich diese Entbindung in guter Erinnerung behalten!«

Sind Sie aber mitten in der Handlung, bei Ihren Empfindungen, nimmt der Schmerz ab. Sie atmen, Sie tun alles, um ihn zu zähmen. Die Angst verstärkt den Schmerz und macht ihn unerträglich. Sind Sie aber mittendrin, verwandelt er sich, wie wir im folgenden Kapitel sehen werden.

Im Augenblick der Geburt präsent zu sein heißt, in Ihrem Becken zu sein, heißt handeln, dort atmen, den Damm entspannen, das Vorankommen Ihres Babys begleiten.

Um die Angst auszuschalten, üben Sie, negative Gedanken zu stoppen, bleiben Sie bei sich, und machen Sie einfach. Dann verschwindet die Angst sofort, denn Sie sind aktiv. Jeder hat das schon einmal erlebt: Wenn Sie ganz vertieft in ein Ereignis sind, denken Sie nicht nach, Sie machen einfach, Sie haben keine Angst. Sind Sie aber in Ihrer Vorstellungswelt, dann sind Sie von der Wirklichkeit abgeschnitten, die Angst übernimmt, und Sie verlieren Ihren Handlungsspielraum.

Ein Vorschlag für den Alltag: Bleiben Sie positiv

Beschließen Sie eines Tages, nur noch bei konkreten, realen Anlässen Angst zu haben (davon gibt es genug). Schalten Sie alle Sorgen aus, die Ihrer Vorstellungskraft entspringen. Ihr Leben wird wie verwandelt sein.

Ihr Kind verspätet sich nach der Schule? Schieben Sie jedes Katastrophenszenario weit von sich (das ja nur eine Illusion sein kann, da Sie keine konkreten Informationen haben). So können Sie einen kühlen Kopf bewahren, um andere Mütter oder die Schule anzurufen und die richtige Entscheidung zu treffen. Sie können einfach abwarten und dabei ruhig bleiben. Dann können Sie Ihr Kind freudig in Empfang nehmen und ihm zuhören, wenn es Ihnen von seinen Abenteuern berichtet und den Gründen, warum es etwas zu spät gekommen ist!

Seien Sie immer, wenn Sie eine Erfahrung zum ersten Mal machen, offen und a priori positiv. Sie wissen doch, wie wichtig im Leistungssport die mentale Vorbereitung ist: Das Gleiche gilt für die Entbindung. Machen Sie es sich also zur Gewohnheit, eine positive Haltung einzunehmen.

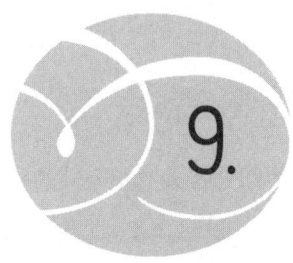

Der Schmerz: ein Initiationsritus

Sie müssen den Schmerz nicht einfach ertragen, ohne Widerstand zu leisten, durch den sich die Türen schließen und die Schmerzen zunehmen würden – Sie verfügen bereits über das Rüstzeug, das Ihnen erlaubt zu handeln, um den Schmerz abzuschwächen. Was Sie brauchen:

- ein präzises Körpergefühl (Becken, Damm, Rücken, Brustkorb, Zwerchfell ...)
- die Kraft im Unterleib und die Verwurzelung
- die Einstellung, Zeugin zu sein
- die verschiedenen Atemtechniken
- die verschiedenen Entspannungsübungen
- die verschiedenen Bewusstseinsebenen
- »mehr fühlen als denken«, das heißt wählen, bestimmte Empfindungen an bestimmten Orten im Körper zu erleben
- aktiv sein und das Zeichen des Unendlichen tanzen

Jetzt wollen wir noch ein Stück weitergehen: Wir wollen genau festhalten, was beim Erleben der Schmerzen eine Rolle spielt. Wir wollen die Mechanismen dahinter verstehen und so Mittel an die

Hand bekommen, den Schmerz zu überwinden und schließlich die Energie für eine innere Verwandlung zu nutzen.

Der Entbindungsschmerz

Eine Entbindung kann zahlreiche schmerzhafte Empfindungen auslösen: Gelenkschmerzen, Bänderschmerzen, Dehnungsschmerzen, Muskelschmerzen, vor allem durch das Zusammenziehen der Gebärmutter. Ein Schmerz, der ja etwas Körperliches ist, kann sich in Leid verwandeln, wenn die Psyche sich einmischt. Aber in der Regel sind es körperliche Schmerzen, denen die Frau im Lauf der Entbindung begegnet. Schmerz und Leid sind sehr verschieden: Sie sind nicht auf der gleichen Ebene angesiedelt. Wir wollen uns über die verwendeten Begriffe einig werden.

✳ Der Schmerz ✳

Auch wenn es sich bei den Schmerzauslösern um chemische und vor allem neurologische Prozesse handelt, ist der Schmerz doch vor allem **eine sensorische Erfahrung**. Schmerzen sind in der Regel eine unangenehme Empfindung, die körperlich wahrgenommen wird. Die Intensität variiert von einer zur anderen Person und wird von einer Person am einen Tag anders wahrgenommen als am nächsten. In der Regel sind Schmerzen ein Alarmsignal, das uns vor einem Angriff auf die Unversehrtheit des Organismus schützt. Folglich sind Schmerzen auch Abwehrsignale. Sie warnen, lassen uns reflexhaft reagieren und fordern dazu auf, angemessen zu handeln. Schmerzen spielen also eine positive Rolle, denn sie stehen im Dienste des Lebens.

Der physiologische Mechanismus der Schmerzen ist trotzdem von einem neurologischen und chemischen Prozess abhängig: Die Schmerzempfindung fängt mit der Stimulierung spezifischer Rezeptoren durch die Ausschüttung chemischer Botenstoffe an. Die Schmerzinformation wird entlang der Nervenbahnen bis ins Gehirn geleitet, wofür andere Botenstoffe nötig sind.

Damit es zu einer automatischen Reaktion des Körpers kommt, löst der Schmerz Reaktionen im vegetativen Nervensystem (Sympathikus und Parasympathikus) aus, die mit der Ausschüttung dieser Substanzen zu tun haben. Eine Gefäßerweiterung und eine Gefäßverengung beispielsweise sind leicht zu erkennen, wenn sie an der Körperoberfläche stattfinden: Die Haut wird dann rot oder weiß. Diese Reaktionen erklären, warum manchen Frauen während der Entbindung plötzlich sehr heiß wird oder im Gegenteil sehr kalt.

Der Organismus verhält sich dem Schmerz gegenüber nicht passiv. Er verfügt über ein natürliches Kontrollsystem, das es ihm erlaubt, die Wirkung der Schmerzen zu regulieren. Dafür werden Substanzen ausgeschüttet, die Endorphine. Sie haben die Fähigkeit, den Nervenimpuls zu verringern und so den Schmerz zu lindern.

❋ Das Leid ❋

Das Wort »Leid« oder »Leiden« ist als Bezeichnung etwas schwammig, denn man unterscheidet normalerweise nicht zwischen dem physischen und dem psychischen Aspekt. Erlebt man es aber bewusst, kann man die beiden trennen. Leid beginnt im Kopf. Man ist aufgewühlt, macht sich Sorgen, erfindet Katastrophenszenarien oder ruft sich unbewusst alte Geschichten in Erinnerung. Leid ruft »Unbehagen« hervor, das die normalen Abläufe im Organismus durcheinander bringt.

Leid (das auch manchmal »Seelenschmerz« oder »seelischer Schmerz« genannt wird) ist eine Empfindung der Psyche, zu der es **ohne jede körperliche oder neurologische Beeinträchtigung** kommen kann. Beide, Schmerz und Leid, sind sehr real. In Bezug auf den Schmerz gibt es keine Zweifel, doch das Leid wird manchmal unter dem Vorwand geleugnet, dass es nur psychisch sei und damit nicht messbar. Dabei ist es genauso real, und beide haben spürbare Folgen. Auf diese wollen wir aber nur so weit eingehen, wie sie für die Entbindung von Bedeutung sind.

✳ Das Leid bei der Entbindung ✳

Die Entbindung kann in einigen seltenen Fällen eine alte Wunde aufreißen und damit ein früheres Leid neu beleben. Das Leid, das dadurch ausgelöst wird, hat nicht direkt mit der Entbindung und der Geburt des Kindes zu tun. Es kann sich um ein verdecktes Trauma handeln, das bei der eigenen Geburt entstanden ist, oder um Erlebnisse *in utero* oder aus früheren Tagen: Man wurde verlassen, hat ein Kind verloren, wurde sexuell missbraucht oder vergewaltigt, hatte Probleme in der Kindheit ...

Dass vergangenes Leid solcherart hochkommt, ist so selten, dass es sich um Entbindungen handelt, die eine Sonderrolle spielen. Das so geweckte Leid hat absolut nichts mit dem einfachen Wehenschmerz zu tun. Es führt zu nichts, sich Vorwürfe zu machen oder für eine Memme zu halten. Wenn sich so plötzlich Verzweiflung einstellt, wenn man den Ursprung des Leidens überhaupt nicht versteht, dann ist es zwingend notwendig, das medizinische Personal um Hilfe zu bitten. Hier ist eine PDA natürlich angeraten. Sollte man gar nicht mehr klarkommen, dann ist man gut beraten, ruhiggestellt zu werden, um wieder zu Kräften zu kommen und sein Kind in Empfang nehmen zu können. Das ist schließlich das Wichtigste. Nach der Geburt kann dann eine Begleitung nötig sein, um zu verstehen, was da im stressigen Moment der Entbindung hochgekommen ist.

Wie geht man mit Schmerzen um?

Die Schmerzwahrnehmung unter den Wehen kann von Frau zu Frau sehr unterschiedlich ausfallen: wie ein heftiges Zusammenziehen, ein Stechen, etwas, das einem den Atem nimmt, das einen lähmt, ein Krampf, Spasmen, ein Brennen, ein verstärkter Regelschmerz, Koliken ...

Die Analyse der verschiedenen Faktoren, aus denen der Schmerz sich zusammensetzt, hilft uns, wirksam dagegen vorzugehen. Deshalb soll es zuerst einmal darum gehen, alles zu eliminieren, was zu den Empfindungen bei der Entbindung hinzukommt und sie verstärkt, um sich dann voll und ganz auf den Schmerz zu konzentrieren, der als eigentlicher Wehenschmerz bezeichnet wird.

Die Schmerzstärke ist nicht quantifizierbar. Sie ist subjektiv und variiert von einem Menschen zum anderen und in Abhängigkeit der Umstände. Viele Aspekte sind imstande, die Schmerzintensität während der Entbindung zu beeinflussen. Wir wollen sie untersuchen, um sie zu verändern oder ganz zu beseitigen:

1. Der kulturelle Hintergrund: »Du sollst mit Schmerzen Kinder gebären«

Oft ist die Rede von den schrecklichen Schmerzen bei der Entbindung: Das berühmt-berüchtigte »du sollst mit Schmerzen Kinder gebären« findet sich nach wie vor im Bewusstsein und im Unterbewusstsein vieler Frauen! Diese Behauptung wird auch von all denen bestätigt, die eine schwere Entbindung hatten und dazu neigen, sich auf Schwangere zu stürzen, um ihnen Schauermärchen zu erzählen, damit sie ein bisschen von ihrer Bürde loswerden!

In früheren Kursen zur Geburtsvorbereitung gehörte es, da man nicht wusste, was man zum Thema Wehenschmerz sagen sollte, zum guten Ton, Umschreibungen zu verwenden, um das Wort »Schmerz« nicht aussprechen zu müssen. Die Frauen ließen sich natürlich nicht täuschen, doch statt sie zu beruhigen, verstärkte dieses Vorgehen noch ihre Angst vor dem Schmerz. Heute weiß man, dass das Unausgesprochene weit schwerere Konsequenzen hat als die Tatsache, Empfindungen ganz einfach zu erklären.

Als man nicht einmal wagte, dieses Wort auszusprechen, konnten die Frauen sich ausmalen, wie schrecklich dieser Schmerz doch sein musste, sodass man ihn besser überging. Es fällt nicht schwer zu verstehen, dass dieses Verhalten gegenüber dem Schmerz ihn nur vergrößerte und bei manchen sogar Todesängste auslösen konnte.

Todesängste, die in früheren Zeiten durchaus realistisch waren, die aber heute nicht mehr existieren, dank der Fortschritte in der Geburtshilfe und der Hygiene. Dennoch bleibt die Angst gegenwärtig. In diesem Zusammenhang ist der Fortschritt begrüßenswert, den die Einführung der ersten Kurse zur »schmerzfreien Entbindung« in der Nachkriegszeit darstellte. Diese Art Vorbereitung war ein erster Schritt, der genau wie das Yoga erreichen wollte, dass man eine Situation nicht mehr einfach nur ertrug, sondern sie in die Hand nahm und handelte. Die Schmerzerfahrung hat sich dadurch verändert. Inzwischen spricht man in den Kursen zur Geburtsvorbereitung sehr wohl vom Wehenschmerz, leider oft nur, um der PDA das Wort zu reden. Andere Erfahrungen werden meist ausgeklammert.

Angesichts dieser »schmerzhaften Annäherung« an die Geburt trauen sich die Frauen, die einen spontanen Orgasmus beim Austreten ihres Kindes erlebt haben, kaum, davon zu sprechen. Sie haben oft den Eindruck, nicht wie die anderen zu sein: Die Welt steht kopf! Das berüchtigte »du sollst mit Schmerzen Kinder gebären« gehört in eine Epoche, in der es noch keine Geburtshilfe gab und in der die Entbindung in totaler Ahnungslosigkeit ertragen wurde. Um zu vermeiden, dass man sich etwas vorstellt, aus Unwissenheit fantasiert und so die Angst vergrößert, die eine entscheidende Rolle bei der Schmerzwahrnehmung spielt, ist es angebracht, einfache und genaue Kenntnisse über den Ablauf der Entbindung zu erwerben: Kenntnisse über Anatomie, Physiologie, Energetik und den inneren Zustand, um nach und nach einem »**du sollst mit Freuden Kinder gebären**« Platz zu machen.

Haben Sie einmal erkannt, dass »du sollst mit Schmerzen Kinder gebären« nicht mehr gilt, können Sie sich bewusst davon befreien und müssen sich nicht mehr unter die Frauen einreihen, die das oft unbewusst vermitteln. Seien Sie wachsam, schützen Sie sich, und lassen Sie sich nicht länger von diesen negativen Erzählungen attackieren, denn die Ansteckung kommt mit dem Wort und mit der Übertragung des Erlebten. Wenn Sie sich so positionieren, ermöglichen Sie auch den anderen Frauen, ihren wahren Platz einzunehmen und ihre heilige Rolle als **Initiatorinnen des Lebens** auszufüllen.

❋ 2. Den Schmerz akzeptieren ❋

Um eine andere Annäherung an das Thema Entbindung denkbar zu machen, sollten wir erst einmal eine genaue Kenntnis des Ablaufs haben. Wir sollten akzeptieren, diese Erfahrung zu machen. Dann können wir handeln.

WIE GEHT MAN MIT SCHMERZEN UM?

Den Wehenschmerz akzeptieren beginnt damit, sich mit kleineren Empfindungen auseinanderzusetzen, mit den Schmerzen im täglichen Leben. Diese Haltung besteht darin:
- genau zu fühlen, was im Körper vorgeht
- sich den Grad an Sensibilität bewusst zu machen, der sich spontan einstellt
- diesen Grad an Sensibilität zu variieren, in der Absicht, erst noch empfänglicher dafür zu werden und dann weniger, so als würde man sich zurückziehen
- die Nachricht des Körpers zu entschlüsseln
- zu handeln

Üben Sie also anhand der kleinen Wehwehchen im täglichen Leben:
- Beobachten Sie sie genauer, und atmen Sie mitten hinein in diese Empfindung: Der Schmerz lässt in der Regel schnell nach.
- Behalten Sie eine Präsenz am exakten Ort des Schmerzes bei, werden Sie eins mit ihm, begleiten Sie ihn, folgen Sie seiner Entwicklung.
- Streben Sie danach, den Ort Ihrer Aufmerksamkeit zu variieren: ein bisschen nach vorn, nach hinten, nach oben ... Lösen Sie regelmäßig die Verspannungen in diesem Bereich.
- Lassen Sie Energie zirkulieren.

Sehen wir uns einige Beispiele an.

Ich habe Probleme mit der Verdauung: Ich lege mich hin, lege die Hände auf den Magen, ich atme in den Schmerz hinein. Ich umhülle meinen Magen mit sanfter Wärme, um ihn zu entknoten. Welches Lebensmittel und vor allem welche Emotion verweigere ich da gerade? Ich beschließe, Diät zu halten.

Ich habe Kopfschmerzen: Ich schließe die Augen, atme in den Kopf hinein und schicke die Verspannung beim Ausatmen bis hinunter in die Füße, ganz lange. Worüber zerbreche ich mir den Kopf? Ich werde mir einen halben Tag Ruhe gönnen und meinen Kopf durchlüften.

Ich kann nicht schlafen, habe Sorgen: Schnell eine kleine Entspannungsübung im Bett: die Muskeln auf der rechten Seite an- und entspannen, dann auf der linken Seite, mal stärker, mal schwächer ... Morgen werde ich mit dem Betroffenen reden, meine Empfindungen mit ihm teilen und eine Lösung suchen.

Ich bin erschöpft: Ein ordentlicher Spaziergang und ab ins Bett!

Ich habe eine ordentliche Grippe: Ab unter die Bettdecke! Ich schwitze und scheide die Giftstoffe aus: Wer oder welches Problem hat da meinen Körper gepackt? Ich brauche einen Schnitt, muss mich einige Tage zu Hause pflegen.

Das Knie tut mir weh: Ich massiere es liebevoll mit einem guten Öl, morgens und abends. Ich lasse die Energie zirkulieren, indem ich in mich hineinatme. Gegenüber wem will mein Körper nicht nachgeben? Ich höre auf mein Knie und lege eine Pause ein.

Das sind nur Beispiele, die den Übergang zeigen von einer Haltung, in der man eine Situation nur erträgt, zu einer Haltung, die unsere Empfindungen mit einbezieht. Die aktive Haltung, dieses »sein Leben und seine Gesundheit in die Hand nehmen«, ersetzt eine schwerfällige Passivität, die folgenreich ist. Man legt seinen Körper nicht auf dem Kreißbett ab wie bei einer Operation, bei der man alles von den

Ärzten erwartet. Nur die Mutter kann das Kind zur Welt bringen: Die anderen sind nur da, um sie zu begleiten und zu unterstützen. Es ist an ihr, zusammen mit dem Papa das Baby zu begleiten.
Sobald eine Situation akzeptiert wird, steht alle Energie für das Handeln zur Verfügung.

☀ 3. Der aktuelle Kontext: die Verweigerung ☀ starker Sinnesempfindungen

Wir leben in einer Zeit, in der auch noch der kleinste Schmerz mit großzügig eingesetzten Medikamenten niedergeknüppelt wird, sobald er »aufkreuzt«. Weil man Angst hat zu leiden, ignoriert man seinen Körper und ist anschließend überrascht, wenn er nicht funktioniert. Damit der Körper gut funktioniert, braucht er eine Präsenz, er muss bewohnt werden. Wenn Sie schon bei kleineren Schmerzen, Kopfweh, Verdauungsproblemen, Fieber, einem Niesen, einem Ziehen im Knie oder vorübergehenden Schlafproblemen zu Medikamenten greifen, sind Sie abhängig und werden von vornherein nach einer PDA verlangen, sobald Sie auf der Entbindungsstation ankommen. Das ist logisch! Es sei denn, Sie machen sich schlau über anderen Methoden wie Yoga, die dazu einladen, die Empfindung zu erforschen, zu zähmen, einen Dialog zu beginnen, zu atmen, sich zu entspannen, die Entwicklung und häufig auch das Verschwinden zu beobachten.

Erleben Sie beispielsweise, was es bringt, zehn Minuten täglich nur zu sitzen. Bleiben Sie im Schneidersitz, auf einem Kissen oder einer kleinen Bank, unbeweglich sitzen: So können Sie die inneren Vorgänge beobachten, wo auch immer sie auftreten, Beine, Rücken ... Nehmen Sie sich Zeit, um sie zu spüren, sie präzise zu erleben.

DER SCHMERZ: EIN INITIATIONSRITUS

> **Christine**
>
> »In meinem Bauch geht es hoch her, als wolle mein Baby umziehen. Die Wehen kommen schneller, die Atmung stellt sich von selbst ein. Kaum ist eine Wehe vorbei, Bauchatmung, um das Baby mit Sauerstoff zu versorgen, dann Wellenatmung, sobald die nächste Wehe beginnt. Der Schmerz verschwindet mit der ›Welle‹. Ich habe überhaupt keine Schmerzen, vielmehr habe ich den Eindruck einer sehr starken Energie, die nach unten schiebt.«
>
> **Christine**
> **(nach der Entbindung)**
>
> »Das ist doch nicht alles! Also, ich bin bereit, sofort wieder damit anzufangen!«

Achten Sie darauf, wie sehr sie sich verändern, sobald man sie sich bewusst macht. Manchmal lösen sie sich auf ... kommen wieder ... werden stärker ... verschwinden. Vielleicht machen Sie die große Entdeckung, dass das Bewusstsein, welches Sie auf einen Körperteil richten, in der Tiefe wirkt und etwas verwandelt, wo auch immer es hinkommt.

Und von den kleinen Empfindungen hin zu den größeren werden Sie spüren, dass es gar nicht nötig ist, Bungee-Jumping zu machen oder übers Feuer zu gehen, um starke Empfindungen zu haben, zu schwingen, mit anderen Worten: um das Leben in sich zu spüren.

Der Wert der Intensität wird in unserer Kultur oft nicht geschätzt. Abgesehen von denjenigen, die den »Kick« brauchen, zum Beispiel beim Klettern oder beim Bungee-Jumping. Als normal gilt in zahlreichen Domänen, die Intensität maximal zu reduzieren. Warum soll man die intensiven Empfindungen, die einen umhauen, immer vermeiden? Die Frage drängt sich auf. In den Extremsportarten sucht man ja gerade die Intensität der Empfindungen, man kultiviert das Über-sich-selbst-Hinauswachsen. Und zur Geburt des eigenen Kindes, die doch einer der schönsten Momente im Leben ist, soll man dann etwas einnehmen, um nichts zu empfinden!

Das Leben beschert uns einen großen Reichtum an Wahrnehmungen, die zu erforschen sehr interessant ist. Die stärksten verwandeln uns tief greifend durch die Bewegungen der inneren Energie, die sie mit sich bringen. Die Intensität und gleichzeitig die Euphorie, die von den Endorphinen hervorgerufen werden, sind feste Bestandteile dieses außergewöhnlichen Moments.

Der Ablauf einer Entbindung variiert stark von einer zur anderen Geburt. Die beste Vorbereitung ist es also, alle Möglichkeiten zu akzeptieren. Es gibt nicht wirklich das ideale Szenario, und da Sie ja sowieso keine Wahl haben, verlieren Sie auch keine Zeit mit irgendwelchen Wunschvorstellungen. Der Unterschied zwischen einer schnellen Geburt und einer, die sich ewig hinzieht, besteht in der Art, **wie Sie die Geburt erleben.**

Die Intensität der Wehen ist sehr unterschiedlich, aber im Allgemeinen nimmt sie zu. Deshalb ist es sinnvoll, auf und ab zu gehen, ein Bad zu nehmen, Musik zu hören, sich zu lieben, die Zeit also auf angenehme Art zu verbringen, soweit das möglich ist. Konzentrieren Sie Ihre Atmung nur auf die Wehen, die am heftigsten sind.

Akzeptieren Sie, **Ihre Entbindung intensiv zu erleben,** und vielleicht machen Sie ja nicht so sehr die Erfahrung schmerzhafter Wehen, sondern die einer besonderen Intensität, die Sie in **einen »außergewöhnlichen«, schwingenden Zustand versetzt, bei dem sich der Bewusstseinszustand verändert,** einen Zustand, der auf die Beziehung zu Ihrem Kind oder Ihrem Partner ausstrahlt.

❋ 4. Die Kenntnis von den Schmerzursachen ❋

Die Schmerzen bei einer Entbindung sind hauptsächlich körperlicher Natur. Eine genaue Kenntnis der unterschiedlichen Empfindungen, auf die Sie treffen können, und die Fähigkeit, sie in Ihrem Körper zu verorten, hilft Ihnen zu vermeiden, dass Sie sich etwas ausmalen und dadurch den Schmerz verstärken.

Während der Entbindung werden Sie in verschiedenen Regionen etwas empfinden:

- während der Eröffnungsphase im Bauchraum: Das ist ein **Muskelschmerz**, der durch das Zusammenziehen des starken Muskels bedingt ist, den die Gebärmutter darstellt.
- seltener in der Lendengegend: auch das ein **Muskelschmerz**, der durch Krämpfe verursacht wird, zum Beispiel bei einem »Sternengucker«, dessen Hinterkopf gegen den Rücken der Mutter drückt.
- im Becken, sobald das Baby in den Geburtskanal eintritt: Jetzt sind es **Bänder und Gelenke, die schmerzen,** was durch die maximale Öffnung der Gelenke im Becken verursacht wird (Kreuzbein, Steißbein, Symphyse).
- im Becken: Das sind **Dehnungsschmerzen,** denn das Gewebe wird beim Durchtritt des Babys maximal gedehnt: am Gebärmutterhals, an der Scheide, an den beiden Muskelschichten des Damms.

Nachdem wir nun diese verschiedenen Empfindungen unter der Entbindung klassifiziert haben, wird es Ihnen leichter fallen, sie bei ihrem Auftreten zu erkennen, zu akzeptieren und ihre Funktion zu verstehen, um handeln zu können. Abgesehen von den Schmerzen durch das Zusammenziehen der Gebärmutter haben Sie in der Regel während der Schwangerschaft bereits die anderen Schmerzen kennengelernt. Sie genau zuordnen zu können, nimmt die Angst und ermöglicht Ihnen, wirksam dagegen vorzugehen. Geben Sie sich nie mit dem Ungefähren zufrieden: Schmerzen in der Lendengegend haben nichts zu tun mit Schmerzen im Iliosakralgelenk.

WIE GEHT MAN MIT SCHMERZEN UM?

- Gelenkschmerzen rund um das Kreuzbein werden durch alle Haltungen gelindert, bei denen sich die Rückseite des Beckens öffnet.
- Gelenkschmerzen in der Symphyse sind nicht so heftig, wenn Sie dieses Gelenk in der Schwangerschaft geschmeidig machen, indem Sie die Sitzbeinhöcker auseinandernehmen. Schmerzt das Schambein immer noch, atmen Sie in das Gelenk hinein: Beim Ausatmen stellen Sie sich vor, dass Sie im Inneren Platz schaffen, beim Einatmen, dass Sie es noch mehr öffnen.
- Schmerzen in überdehnten Bändern verschwinden durch Bewegung: Kipp- und Kreisbewegungen im Becken in allen Positionen, die Ihnen angenehm sind, sind da sehr wirksam: Darauf sollten Sie nicht verzichten.
- Schmerzen in der Lendengegend werden durch die Katzen- und die Hundehaltung gelindert, die halbe Brücke, eine Massage der Lenden und natürlich durch liebevolle Massagen vonseiten des werdenden Vaters!
- Schmerzen bei der Entbindung eines »Sternenguckers«: Das Besondere bei einer solchen Entbindung ist, dass die Frau nichts im Bauch spürt, sondern einen heftigen Schmerz auf Höhe des Iliosakralgelenks. Es handelt sich nicht um einen Muskelschmerz, sondern um einen neuralgischen Schmerz aufgrund des Drucks auf einen Nerv im Inneren des Gelenks. Dieser Druck wird durch die Gebärmutter ausgeübt, die sich zusammenzieht. Diese Art Schmerzen treten vorrangig bei zwei Entbindungstypen auf: wenn die Innervation des mütterlichen Beckens eine besondere ist und wenn das Baby ein »Sternengucker« ist, also Rücken an Rücken mit der Mutter liegt.
Sobald Sie diesen charakteristischen Schmerz feststellen und solange die Wehen noch nicht zu dicht aufeinanderfolgen, **machen Sie unbedingt Yoga-Übungen, bei denen das Iliosakralgelenk**

geöffnet wird. Jetzt beginnt ein Wettlauf gegen die Zeit, denn das Yoga-Training muss lang genug dauern, damit Sie eine Erleichterung spüren können. Solange Sie sich noch bewegen können, sollten Sie die Haltungen zur Öffnung des Beckens ausführen.

Wenn Sie Entspannung brauchen, verbietet sich die Rückenlage, denn dann drückt das Kreuzbein auf die Unterlage und wird dadurch blockiert. Sie müssen die Rückseite des Beckens weiter öffnen, indem Sie die Kindhaltung einnehmen, die große Erleichterung bringt, oder eine Sitzhaltung mit vorgebeugtem Oberkörper. In der Regel finden die Frauen von allein die Haltung, die ihnen Erleichterung verschafft.

Wohltuend ist auch das Atmen ins Beckeninnere, als ob es mit Luft vollgepumpt würde. Visualisieren Sie dabei seine Öffnung. Sie können zwischen dieser Atmung und der Atmung ins Iliosakralgelenk hin- und herwechseln. Ein heißes Bad oder eine heiße Dusche bringen deutlich Linderung. Zögern Sie nicht, wiederholt darauf zurückzugreifen, wenn Sie noch zu Hause sind.

Andere Möglichkeit: Der werdende Papa massiert die schmerzende Gegend. Wählen Sie eine Position, die Ihnen entgegenkommt, und genießen Sie die Massage. Das bringt sofort Linderung. Bei der Massage sollte energisch Druck auf den unteren Rücken und das Kreuzbein ausgeübt werden. Sie können zusätzlich ein beruhigendes Massageöl verwenden, mit Arnika zum Beispiel.

Isabelle

»Gegen sechs Uhr morgens wurden die Schmerzen so heftig, dass ich keine ›angenehme‹ Position mehr fand. Ich krümmte mich mit angezogenen Beinen. Der Hauptschmerz war im

...

WIE GEHT MAN MIT SCHMERZEN UM?

> ...
> unteren Rücken. Er war beständig da, ohne Entspannung.
> Die Wehenschmerzen kamen und gingen.
> Ich wurde schnell von den Schmerzen überwältigt,
> trotz der Unterstützung durch meinen Mann, der mir beim
> Atmen half. Ich war von den Ereignissen überfordert.
> Gegen Viertel vor sieben habe ich um eine PDA gebeten,
> der Muttermund war bei vier Zentimetern. Ich hatte gehofft,
> darum herumzukommen. Deshalb war ich zuerst enttäuscht,
> als ich darum bat. Doch es war eine große Erleichterung.
> Die PDA war gut dosiert: Ich spürte die Wehen immer noch,
> aber längst nicht mehr so heftig, und vor allem waren die
> Schmerzen im Lendenbereich verschwunden.
> Simon wurde geboren, ich habe ihn mir auf den Bauch gelegt.
> Er hat nicht sofort geweint, er hatte ein ganz ruhiges Gesicht.
> Was für ein schönes Geschenk hat er uns gemacht!
> Seitdem sind wir alle drei glücklich und entspannt!
> Obwohl ich es nicht geschafft habe, die Schmerzen
> zu meistern (das kommt dann beim nächsten Mal), bleibt mir
> doch die Befriedigung, mein Kind zur Welt gebracht zu haben,
> und zwar ganz entspannt. Auch jetzt noch bin ich zufrieden,
> und ohne Zweifel haben die Yoga-Stunden mir dazu verholfen.«

❊ 5. Die Kenntnis von den Schmerzabläufen ❊

Der Hauptschmerz bei der Entbindung wird sicherlich durch die Kontraktionen der Gebärmutter verursacht. Die Muskelfasern verkürzen sich, die Gebärmutter wird hart und zieht sich zusammen, um den Gebärmutterhals zu weiten und das Baby Richtung Ausgang zu schieben. **Der Hauptschmerz bei der Entbindung ist also einfach ein Muskelschmerz,** heftig, aber eben muskulär.

Beim Yoga-Kurs und auf der Geburtsstation sind die jungen Frauen, die ihr erstes Kind erwarten, oft verblüfft, dass diese berüchtigten Entbindungsschmerzen in Wahrheit einfach Muskelschmerzen sind. Lassen wir sie zu Wort kommen:

> **Brigitte**
>
> »Schon komisch, dieser Satz: Die Entbindungsschmerzen sind Muskelschmerzen. Da bricht etwas in mir zusammen. Wie denn das! Diese Schmerzen, von denen man kaum zu sprechen wagt, sind reine Muskelschmerzen! Ich bin fast ein bisschen enttäuscht. Ich dachte immer, dass hinter den Schmerzen beim Kinderkriegen etwas viel Verheerenderes steckt! Als meine Mutter mir davon erzählt hat, hatte ich die düstersten Vorahnungen!«

> **Valérie**
>
> »Der Entbindungsschmerz wird in Sekundenschnelle zu einem reinen Muskelschmerz! Ich dachte immer, man leidet aus anderen Gründen, natürlich ohne zu wissen, aus welchen! Dann ist das aber ermutigend. Jetzt kann ich davon ausgehen, dass das gar nicht so niederschmetternd ist!«

Die Natur aktiviert die Arbeit der Gebärmutter auf außergewöhnliche, intensive Art, um das große Werk zu ermöglichen, das die Geburt eines Kindes ist. Diese Intensität wird von uns in der Regel als Schmerz interpretiert: Aber das ist nur eine Interpretation.

Die Stimulation, die als schmerzhaft empfunden wird, wird vom Nervensystem übermittelt. Der Organismus verfügt über ein System zur Schmerzregulierung. Er schüttet nämlich Endorphine aus, deren

schmerzstillende Wirkung die Schmerzintensität verringert. Endorphine wirken gleichzeitig schmerzlindernd und euphorisierend.
Die Plazenta kann viele Endorphine ausschütten, was bedeutet, dass der Körper sein eigenes schmerzlinderndes, euphorisierendes System entwickelt, von dem Mutter und Kind profitieren können.
Der menschliche Organismus hat den Umgang mit Schmerzen perfektioniert: Vertrauen Sie auf seine Fähigkeiten, denn diese natürliche Reaktion Ihres Körpers kann sich nur dann vollziehen, wenn Sie sie nicht behindern.

6. Der körperliche Zustand: wie die Erschöpfung auf den Schmerz wirkt

Die Erschöpfung spielt eine maßgebliche Rolle dabei, wie man den Schmerz wahrnimmt. Bereiten Sie sich also gut vor, um am Tag der Geburt in Form zu sein.
Bedenken Sie während der Entbindung, dass Sie Ihre Energie gut einteilen müssen. Verschwenden Sie also nicht Ihre Kraft. Lassen Sie alles Unnütze weg.
Bereiten Sie im Gespräch mit Ihrem Partner all das vor, was Ihnen am Herzen liegt, und lassen Sie los: Vertrauen Sie ihm, und konzentrieren Sie sich allein darauf, bei Ihrem Kind zu sein. Zum Schluss kann Ihnen sogar das Sprechen zu viel werden.
Kämpfen Sie nicht, widersetzen Sie sich nicht, lassen Sie los, akzeptieren Sie diesen ganz besonderen Zustand der Verflüssigung,

Laetitia

»Der Moment der Austreibung war wundervoll! Was für eine Freude! Ich war so präsent, dass ich den Körper meines Kindes beim Herauskommen genau spüren konnte. Ich hatte den Eindruck, dabei zuzusehen! Es mit anderen Augen zu sehen! Mein Baby ist vom Ausgang der Gebärmutter zum Scheidenausgang wie auf einem Schlitten gefahren, ganz schnell und mit größter Leichtigkeit.«

als ob Ihr Körper, der in einen flüssigen Zustand übergangen ist, zerfließen würde. Genießen Sie das, akzeptieren Sie sich in diesem Zustand, fürchten Sie sich nicht, das ist ein bisschen wie ruhendes Wasser nach dem Sturm. Das Ganze ähnelt einer extremen Erschöpfung, die Sie vielleicht so noch nicht kennen. Dann kommt es Ihnen vor, als könnten Sie nicht mal den kleinen Finger bewegen.

Dann verkündet man Ihnen, Ihr Muttermund sei voll eröffnet: Bald werden Sie den Drang verspüren zu pressen, und plötzlich richten Sie sich mit einer Kraft auf, die Berge versetzen kann. Diese unerwarteten Reserven überraschen Sie? Sie sind Teil des mysteriösen Verwandlungsprozesses, der in Ihnen stattfindet, das werden wir später noch sehen.

Christine

»Die Vorbereitung mithilfe von Yoga hat in der Tat zu einer fantastischen Entwicklung geführt. Diese Arbeit hat es mir ermöglicht, in den Tiefen meiner selbst eine Antwort auf jede Situation zu finden. Wie alle Frauen seit Anbeginn der Zeit tragen wir die Antworten in uns, wir wissen, was zu tun ist, wir müssen uns nur vertrauen. Die Yoga-Kurse haben mir erlaubt, all das in mir wiederzufinden. Ich wünsche jeder Frau, dass sie Gelegenheit bekommt, diese großartige Erfahrung zu machen, in der Fülle dieses Bewusstseins Leben zu schenken. Und das sowohl auf der körperlichen als auch auf der spirituellen Ebene.«

❋ 7. Psyche und geistige Verfassung ❋

Hätten wir keine Psyche, wäre jede Wehe wirkungsvoll. Sie würde den Muttermund öffnen und das Baby Richtung Ausgang drängen. Nichts würde sich zwischen die Abläufe im Körper und das Ergebnis stellen: die Geburt des Babys. Der Körper würde, sobald das chemische Signal dazu gegeben wird, seine Endorphine ausschütten, um den Schmerz zu lindern.

Yoga hilft Ihnen dabei, das während der Entbindung zu leben, sich dem anzunähern. Der weibliche Körper muss nichts lernen, er weiß zu entbinden. Indem sie den Kontakt zu Ihrem Körper wieder herstellt, kann die werdende Mutter dieses unbefangene Vertrauen in den Organismus wiedererlangen, diese körperliche Intelligenz.

Yoga erlaubt einem, in seinen Körper zurückzukehren, ihn zu bewohnen, die Lebensenergie zu spüren, die eigene Empfindungsfähigkeit zu dosieren und zu lenken und das unbefangene Vertrauen in die Kräfte des Lebens zu kontaktieren. Das ist dann eine solide Basis für den gelungenen Ablauf der Entbindung.

Doch unser Körper wird von einem menschlichen Wesen und seiner Psyche bewohnt, seinen Empfindungen und seiner Geschichte: zahlreiche Faktoren, die das Erlebnis der Entbindung »würzen«. Machen

> **Hélène**
>
> »Ab dem Morgengrauen verändert sich mein Körper: sanfte Wehen und der Abgang einer lauwarmen Flüssigkeit aus der Gebärmutter sind der Startpunkt für diesen aufregenden Tag. Trotzdem verspüre ich das Verlangen nach Stille und die Notwendigkeit, mich so gut wie möglich auf mich zu konzentrieren. Kurz gesagt, es vergehen lange Phasen, in denen Zeit und Raum unbedeutend sind. Ich glaube übrigens, dass ich sie total vergessen habe. Sogar mein Mann Olivier scheint im Moment weit weg zu sein. Ich nehme ihn nur noch in Schnappschüssen und kurzen Sätzen wahr. Jedenfalls werde ich während der gesamten Entbindung meine Ruhe haben, denn wir haben beschlossen, dass Gaëlle zu Hause zur Welt kommen soll, eine heikle, aber in unseren Augen sinnvolle Entscheidung.«

> **Catherine**
> »Ich muss sagen, dass der Yoga-Kurs mir sehr nützlich war, sowohl auf der körperlichen als auch auf der gedanklichen Ebene. Unter den Hebammenschülerinnen waren einige ganz neidisch. Sie haben mir danach gesagt, dass sie zur Vorbereitung auf ihre Entbindungen auch Yoga machen wollen!«

Sie sich das bewusst, gehen Sie auf jeden dieser Faktoren ein, auf alles, was sich über die Wehe legt, die für sich genommen durchaus zu bewältigen ist.

Heutzutage weiß jeder, dass **die gedankliche Vorbereitung** Einfluss auf das Resultat hat, beim Sport, bei Prüfungen, bei wichtigen Treffen ...

Jede Form von Geburtsvorbereitung sollte diese Tatsache berücksichtigen. Die richtige Einstellung während der Schwangerschaft wirkt sich günstig auf die Entbindung aus. Man kann schon Monate vorher mit der Vorbereitung beginnen und sie dann in den Wochen und Tagen vor der Geburt verstärken.

Die Einstellung, die Sie am Tag X haben, ist entscheidend. Schauen wir uns zu diesem Thema zwei Geburtsberichte an:

> **Josette**
> »Ich rechnete jeden Tag mit der Geburt. Ich war entspannt und zuversichtlich. Sonntagabend hatte ich leichte Schmerzen im Unterleib, wie Menstruationsbeschwerden. Die habe ich gar nicht mit der Geburt in Verbindung gebracht. Es war mein erstes Kind, und ich wartete auf die berüchtigten Wehen, ohne zu wissen, wie die sich anfühlen würden. Am Montagmorgen immer noch nichts, einmal abgesehen von dem leichten Ziehen. Ich habe beschlossen, ein Bad zu nehmen, um mich zu entspannen. Plötzlich hatte ich das Verlangen zu pressen. Von dem Augenblick an ist alles sehr schnell gegangen, und ich bin gerade noch rechtzeitig auf der Entbindungsstation angekommen, um meinen Sohn zu begrüßen!!!«

> ### Catherine
>
> »Die Geburt meines ersten Kindes war grauenhaft und vor allem sehr lang: drei Tage lang Wehen. Am ersten Tag hatte ich leichte Wehen, die unregelmäßig kamen. Ich bin ins Krankenhaus gefahren. Ich war enttäuscht, als es hieß, der Muttermund sei noch geschlossen. Die ganzen Wehen, und dann nichts! Also bin ich wieder nach Hause gefahren. Am zweiten Tag genau das Gleiche! Ich war es leid zu warten. Am dritten Tag konnte ich nicht mehr, deshalb habe ich um eine PDA gebeten. Das hat mir sofort geholfen, aber ich musste noch drei Stunden Wehen ertragen bis zur Geburt. Nie hätte ich gedacht, dass es so lange dauert. Glücklicherweise ist alles gut gegangen, ein hübscher Junge mit 3100 Gramm.«

Es ist offensichtlich, dass diese beiden Frauen überhaupt nicht in der gleichen geistigen Verfassung waren.

Die erste hatte ihre Schmerzen überhaupt nicht mit der Wehentätigkeit in Verbindung gebracht: Sie hat die ganze Eröffnungsphase in aller Ruhe zu Hause verbracht, ohne es zu bemerken. Sie war sogar überrascht davon, wie schnell das Baby dann da war.

Die zweite dagegen hat, sobald sich die erste Wehe ankündigte, eine »Kopfgeburt« gehabt, bevor die eigentliche Entbindung überhaupt losging.

Daraus können wir schließen, dass der gleiche Vorgang von einer entspannten Frau ganz souverän ausgestanden werden kann, wie man am ersten Beispiel sieht, oder sich zu einem Albtraum entwickelt, wenn die Frau ängstlich und angespannt ist.

Wenn sie sich aber körperlich und gedanklich gut vorbereitet, kann die werdende Mutter aus dem zweiten Beispiel zu einer deutlichen Verbesserung gelangen, was das Erleben der Entbindung betrifft.

Was tun, um am Tag X in guter geistiger Verfassung zu sein?
Es mag von großer Selbstverständlichkeit sein, aber da es nicht üblich ist, sich um seine geistige Verfassung zu kümmern, denkt man auch nicht genug darüber nach: Darum gilt es, sie zu präzisieren.

Den Kopf frei von Sorgen haben

Sie konnten feststellen, dass man spürt, wie der Körper sich zusammenzieht, sich verschließt, sobald Sie Sorgen haben.
Was den Unterschied ausmacht zwischen einer Frau, die sich nicht unterkriegen lässt, und einer Frau, die in Panik verfällt, ist der jeweilige Geisteszustand. Es fällt leicht, das zu verstehen. Es ist nutzlos, es sich noch schwerer zu machen, wenn man diesen großartigen Moment gut leben will.
Daher ist es wichtig, alles vor der Geburt zu regeln, was einem diese schwerer machen könnte: die Organisation am Tag der Entbindung, die Kinder, die Familienbeziehungen, die Schwiegereltern, Besuche, Hilfe im Haushalt: Wer? Unter welchen Bedingungen?
Eine unbelastete und ruhige Psyche ist viel wirkungsvoller.

Körperlich in Form sein, sich entspannen

Körperlich gut in Form zu sein, ist entscheidend: Trainieren Sie wie für einen sportlichen Wettkampf! Bewegen Sie sich, gehen Sie spazieren, machen Sie Yoga, um den Körper fit zu halten. Der Zusammenhang zwischen Körper und Psyche ist wohlbekannt: Ein gesunder Geist wohnt in einem gesunden Körper.
Schonen Sie sich, achten Sie auf einen harmonischen Ausgleich zwischen Aktivität und Erholung. Nehmen Sie sich Auszeiten, um nach Ihren Bedürfnissen zu schlafen. Integrieren Sie regelmäßig kurze Entspannungsphasen. Verlängern Sie sie, sobald sich ein Bedürfnis danach einstellt.

> ### Hélène
>
> »Die Geburt meines ersten Kindes war lang und hat mich traumatisiert. Bei meiner zweiten Schwangerschaft war ich deshalb nicht gerade gelassen. In den letzten Monaten war ich reizbar und ungeduldig. Da habe ich kapiert, dass das Trauma meiner ersten Entbindung die Ursache für meinen Zustand war. Unbewusst haben mein Körper und meine Psyche die Stunden der Qual in Erinnerung behalten, und ich hatte große Angst, da wieder durch zu müssen.
>
> Je näher der Geburtstermin rückte, umso größer wurde meine Angst. Deshalb habe ich die Yoga-Techniken benutzt, um mir meinen Gebärmutterhals bewusst zu machen und seine Öffnung zu begünstigen. Auch den Damm habe ich vorbereitet, weil ich einen zweiten Dammschnitt vermeiden wollte. Eines Nachts habe ich von der Entbindung geträumt: Sie war ganz schmerzlos!
>
> Am nächsten Morgen haben die Wehen gegen acht Uhr dreißig eingesetzt. Ich habe ein Bad genommen. Gegen Mittag bin ich ins Krankenhaus gefahren: Der Muttermund war bei acht Zentimetern. Mein Kind kam um dreizehn Uhr dreißig zur Welt, ohne PDA, ohne Geburtszange, ohne Dammschnitt. Es wurde genau wie in meinem Traum geboren, zwar nicht ganz schmerzfrei, aber weil es so zügig ging, konnte ich gut mit den Schmerzen umgehen, die nur während einer Stunde wirklich heftig waren.«

Negative Emotionen meiden

Gehen Sie auf Abstand zu allem, was Sie stressen oder belasten könnte: deprimierende Filme, unerfreuliche, ermüdende Treffen ...

Fühlen Sie sich umhegt, geliebt, wunschlos glücklich

Richten Sie Ihre Umgebung so ein, dass Sie sich umhegt und geliebt fühlen. Organisieren Sie alles so, dass Sie wunschlos glücklich sind. Zögern Sie nicht, sich helfen zu lassen: Essen bei Kerzenschein, Restaurantbesuche, Abende mit Freundinnen, Blumen bei jeder Gelegenheit, die Kinder auch mal abgeben, eine Haushaltshilfe, falls das möglich ist.

Fördern Sie diese günstigen Umstände bis zur Geburt. Reden Sie mit Ihrem Partner darüber: damit er Ihnen hilft, einen schützenden Kokon einzurichten, damit er ein Schutzschild wird gegen alles, was Sie beeinträchtigen könnte.

※ 8. Der Umgang mit der Zeit ※

Die Dauer der Entbindung spielt eine große Rolle dabei, ob man Schmerzen toleriert. Jede Frau hat ihre Grenze, was dazu führt, dass eine Wehe, die im einen Moment noch erträglich war, einige Minuten später unerträglich ist, auch wenn sie die gleiche Stärke hat.

Um diese Grenze nicht zu überschreiten, ist die richtige Einstellung entscheidend. In meinem vorigen Buch habe ich bereits davon gesprochen, wie wichtig es ist, den gegenwärtigen Moment zu leben. Das Geheimnis, wie man die Wehenschmerzen auf Dauer erträgt, besteht darin, sie nicht zu addieren. Sie erleben in jedem Augenblick eben die Wehe, mit der Sie es gerade zu tun haben. Das machen Sie mithilfe der Wellenatmung. Erleben Sie jede Wehe, als wäre es die erste. Wenn die Atmung es Ihnen ermöglicht, den Schmerz einer Wehe eine Minute lang – und die ist leicht zu überblicken – abzumildern, haben Sie gewonnen. Erleben Sie jede Wehe wie etwas Neues, als wäre es die erste.

Die Qualität der anschließenden Entspannung ist entscheidend. Sie erlaubt Ihnen, den

> **Laetitia**
> »So kamen die Wehen voran, und die Zeit verging, ohne dass es mühsam für mich wurde. Ich befand mich komplett außerhalb der Zeit.«

Zähler wieder »auf null zu stellen«. Denken Sie daran, **aktiv etwas für die Entspannung zu tun.** Das haben wir bereits im Kapitel über die Entspannungstechniken (→ Seite 159 ff.) erörtert.

Dominique

»Der wertvolle Umgang mit der Zeit: ›Mit oder ohne‹ entbinden? Ich war versucht, es ›ohne‹ zu probieren. Aber ich war mir wirklich nicht sicher! Dass sich mein geheimer Wunsch schließlich erfüllt hat, verdanke ich zum großen Teil dem Umgang mit der Zeit während der gesamten Eröffnungsphase, denke ich. Und natürlich dem geistigen Zustand, in dem ich mich befand.

Von den ersten Wehen bis zur Austreibung sind tatsächlich neun Stunden vergangen, etwa genauso viele wie bei meiner ersten Entbindung. Mein Gefühl sagt mir, dass man eine so lange Zeit nicht ›durchhält‹, ohne eine ›Strategie‹ zu haben. Denn abgesehen von dem Gefühl, kurz davor zu stehen, einen magischen, einzigartigen Moment zu erleben, scheint mir auch die richtige ›Methode‹ eine Rolle zu spielen.«

Béatrice

»Die Wehen haben gegen ein Uhr morgens angefangen. Gegen sieben Uhr wurden sie heftiger und kamen alle fünfzehn Minuten. Am Morgen habe ich mich dann darum gekümmert, meinen Koffer zu packen. Besuch von Freunden hat nachmittags dafür gesorgt, dass ich gar nicht bemerkte, wie die Zeit vergeht, und auch gar nicht auf die Wehen achtete. So habe ich den Tag mit Plaudern und Scherzen verbracht. Abends waren wir eingeladen: Ich beschloss,

...

> ...
> die Einladung nicht abzulehnen. Der Abend war sehr angenehm, ich war sehr entspannt. Gegen dreiundzwanzig Uhr waren wir wieder zu Hause. Ich habe mich ein bisschen ausgeruht, obwohl das wegen der Wehen ziemlich schwierig war. Gegen drei Uhr früh sind wir ins Krankenhaus gefahren. Wie groß war meine Überraschung, als ich erfuhr, dass der Muttermund schon bei sechs Zentimetern war.
> Für ein erstes Kind hat mich das sehr gefreut. Ich bin übrigens ein sehr skeptischer Mensch, und ich muss heute zugeben, dass ich es dem Yoga verdanke, so lange durchgehalten zu haben!«

> **Jannick**
> »Als die Wehe kommt, konzentriere ich mich darauf, dass sie nur sehr kurz sein wird (eine Minute, das ist doch nichts) und dass danach sofort die Entspannung kommt.«

9. Der emotionale Zustand: die Angst, dass es wehtut

Das vorangegangene Kapitel stellt eine gute Basis dar, um über den Prozess der Angst nachzudenken. Sie müssen nichts glauben, sondern einfach im täglichen Leben ausprobieren. Wenn Sie sich Ihre Art bewusst machen, Ängste zu fassen zu kriegen, können Sie nach und nach Ihre Fortschritte erleben. Beginnen Sie erst einmal mit kleineren Ängsten. Wenn Sie die Methode fleißig geübt haben, wird sie auch am Tag der Geburt einsatzbereit sein.

Dieses Kapitel über die Angst ermöglicht es Ihnen, alle Gedanken von sich zu weisen, die Sie beeinflussen und die Schmerzen verstärken könnten. In der Regel hat man Angst, bevor die Entbindung losgeht. Am Tag X erlaubt die Anwendung der Yoga-Übungen Ihnen zu handeln, woraufhin die Angst oft keinen Platz mehr hat.

Jannick

»Ich denke an die PDA, und ich wünsche sie mir von ganzem Herzen. Ehrlich gesagt, habe ich einen Horror davor zu leiden. Die Vorstellung von Schmerzen macht mir Angst. Beim Zahnarzt zum Beispiel, vor dem ich seit Kindertagen fast schon eine Phobie habe, stürze ich mich jedes Mal auf die Narkose, ganz im Gegensatz zu dir, Martine!

Als ich auf der Entbindungsstation ankomme, sage ich gleich, dass ich schon starke Schmerzen habe. Dann die kalte Dusche: Die Hebamme eröffnet mir, dass ich warten müsse, denn die beiden Anästhesisten seien mit Kaiserschnitten beschäftigt! Ich habe Angst, ich bin beunruhigt. Die Hebamme untersucht mich und, himmlische Überraschung: Sie verkündet, der Muttermund sei schon komplett offen, und ich werde ganz bald entbinden. Eine PDA würde gar nichts mehr bringen. Diese gute Neuigkeit erleichtert mich außerordentlich. Plötzlich kommt die Entspannung zurück, und ich fühle mich wieder sehr gut. Obwohl die Wehen sehr heftig sind, weiß ich, dass es nicht mehr lange dauern wird. Ich durchlebe Momente, in denen sich Angst und Glück überlagern: Wie wird es wohl sein? Werde ich in der Lage sein, den Schmerz auszuhalten, auch nur kurze Zeit?

Ich habe dreimal gepresst, und Tom war da.

So eine Geburt ist unglaublich, wirklich unglaublich! Alles ging so schnell, das Pressen hat kaum zehn Minuten gedauert!

Der nächste Schritt für mich: Ich werde meinem Zahnarzt und seinen Folterinstrumenten trotzen. Mal sehen, ob ich hier auch die Entspannungskarte einsetzen kann. Aber da ich schon jetzt meine Zweifel habe, wette ich darauf, dass es nicht klappt: Wenn ich nur an das schrille Geräusch des Bohrers denke, tut es mir schon weh!«

Die Angst davor, dass es wehtut, ist legitim. Sich dem Schmerz nicht zu widersetzen, damit er zu keiner Zeit die Grenze zur Unerträglichkeit überschreitet, hilft Ihnen dabei, dass die Angst gar nicht erst aufkommt. Um der Angst gar nicht erst Tür und Tor zu öffnen, pflegen Sie Ihre Verankerung im Hier und Jetzt. »Hier und jetzt ertrage ich die eine Minute der Wehe«. Ihre Präsenz von Minute zu Minute schiebt allem einen Riegel vor, was nicht Ihrem Erleben entspricht, und damit jeder Angst.

✳ 10. Die PDA: Antwort auf die Angst ✳

In mehr als dreißig Jahren Geburtsvorbereitung mit Yoga habe ich nie eine Frau getroffen, die mir gesagt hat, der reine Wehenschmerz sei wirklich unerträglich. Problematisch ist, was dazukommt: die Länge der Entbindung, die Erschöpfung, bestimmte äußere Umstände oder ein plötzliches Leid.

Am schwersten haben es die Frauen, die von Leid überwältigt sind, nicht von Schmerzen. In diesen Fällen kann die PDA eine wertvolle Hilfe sein. Aber das ist selten.

Seit einigen Jahren frage ich immer nach, warum Frauen um eine PDA gebeten haben.

Oft bekomme ich zur Antwort, dass sie aus **Angst, die Folgen der Entbindung nicht zu ertragen,** darum bitten. Sie tun es nicht, weil sie im Moment der Entscheidung besondere Schmerzen haben.

Ungeachtet des Leidens sind es nicht die Schmerzen, sondern **die Angst vor den Schmerzen,** die bei der Entscheidung für die PDA im Vordergrund steht.

Es gibt noch andere, begründete Anfragen, die aber keine Rolle für die Studie spielen: die PDA aus Bequemlichkeit, die PDA zur Einleitung der Geburt.

Manche Frauen halten sich für sehr zart besaitet und meinen, sie ertrügen keinerlei Schmerz: Sie wählen die PDA. Das ist ihre Entscheidung; sie sind im Einklang mit sich. Auch diese Entscheidung gilt es zu respektieren. Obwohl die Schmerzempfindlichkeit kein unabwendbares Schicksal ist: Es gibt keine zart Besaiteten, die so auf die Welt gekommen sind, und andere, die das Glück hatten, es nicht zu sein. Wir alle haben die Fähigkeit, unsere Schmerzempfindlichkeit zu ändern: Man muss das nur trainieren, wie wir gesehen haben.

Eine große Mehrheit zögert. Diese Frauen wollen es ohne PDA versuchen und die Entscheidung im Hinblick auf den Verlauf der Entbindung treffen. Auch das gilt es zu respektieren, aber Vorsicht: Man sollte sich nicht beeinflussen lassen.

»Die Medizin hat große Fortschritte gemacht«, wird man Ihnen sagen: »Dank der PDA muss keine Frau mehr leiden!« Oder: »Sie wollen nicht leiden: Dann bekommen Sie eine PDA.« Und angesichts eines Arztes, der Angst vor Schmerzen hat, der auf bestimmte Kontingente und auf Rentabilität achten muss, haben Sie kaum eine Wahl, vor allem wenn Sie nicht fest entschlossen sind, die PDA abzulehnen.

Dabei weiß man, welch weitreichende Folgen dieser »Raub der Entbindung« für die Frau selbst (Depression) und ihre Beziehung zu Partner und Kind haben kann.

Seltener finden sich Frauen, die keine PDA wollen. Statt mit diesem Wunsch auf Hilfe und Respekt zu stoßen, müssen sie oft darum kämpfen.

Es bleibt noch viel zu tun, wenn es darum geht, jeden Mensch zu hören und zu respektieren.

Laetitia

»Ich muss sagen, dass ich sehr glücklich darüber bin, diese zweite Geburt ohne PDA erlebt zu haben, ohne Infusion, ohne Dammschnitt. Ich bin stolz auf mich, stolz darauf, diese sagenhafte Erfahrung nicht verpasst zu haben!«

> **Béatrice**
>
> »Als ich ins Krankenhaus kam, war der Muttermund bei sechs Zentimetern. Ich habe die PDA abgelehnt, die die Hebamme mir anbot. Eine Stunde später untersucht sie mich, ich bin bei neun Zentimetern. Wieder schlägt sie mir eine PDA vor. Da ich müde bin, willige ich ein. Eine Anästhesistin kommt in den Kreißsaal, sagt kein Wort, nicht einmal guten Tag. Ich traue mich, ihr die Frage zu stellen: ›Könnten Sie die PDA ganz niedrig dosieren, damit ich mein Baby spüren kann?‹ Sie antwortet mir: ›Zu spät! Da hätten Sie früher dran denken müssen! Wenn der Muttermund bei neun Zentimetern ist, kann man gar nichts mehr dosieren‹ Ich stand kurz davor, ihr zu sagen, die PDA ganz wegzulassen! In dem Moment habe ich gespürt, wie mein ganzer Unterleib taub wird. Dieses Gefühl, gelähmte Beine zu haben, hat mir überhaupt nicht behagt. Ich konnte mich nicht mehr bewegen. Und wenn ich sie berührte, fühlten sie sich total kribbelig an. Die Wehen haben aufgehört. Die PDA hat die Wehen drei Stunden lang unterbrochen!«

❋ 11. Genießen Sie ❋

Wenn man die Intensität akzeptiert und ohne Vorbehalte begrüßt, begünstigt das die Produktion von Endorphinen, die wiederum Genuss fördernd sind. Unsere Kultur, die versucht, dem Schmerz den Rücken zu kehren und so das selbstständige Funktionieren des Körpers verfälscht, hat auch große Probleme mit dem Genuss, der ihr suspekt erscheint. Der Genuss, sich anzustrengen, und der Genuss, etwas intensiv zu erleben, sollten trainiert werden – genau so, wie man die Atmung trainiert! Variieren Sie auch da, variieren Sie Ihr Erleben, variieren Sie den Genuss.

Mögen für Sie Freude, Zufriedenheit, Genugtuung, Lächeln, Genießen, Amüsieren, Lachanfälle, Erfüllung, Überschäumen vor Glück da sein und zu Erfahrungen werden, die Sie persönlich in allen ihren Abstufungen auskosten.

Der Schmerz der letzten Wehen

Der Wechsel zwischen der Wellenatmung mit ihren Varianten während der Wehen und der Atmung, ob in den Bauch, die Scheide oder die Gebärmutter hinein, während der Entspannungsmomente dazwischen, erlaubt es den meisten Frauen, die Eröffnungsphase bis hin zur Austreibungsphase gut durchzustehen.
Manche Frauen verspüren dennoch das Bedürfnis nach einer neuen Technik, um die Hürde der letzten Wehen zu nehmen, die der vollständigen Eröffnung des Muttermundes vorangehen.
Diese Wehen sind von etwas anderer Natur. Sie sind intensiver und werden von neuen Empfindungen begleitet, vor allem, weil das Becken aufgeht. Die Empfindung, die am meisten überraschen mag, fühlt sich an wie ein Schub nach unten. Vorsicht: Ich spreche noch nicht von dem Drang zu pressen, sondern von einer Wehe, die das Gefühl einer nach unten drängenden Kraft vermittelt. Am meisten überrascht die kolossale Intensität dieser letzten Wehen. Sie können die Angst wecken, »schlapp zu machen« und von der Welle überrollt und mitgerissen zu werden.
Viele Frauen empfinden die letzten Wehen als besonders schmerzhaft, aber eigentlich ist es der Bruch im Rhythmus, in dem die Wehen kommen, dem sie nichts entgegensetzen können, der sie überrascht, sie durcheinanderbringt und ihre Konzentration stört, die bis dahin so wirksam war.

In diesem Moment kann es schwer werden, die Ruhe zu bewahren, und es scheint, als wäre die Wellenatmung nicht mehr hilfreich. Man hat zwei Möglichkeiten, um diese Hürde zu nehmen, die ja zeitlich gesehen sehr kurz ist.

❄ Sich mit dem Unendlichen verbinden ❄

Wenn Sie bereits Erfahrung mit dem Meditieren haben, können Sie sich während dieser letzten Wehen mit dem Unendlichen verbinden und dort bleiben, indem Sie ganz sacht atmen:

- Sie atmen am Scheitelpunkt des Kopfes ein. Beim Ausatmen steigen Sie in die Unendlichkeit über Ihrem Kopf auf.
- Bleiben Sie einige Atemzüge lang bei dieser Unendlichkeit, und genießen Sie die Atmosphäre. Sie können diesen Bund mit dem Unendlichen als eine Art Gebet erleben, das Ihnen hilft, die neue Intensität der Wehen zu ertragen.
- Sobald Sie in Ihren Körper zurückkehren, fahren Sie mit der Wellenatmung in Ihrem ganzen Inneren fort.

Dieses Vorgehen erlaubt Ihnen, Ihren Körper zu verlassen, um Ihre Realität von »Weiträumigkeit« des »großen Ganzen« zu erleben und so auf Distanz zum Wehenschmerz zu gehen. Während dieser Zeit kann Ihr Körper ungehemmt die Eröffnung des Muttermundes voranbringen und abschließen, damit die Austreibung beginnen kann.

Zwei weitere Techniken stehen zu Ihrer Verfügung: die Technik der Leere (→ Beckenatmung, Seite 78 f.) und die des Anhaltens, der »Gedankenstopp« (→ Seite 208).

Sobald Sie spüren, dass die Empfindung der Wehen sich verändert, kommen Sie in den Bauchraum, und visualisieren Sie die Gebärmutter, die sich zusammenzieht.

Einen Sinn erkennen: ein Initiationsritus

Wer den Wehenschmerz akzeptieren will, muss den Sinn dieser Körpertätigkeit und der inneren Verwandlungen bei Mutter und Elternpaar verstehen. Ziel der Wehen ist es, den Muttermund zu öffnen und das Baby Richtung Ausgang zu schieben. Das ist auf der ersten Ebene die wesentliche Rolle.

Außerdem erlaubt die Öffnung des weiblichen Körpers, die von den Wehen herbeigerufen wird, die Erfahrung einer Ausweitung des Bewusstseins und eines Bundes mit dem Kind, sodass ihm eine Nachricht übermittelt werden kann: **ein Aufruf ans Leben.**

Die Intensität der Wehen und der gleichmäßige Rhythmus ermöglichen große und mächtige Energiebewegungen, die den inneren Zustand der Frau erschüttern und ihr helfen, ein neues Bewusstseinsniveau zu erlangen. Die Intensität der Geburt ist somit ein Segen: Sie ermöglicht den Übergang von einem gewöhnlichen in einen »außergewöhnlichen« Zustand: Die Frau erlangt dadurch die Dimension einer **Lebensspenderin.**

So kann die Frau eine weit größere Dimension erfahren, die ihren Blick auf das Leben für immer verändert. Die Berichte mancher Frauen erinnern stark an die Berichte von einem durchgestandenen Koma.

Claudie

»Ich ärgerte mich über die Anwesenheit des Arztes, der mich nicht so entbinden lassen wollte, wie ich es wollte. Da, plötzlich, verspürte ich keinen Schmerz mehr. Ich hatte das Gefühl, nicht mehr in meinem Körper zu sein. Ich hatte große Angst, Angst davor, was mit mir geschah. Angst, nichts mehr unter Kontrolle zu haben,

...

DER SCHMERZ: EIN INITIATIONSRITUS

> ...
> sogar Angst davor zu sterben. Ich sah zu den Hebammen, die sich um mich zu schaffen machten. Ich wollte ihnen sagen, dass da etwas nicht stimmte, aber ich brachte kein Wort heraus. Dann habe ich mein Baby kommen gespürt, ganz ohne Schmerzen. Meine Scheide hat sich geöffnet, und ich habe etwas naiv gedacht, wie riesig doch diese Öffnung ist. Ich war wirklich die Beobachterin meiner selbst, ganz losgelöst, als würde ich von diesem Moment profitieren, und ich habe wirklich profitiert! Ich habe genau gespürt, wie erst der Kopf und dann der Körper meines Kindes ›herausgeflutscht‹ sind. Da hatte ich vor Augen, wie Tiere werfen, ich habe mich richtig animalisch gefühlt! Ich habe mich etwas aufgerichtet, um mein Kind, meine Tochter, besser sehen zu können. Dann habe ich mich wieder hingelegt und vor Überwältigung geweint. Immer wieder habe ich gesagt: ›Ich hab's geschafft, ich hab's geschafft‹ Ich hatte ja solche Angst, es nicht zu schaffen. Das war für mich eine einzigartige Erfahrung. Ich glaube, und dieser Gedanke gefällt mir sehr, dass ich in dem Moment, in dem ich Leben geschenkt habe, auch eine Erfahrung mit dem Tod gemacht habe. Seltsamerweise hat mir diese Erfahrung die Ruhe, die Heiterkeit und die Loslösung gebracht, die ich so dringend brauchte.«

Versuchen Sie trotzdem nicht, eine bestimmte Erfahrung zu machen, das wäre ein Fehler. Mir ist bewusst, dass Sie beim Lesen dieser Zeilen von dieser Erfahrung in Versuchung gebracht werden. Und dann könnten Sie enttäuscht sein, wenn es anders kommt.

Jede Geburt ist einzigartig, denn Sie sind einzigartig. Die Bedeutung, welche die Geburt für Sie und Ihren Partner hat, ist entscheidend. Entbindung und Geburt sind einzigartige Gelegenheiten zur Verwandlung und zur inneren Neuausrichtung: Ergreifen Sie die

Chance, statt Angst zu haben! Das setzt eine völlige Umkehrung der Herangehensweise voraus.

Ein Vorschlag für den Alltag: Jedes Mal, wenn es irgendwo zwickt, testen Sie Ihre Yoga-Techniken

Akzeptieren Sie den Schmerz, sonst bleibt Ihnen nur, eine Tablette zu nehmen.

Dringen Sie an den Ort des Schmerzes vor, und erspüren Sie ganz präzise, was dort vorgeht: Hitze, Prickeln, Frische, Stechen, lauter kleine Nadelstiche ...

Atmen Sie tief hinein in die Empfindung, atmen Sie zum Schmerz hin aus, um ihn zu lindern.

Wenden Sie die Wellenatmung auf den ganzen Körper an, um den Schmerz abzuschwächen.

Die Gemeinschaft der Mütter

In diesem Kapitel möchte ich Ihnen die drei »Zugehörigkeiten« vorstellen, die für Schwangerschaft und Geburt eine Rolle spielen:

- Die erste Zugehörigkeit ist die zur Ahnenreihe, dem Stammbaum.
- Die zweite Zugehörigkeit gilt der Gesamtheit aller Mütter dieser Erde.
- Die dritte, die noch größer ist, gilt der Vorstellung eines universellen, mütterlichen Prinzips.

Den Weg der Initiation zu gehen, bedeutet vor allem, die Entbindung und die Geburt des eigenen Kindes zu erleben. Daran schließen sich Geburten auf anderen Ebenen an: Sie werden in die Gemeinschaft der Mütter hineingeboren, in die Gruppe aller Mütter auf diesem Planeten, die von gestern, heute und morgen, und Sie werden Teil der großartigen Energie der »universellen Mutter«. Die Geburt Ihres Kindes findet in Ihrer Familie statt, aber auch auf der übergeordneten Ebene des Universums. Khalil Gibran schrieb in einem Gedicht: »Eure Kinder sind nicht eure Kinder. Sie sind die Söhne und Töchter der Sehnsucht des Lebens nach sich selbst.«

Entbindungen und Geburten finden deshalb auf verschiedenen Ebenen bis hin zur universellen Dimension der Geburt (→ Kapitel »Miteinander verbundene Geburten«, Seite 265 ff.) statt.

Die Zugehörigkeit zur Ahnenreihe

Wenn ein Kind unterwegs ist, machen sich die Frau und auch das Elternpaar häufig bewusst, dass sie in einer langen Reihe von Müttern und Eltern stehen.

Die Ahnenreihe der Männer ist genauso wichtig, doch dieses männliche Netz wird einer Frau in anderen Momenten bewusst: bei der Wahl des Partners zum Beispiel. Während der Schwangerschaft ist es das Geschlecht der Mütter mit seinem Stammbaum, das hervortritt. Manchmal sind es negative Punkte aus der Vergangenheit, die lebendig bleiben (Verlust eines Kindes, Vergewaltigung, Abtreibung ...). Oder der Aspekt der »Sippe«. Man fühlt sich vom »Gewicht der Ahnen« erdrückt. Sie können Ihre Ahnenreihe ganz neu adaptieren, kreativ und energetisch. Was verbindet Sie mit den Frauen, die Generationen vor Ihnen gelebt haben? Oft ist es verwirrend, die Punkte zu erkennen, die man mit seinen Ahnen gemein hat. Doch die Philosophie des Yoga ist richtungsweisend, denn Sie machen diese Bestandsaufnahme nicht, um sich abzukapseln oder um bestimmte Elemente herauszuarbeiten und sie als unabwendbar darzustellen. Sie machen das, um sich davon zu befreien, indem Sie sich alles bewusst machen, um die Energie erneut zirkulieren zu lassen. So erschaffen Sie einen neuen Kreislauf im Netz des Stammbaums, den Sie dann Ihren Nachkommen vermachen werden.

Diese tief greifende Auseinandersetzung macht es manchmal möglich, einen neuen Sinn hinter den Ereignissen zu erkennen, einen befreienden Sinn. Ein Problem hat ja immer zwei Seiten: Die negative Seite verbirgt einen positiven Aspekt, der es erlaubt, über sich selbst hinauszuwachsen, und dadurch Türen öffnen kann, die man gar nicht gesehen hat, als man tief in dem Problem steckte.

In der Philosophie des Yoga und auch in den Wissenschaften ist alles Energie, die Lebewesen, die Tiere, die Elemente der Natur, die Vorkommnisse. Es ist unsere begrenzte Psyche, die Vergangenheit, Gegenwart und Zukunft trennt. Gewinnen wir aber genug Abstand, indem wir uns beispielsweise den Maßstab des Universums vor Augen führen, dann existieren diese Einteilungen gar nicht. In dieser Tiefe sind wir auf der Ebene der »Seele«, in der Dimension der Ewigkeit. Die lineare Zeit ist eine Erfindung des Menschen, seiner Psyche und seiner begrenzten Sinne. Die Wissenschaft, Yoga etwa, kann auf andere Aspekte der Zeit Bezug nehmen.

Wenn wir für den Umgang mit unserer Geschichte den Menschen zum Maßstab nehmen, handeln wir auf dieser Ebene, wofür natürlich einiges spricht und was manchmal auch notwendig ist. Wir können aber auch auf Knoten treffen, die schwer zu entwirren sind, weil sie zu einer anderen Ebene gehören. Da passen die üblichen Mittel nicht mehr.

Jeder Stammbaum ist wie eine »große Einheit« mit eigenem Blutkreislauf, eigenem Energiekreislauf und eigenen Blockaden. Es ist bemerkenswert festzustellen, dass man, wenn man sich so tiefgreifend mit sich selbst auseinandersetzt, die Energie freisetzen kann, die sich vier Generationen über uns befindet, und bei dieser Gelegenheit wird auch die Urgroßmutter von einer Last befreit. Häufig ist die Urgroßmutter gar nicht mehr am Leben, doch die Befreiung findet auf einer Ebene statt, die zum Ewigen gehört und die im Stammbaum und in jedem Familienmitglied weiterlebt. Häufig geschieht das unbewusst.

Die dafür nötigen Techniken hat es immer gegeben: Yoga gehört dazu, doch es braucht Jahre der Übung, um in diese Tiefen vorzudringen. Es geht darum, den Weg zurückzulegen, zu dem alle Etappen der Bewusstmachung gehören, die diesen Ansatz bereichern und **den Menschen gleichzeitig auf allen Ebenen wachsen lassen.**
Rund um die Ahnenforschung haben sich zahlreiche Techniken ausgebildet. Diese Suche erlaubt es, die Karten neu zu mischen. Das Leben zirkuliert wieder an Stellen, wo vorher alles abgestorben war, und das dank Ihrer bewussten Präsenz. Es kann Neues und Schönes erschaffen, sobald die Knoten gelöst sind.

Die Familie der Mütter

Wenn Sie Gelegenheit haben, Ihre Schwangerschaft mit anderen Schwangeren gemeinsam zu erleben, dann sollten Sie wissen, dass Sie ganz bewusst die Kraft nutzen können, die eine solche Gruppe darstellt. Die Art der Geburtsvorbereitung ist dabei egal, ob sie nun ganz herkömmlich stattfindet, mit Yoga oder auf anderem Weg. Im Lauf der Stunden kann eine Harmonie zwischen Ihnen entstehen, durch das Üben und durch den Austausch.
Das ist ein Phänomen, das in der Regel vor allem der Yoga-Unterrichtende oder die Hebamme spürt, und das man ausbauen kann. Die Rolle des Leitenden bei Kursen zu »Yoga und Mutterschaft« ist ein bisschen mit der eines Orchesterleiters vergleichbar. Der Leiter hat eine persönliche Beziehung zu jeder Frau, dient aber gleichzeitig als Katalysator, damit die Gruppe sich harmonisch entwickelt.
Sie können sich das selbst bewusst machen, wenn Sie sich in einer Gruppe integriert fühlen. Im gegenteiligen Fall, wenn Sie keine Affinität zur Gruppe haben, dürfte es selten sein, dass Sie dort bleiben.

Das trifft noch stärker auf eine Gruppe Schwangerer zu, denn **ihre Präsenz wird vervielfacht von der Ausstrahlung, die mit der Schwangerschaft und der Präsenz des Kindes zusammenhängt.** Dafür reicht es, wenn Sie ein Bewusstsein dafür entwickeln, was Ihre Gruppe in jeder Stunde freisetzt, es zu leben und sich davon durchdringen zu lassen.

Sie können selbst ein aktives Mitglied werden, also nachdrücklich Ihr tief empfundenes Glück darüber, ein Kind zu bekommen, in der Gruppe ausstrahlen, sich mit den anderen ob dieses Experimentes des Lebens vereint fühlen und sich den heiligen Charakter Ihrer Rolle als »Trägerin des Lebens« bewusst machen.

An Tagen, an denen Sie sich nicht so fit fühlen, an denen Sie besorgt sind oder uneins mit sich selbst oder Ihrer Schwangerschaft, verbinden Sie sich mit der Gruppe. Tun Sie das entweder, indem Sie an der Stunde teilnehmen, oder in Gedanken.

Wenn Sie an einer Gruppenstunde teilnehmen, lassen Sie sich von der Kraft der Gruppe tragen, von diesem »Zustand der Gnade« in der Schwangerschaft, der Sie alle jede Woche verbindet. Spüren Sie, wie sehr die Gruppe Ihnen dabei helfen kann, wieder zu Kräften zu kommen.

Sind Sie zu Hause, verbinden Sie sich einfach in Gedanken mit der Gruppe. Was Sie visualisieren können: den Ort der Gruppentreffen, die Gruppenleitung, die Teilnehmer und die Atmosphäre in den Kursen. Das ist keine Zauberei, es reicht, daran zu denken, indem man sich konzentriert, und sofort werden Sie in sich die innere Atmosphäre der Ruhe und der Gelassenheit wiederfinden.

In beiden Fällen ist es an Ihnen, sich durchdringen, sich von diesem Wohlsein erobern zu lassen, das Ihnen zeitweise abhandengekommen ist. Verjagen Sie mit geschlossenen Augen die Sorgen, und beschließen Sie, sich an der Lebenskraft zu stärken, die das

Erwarten eines Kindes darstellt. Alles andere ist bedeutungslos, Sie werden Ihre Probleme später lösen, wenn Sie Abstand gewonnen haben.

Diese beiden Beispiele sind nur eine Annäherung an ein sehr viel größeres Phänomen. Es versteht sich, dass Sie diese Zugehörigkeit zur großen Familie der Mütter auch spüren können, ohne an einem Geburtsvorbereitungskurs teilzunehmen. Denn den Müttern überall auf der Welt ist diese »Lebensenergie« gemein, die sie eint und ihrer Existenz Sinn gibt. Sie können sich mit dieser großen Familie immer dann verbinden, wenn Sie während der Schwangerschaft oder auch der Entbindung ratlos sind.

Es ist diese Energie des Lebens, die sie antreibt, sodass die Mütter selbst in schwierigen Situationen dem Leben in sich den Vorzug geben. Dieses Leben verleiht ihnen oft eine außergewöhnliche Kraft, und manchmal vollbringen sie dann etwas, was sie unter anderen Umständen nicht geschafft hätten.

Der Mensch verfügt über ein großes Potenzial, das er nicht nutzt. Das wird sogar von der Wissenschaft oft anerkannt. Die Nicht-Verwendung dieser extrem wirkmächtigen Kraft ist ein gutes Beispiel dafür. Unsere materielle Gesellschaft tut sich schwer, Funktionsweisen zu akzeptieren, die nicht rational zu sein scheinen.

> **Élisa**
>
> »Ich war schwanger, als mein Mann mich eines Morgens verließ, endgültig. Damit hatte ich überhaupt nicht gerechnet. Abends habe ich mich mit dem Gefühl hingelegt, dass ich diese Prüfung nicht überstehen könnte. Als ich dann sehr spät einschlief, hatte ich das Gefühl, dass es jetzt vorbei sei, dass ich am nächsten Morgen nicht mehr aufwachen würde. Ich hatte keinen Lebensmut mehr. Am nächsten Morgen stellte ich erstaunt fest, dass ich noch lebendig war. Ich habe gespürt, wie sich das Baby in mir bewegt. Seine Anwesenheit reichte, um mir den Mut zu geben, aufzustehen und weiterzuleben!«

Wenige von uns sind sich über die wahre Dimension des Bewusstseins als Träger von Energie und Präsenz im Klaren. Im siebten Kapitel war im Zusammenhang mit der Wellenatmung die Rede vom Bewusstsein, das die Energie in den Körper leitet, von seiner »energetischen Dimension«. Doch die ist nicht auf den Körper begrenzt: Die gleichen Fähigkeiten hat sie auch auf Distanz.

Das Bewusstsein hat eine schöpferische Macht. In der Sprache hat das Spuren hinterlassen: Wenn eine Mutter ihrem Kind vor einer Prüfung sagt, »ich denke ganz fest an dich« oder »ich bin bei dir«, dann fragt sie nach der Uhrzeit, zu der die Prüfung stattfindet, damit ihre Anteilnahme, also ihre Präsenz, noch wirksamer und gezielter sein kann. Das Kind kann ihre Anteilnahme dann spüren und sich während der Prüfung davon getragen fühlen. Eltern machen das oft ganz selbstverständlich bei ihren Kindern. Sie begleiten ihre Kinder ein Leben lang mit liebevollen Gedanken, mit Wohlwollen, mit Ermutigungen. Jeder von uns konnte im einen oder anderen Moment den Nutzen dieser Anteilnahme »erfühlen«, falls er auch nur ein wenig empfänglich ist.

In den USA hat man eine Studie mit zwei Gruppen von AIDS-Kranken durchgeführt. Beide Gruppen bekamen die gleiche Behandlung. Die eine wurde von den Gebeten einer Gruppe Unbekannter »begleitet«, die andere nicht. Keiner der Kranken wusste, zu welcher Gruppe er gehörte. Der »begleiteten« Gruppe ging es nach einiger Zeit wesentlich besser als der anderen.

Zum jetzigen Zeitpunkt können wir einen Gedanken nicht mit dem Skalpell sezieren, genauso wenig wie das Leben an sich. Die Gedanken und das Leben haben aber dennoch eine eindeutige Kraft. In diesem Zusammenhang spricht man auch von schöpferischer Kraft. Wenn wir es mit quälenden Gedanken zu tun haben, die uns zusetzen, erkennen wir diese Macht sehr wohl: Das haben wir im Kapitel über die Angst deutlich gesehen. Viel schwerer fällt es uns jedoch, diese Kraft auch in einem konstruktiven und positiven Zusammenhang zu erkennen. Wenn Sie sich dieser Tatsache aber öffnen und Ihre eigenen Erfahrungen machen, werden Sie ob der Resultate erstaunt sein.

Zögern Sie nicht, sich mit der großen Familie der Mütter zu verbinden, die vor, mit und nach Ihnen ein Baby unter dem Herzen getragen haben, tragen und tragen werden.

Wenn Sie im Lauf der Entbindung entmutigende Momente erleben, sollten Sie diese Kräfte zu nutzen wissen: die Kraft der Mütter aus Ihrer Ahnenreihe und die Kraft der Gruppen, zu denen Sie zählen. Sie können sich auch im weiteren Sinn mit der Gruppe aller Mütter dieses Planeten verbinden, die zu allen Zeiten Kinder zur Welt gebracht haben und die über das nötige Wissen verfügen. Aus welcher Epoche und welchem Kulturkreis sie auch kommen mögen, ihnen allen ist diese Kraft des Lebens gemein, die sie beseelt und die ihnen geholfen hat, auf ganz natürlichem Weg Leben zu schenken. Denken Sie nur an die Inderinnen, die Afrikanerinnen, die ein Kind zur Welt bringen und wenig später wieder ihren Beschäftigungen nachgehen.

Die universelle Mutter

Sie können sogar so weit gehen, sich mit der Energie der universellen Mutter zu verbinden. Dieses mütterliche Prinzip können Sie in den Kräften wiederfinden, welche das Leben auf der Erde beseelen, und die in der Natur präsent sind: **die Kräfte unserer Mutter, der Erde.**

Diese Kräfte des Lebens, die der Natur zugrunde liegen, sind spürbar und können uns leiten, wenn wir uns die Zeit zu nehmen wissen, ihre Werke zu entdecken und in Verbindung mit ihnen zu treten. Wir können unsere Zugehörigkeit und unsere Teilnahme an diesem universellen Leben und seinem großen Werk jeden Moment deutlich spüren.

Dieses weibliche, dieses mütterliche Prinzip finden wir auch in der Schöpfung wieder. Es ist die gleiche Energie, die das Universum, die Planeten, die Kontinente und den Menschen erschaffen hat und die es dem Menschen erlaubt, Kunstwerke zu schaffen, Bücher zu schreiben, Entdeckungen zu machen ... Es ist die gleiche Energie, die Ihnen als Frau erlaubt, das Kind auf die Welt zu bringen, das in Ihnen ist.

Nehmen Sie sich die Zeit, diese Energie um sich herum zu erkennen, spüren Sie, dass sie es ist, die Sie in der Schwangerschaft beseelt. So können Sie die Großartigkeit des Werkes spüren, an dem Sie durch die Mutterschaft teilhaben.

Möge diese großartige Energie Sie beseelen, wenn Sie, aufrecht, Ihr Kind austragen. Verkörpern Sie diese Energie ganz bewusst. Sie werden feststellen, wie sehr Ihre Statik sich verändern kann. Diese vertikale Ausrichtung des Menschen können Sie auch im Moment der Entbindung verkörpern, indem Sie sich aufrichten.

Die Welle und der Fels

Die Energie des Mannes und der Frau ergänzen sich und spielen eine wichtige Rolle während der Entbindung:

- Die Welle und das Wasser als Element stehen für die weibliche Energie.
- Der Fels und die Erde als Element stehen für die männliche Energie.

Die männliche Energie, die Sonnenenergie, das Yang, der Vater hat eine betäubende Wirkung auf Ihre weibliche Energie, die Mondenergie, das Yin. Deshalb ist der körperliche Kontakt während der Entbindung auch so wichtig, ob zu Hause oder im Kreißsaal. Als Eltern sollten Sie Ihrem Kind das Leben schenken können, indem Sie nackt aneinanderruhen. Sie sind ganz nah beim Vater und werden von ihm unterstützt.

Die Gebärende »verflüssigt« sich komplett: Sie verlassen die Grenzen Ihres Körpers und haben das Gefühl zu zerfließen. Es ist die Anwesenheit des Vaters in seiner Rolle als Fels, die Ihnen Halt geben wird.

Wasser ist ein mächtiges Symbol für Reinigung und Verwandlung, Zeichen der tief reichenden Umwandlung, welche die Frau beim Entbinden und bei ihrer Initiation erfährt.

Die Symbolkraft des Wassers

Wasser steht **symbolisch für das Leben, für Fruchtbarkeit und Fülle**. Es ist der Ursprung aller Dinge, Mutter und Gebärmutter. Die Vorstellung von den biblischen Wassern, vom Urmeer, ist universell. Das Wasser ist die »Urmaterie«. »Alles war Wasser«, »Das Weltenei wird auf der Oberfläche der Wasser gehegt«, heißt es in hinduistischen Texten. Das Wasser ist Ursprung und Träger allen Lebens. Der Saft ist Wasser. Das Wasser ist nährend.

Aufgrund der undifferenzierten Masse steht Wasser auch für **unendliche Möglichkeiten**, es enthält alles: das Virtuelle, das Unförmige, den Keim des Lebens, das Versprechen der Entwicklung.

Wasser kann auch **Auflösung und Resorption** sein, eine vorübergehende Phase der Regression und der Zersetzung, welche die Frau gegen Ende der Entbindung erfahren kann: ein symbolischer Tod, dem die **Erneuerung durch die Geburt** folgt. Das Wasser ist damit ein Symbol für Verwandlung und Wiedergeburt, zu denen auch das Bad und die Taufe zählen.

> **Roseline**
>
> »Während der Schwangerschaft fühlte ich mir sehr anfällig und verletzlich. Es fiel mir sehr schwer, mich in diesem Zustand zu akzeptieren, mich, die starke Frau! Ich war es nicht gewohnt, in Kontakt mit meiner femininen Seite zu stehen. Die Mutterschaft hat mir geholfen, mir das bewusst zu machen und es zu akzeptieren.«

Das Wasser und die Mutterschaft

Die Mutterschaft ist mit dem Element Wasser auf mehreren Ebenen verbunden, sowohl während der Schwangerschaft als auch während der Entbindung.

Während der Schwangerschaft verändert sich die Empfindungsfähigkeit der Frau. Indem sie das Leben in ihrem Körper willkommen heißt. Indem sie spürt, wie ihr Baby im Fruchtwasser heranwächst, baut die werdende Mutter eine intensive Verbindung zum Element Wasser auf.

Dieser Kontakt lässt sie neue Seinszustände erfahren: sanfte Weichheit; Lust, sich auszubreiten; Bewegungslosigkeit schlafenden Wassers; Verflüssigung; innere Stürme; Flutwellen; Wellen intensiver Freude, gefolgt von Wellen unkontrollierbarer Traurigkeit.

Manchen Frauen, die sich unter diesem Aspekt nicht kennen, fällt es schwer, diesen neuen Zustand an sich zu akzeptieren, wie wir auch in den Berichten von Roseline und Michelle lesen.

Das Wasser und die Emotionen

Damit ist das Wasser ein Symbol für die Emotionen während der Schwangerschaft, und diese sind vielfältig und überschäumend. Der Umgang mit Emotionen ist nicht Teil unserer Erziehung. Werdende Mütter sind deshalb oft ratlos angesichts der mächtigen Wellen, die sie umstürzen und aufwühlen. Wer hat nicht bereits eine Schwangere unter Tränen sagen hören: »Ich weiß gar nicht, warum ich weine: Alles ist gut, ich bin total glücklich ...«

Michelle

»Ich bin ein sehr kontrollierter Mensch, und ich weine nie. Von den ersten Tagen meiner Schwangerschaft an hat sich alles geändert, und ich habe bei jeder Kleinigkeit angefangen zu weinen. Ich habe mich selbst nicht mehr ertragen: Diese Reizbarkeit hat mich zur Verzweiflung gebracht. Ich verstand nicht, was da vorging. Ich machte mir Vorwürfe. Ich machte mir Sorgen um mein Kind: Was für eine Mutter gab ich denn vor seinen Augen ab! Als wir dieses Thema dann im Yoga-Kurs ansprachen, stellte ich überrascht fest, dass alle Frauen das in unterschiedlichen Abstufungen erlebten. Das war eine große Erleichterung. Von dem Moment an habe ich es akzeptiert und viel besser ertragen.«

Eine Emotion ist wie das Wasser, man kann sie nicht unterdrücken. Wenn man sie nicht regelmäßig zum Ausdruck bringt, damit sie abfließen kann, wenn man sie in sich aufstaut, dann ist das Fass eines Tages voll. Dann reicht der sprichwörtliche Tropfen, um alles zum Überlaufen zu bringen. Und je voller das Fass ist, desto größer sind die anschließenden Verwüstungen. Die Welle, die zu lange zurückgehalten wurde, bricht dann mit Gewalt hervor. Und gegen diese »Wasserschäden« gibt es keine Versicherung!

In unserer verklemmten Kultur bringen wir unsere Emotionen sehr zurückhaltend zum Ausdruck. Dabei zeigt der Mensch seine innere Tiefe, wenn er seine Gefühle teilt. Diese Empfindsamkeit wird leider oft mit Rührseligkeit verwechselt. Wenn wir gelernt haben, unsere Gefühle zu sehr im Zaum zu halten, braucht es einige Zeit, um sie zum Ausdruck bringen zu können.
Gibt es diese Zurückhaltung dagegen nicht, dann steigt eine Emotion wie eine Welle, rollt heran und verschwindet so schnell, wie sie gekommen ist, ohne Spuren zu hinterlassen. Aber nicht, wenn sie zuvor Monate oder sogar Jahre zurückgehalten wurde.

Dass die Emotionen in der Schwangerschaft mit Macht hochkommen, ist durchaus natürlich: Es sind die hormonellen Veränderungen, die unsere Empfindsamkeit steigern.
Wenn Sie also eine Emotion verspüren, können Sie die Welle beobachten, die aufsteigt. Sie können versuchen, nichts zurückzuhalten und vielleicht sogar den Tränen freien Lauf zu lassen. Hat sie einmal den Scheitelpunkt erreicht, kann sie nur zurückgehen, was sich sehr beruhigend anfühlt. Dann können Sie die Erleichterung und das anschließende Wohlbefinden genießen.

Verflüssigung und Entbindung

Sobald der Wehensturm einsetzt, verspürt die Frau immer stärkere Wellenbewegungen, die das Kind nach unten drängen, zum Ausgang. Der Sturm der Wehen nimmt zu, und die Wellen verwandeln sich bald in Wasserfälle und dann in Tornados, deren Kraft unvorstellbar ist. Die Brandungswellen kommen wie gewaltige Wogen ohne Unterlass und spülen die werdende Mutter hinein in einen Zustand der völligen »Verflüssigung«.

Wenn man Tiefenentspannung macht, kann man diesen ganz besonderen Zustand der körperlichen Verflüssigung erleben.

Der Körper scheint in einen flüssigen Zustand überzugehen. Er breitet sich aus, bis er seine üblichen Grenzen zu verlieren scheint: Man hat das Gefühl, dass einen nichts mehr zusammenhält. Das Element Wasser, das Weibliche, das Yin, erreicht seinen Höhepunkt. Wasser ist ein mächtiges Symbol für Reinigung und Verwandlung. Dieser Zustand ist Ausdruck der tief greifenden Wandlung, welche eine Frau bei der Entbindung erlebt. Sie erlangt **ihre Initiation**.

Die Präsenz des Felsens

Im Zustand der Verflüssigung, den die Frau in verschiedenen Abstufungen während der Entbindung erleben kann, wirkt das ergänzende Element, das Yang, das Männliche, die Sonne, »der Fels«, verkörpert durch den Vater, wie ein willkommener Ausgleich der Kräfte. Alle Frauen erleben das, ohne es unbedingt immer zum Ausdruck zu bringen.

Wenn man dem Ansturm der Wehen ausgeliefert ist, gerät alles in Bewegung, verteilt sich, löst sich auf. Taucht sie ein in die Abgründe der Entbindung, kann eine Frau die Angst erleben, die mit diesem

Zustand der Verflüssigung einhergeht, die Angst vor der Auflösung, der Resorption. Sie empfindet das dringende Bedürfnis, zusammengehalten zu werden, sichere Grenzen zu erfahren: Das ist die Rolle des Vaters. Deshalb ist die Qualität seiner Anwesenheit so wesentlich. Beim Umsorgt-Werden durch den Vater geht es nicht so sehr um Taten (er kümmert sich um den Duftzerstäuber, die Kissen, den Fotoapparat ...), sondern um seine Präsenz: **Er gibt Sicherheit und Zusammenhalt.**

Der einzige Fixpunkt im Wehensturm ist für die Frau **die Stabilität, die Geschlossenheit, die Unumstößlichkeit des väterlichen Felsens.** Seine Stärke beruhigt, schützt, gibt Halt und ist gigantisch: Hier kann die Frau neue Energie tanken!

So macht der Vater die ganz neue Erfahrung gegenüber seiner Partnerin, den männlichen Pol zu betonen, als **aktives Prinzip, das aber nicht handelt, sondern allein durch seine Gegenwart wirkt.**

Bestimmte Männer haben ihre maskuline Stärke hauptsächlich durch die Tat gelebt, auf Kosten ihre Empfindungsfähigkeit. Die Qualität ihrer Präsenz an der Seite ihrer Partnerin im Moment der Entbindung verlangt von ihnen, gezielt Kontakt zu ihrer weiblichen Seite aufzunehmen. Lesen wir einige Stellungnahmen:

Claire

»Gegen Ende der Entbindung habe ich mich mit geschlossenen Augen voll auf die Wellenatmung konzentriert. Plötzlich wurde ich von Panik ergriffen. Ich schlug die Augen auf. Mein Mann war auf dem Weg zur Tür. Als ich aufschrie, war er sofort wieder an meiner Seite. Er sagte mir, dass er sich überflüssig gefühlt habe. Aber ich brauchte ihn: Sogar mit geschlossenen Augen konnte ich spüren, wie unglaublich gut mir seine Gegenwart tat.«

> **Elise und Norbert: die Welle und der Fels**
>
> »Bei jeder Wehe verlor ich mich in der schmerzhaften Welle,
> die meinen Körper erfasste. Ich versuchte, sie so gut wie möglich
> zu begleiten: Ich ließ locker, ich ›verlor den Kopf‹! Jedes Mal kam
> mein Mann näher und berührte mich: Dadurch beruhigte sich
> der Schmerz der Wehe sofort: die beste PDA!
> Als dann das Baby kam, hat er mich auch körperlich gestützt:
> Er hat wirklich die Rolle als Fels in der Brandung gespielt:
> Weil er so solide war, konnte ich mir erlauben, ganz Welle zu sein und
> mich ganz dem Austreten des Babys hinzugeben.«

In seiner Rolle als Fels ähnelt der Vater dem kleinen Däumling, denn auch er markiert den Geburtsweg des Kindes mit einer Art Kieselsteine: Anhaltspunkte auf dem Weg zur Initiation, welcher die Entbindung seiner Gefährtin ist.

Wie ein **Reiseführer** ermöglicht er das Durchschreiten einer Tür, die von einer in die andere Welt führt. Der Vorhang geht auf, sterben, um zu gebären; die Initiation in das wahre Leben: **heilige Rolle des Vaters.**

Seine Standfestigkeit und seine Kraft erlauben der Mutter die Rückkehr aus dem Jenseitigen. Sie ist »**erfüllt**« vom **Nektar** des Lebens und des Unendlichen, jener spirituellen Nahrung, die sie in einem Akt der Liebe in ihrem Leben als Paar teilen können.

> **Anne**
>
> »Thierry hielt meine Hand. Bei jeder Wehe drückte er sie:
> Seine Kraft gab mir Kraft, wir erlebten dieses Auf-die-Welt-Kommen
> intensiv und zu zweit.«

Christine

»Ich sitze zwischen Claudes Beinen, mein Rücken lehnt an seinem Bauch. Er hält meine Knöchel. Zusammen atmen wir in der Wellenatmung, bleiben dabei aber in ständigem Kontakt mit dem Baby. Es hat die erste Tür passiert, Moment der Glückseligkeit: Die Wehen hören auf, eine Pause, als müsste es kurz durchschnaufen, bevor es die letzte Tür durchquert. Dann kommt die außergewöhnliche Kraft zurück, die nach unten drängt. Ich nehme die Wellenatmung wieder auf, und ich schnauze Claude an, wenn er an etwas anderes denkt oder langsamer wird, denn diese Energie stützt sich auf seine männliche Präsenz. Ich bitte ihn, in Kontakt mit dem Baby zu bleiben, denn die Wehen kommen schneller und sind stärker: Da bleibt mir nur wenig Zeit für die Wellenatmung.«

Claude (ihr Ehemann)

»Diese Entbindung hat mich erschöpft. Bestimmt meine mangelnde Fitness! Die Wellenatmung ist am beeindruckendsten, und ich habe mehrere Tage lang Muskelkater vom Pressen gehabt.«

Jannick

»Wir kommen gegen halb sieben morgens im Krankenhaus an. Christian setzt mich ab, um Léo zu Freunden zu bringen. Es ist vier Minuten nach sieben. Alles ist so schnell gegangen, die Geburt hat gerade einmal zehn Minuten gedauert! Und da kommt mein Mann, fünf Minuten nach der Geburt. Er traut seinen Augen nicht! Er hatte solche Panik davor, stundenlang bei mir zu sein und nicht zu wissen, was er mit sich anstellen soll! Er ist froh, dass die Entbindung so schnell und so gut verlaufen ist: Er sieht, dass ich strahle und bestens in Form bin.«

12.

Miteinander verbundene Geburten

An die Geburt des Kindes schließen sich zahlreiche Geburten auf verschiedenen, miteinander verbundenen Ebenen an. Die Geburt des Kindes beginnt mit seiner Zeugung, oft sogar mehrere Monate zuvor, mit der Zeugungsabsicht.

Die Geburt des Kindes erfolgt nacheinander auf verschiedenen Ebenen, von der feinstofflichsten bis hin zur körperlichen: Das Kind nimmt in der Gebärmutter Form an.

Die Geburt des Kindes führt dann zur Geburt der Mutter und des Vaters in ihrer Rolle als Eltern und zu einer Geburt aller ihrer Vorfahren, deren Rang sich um einen Platz verschiebt.

Auch kann die Mutter ihre eigene Geburt noch einmal erleben, zum Teil oder vollständig.

Und schließlich wiederholt sich der Ablauf der Geburt für das Kind in jeder Krise, die es durchlebt, bei jedem Übergang. Sich dessen bewusst zu werden erlaubt ihm, sich davon zu befreien und anschließend sein Leben schöpferischer zu gestalten.

Machen Sie aus der Geburt Ihres Kindes einen »außergewöhnlichen« Moment, indem Sie auf allen diesen Ebenen offen sind: Das ist der Höhepunkt aller miteinander verbundenen Geburten.

Den Zustand der Öffnung begünstigen

Nachdem Sie die Öffnung Ihres Beckens und die Entspannung Ihres Damms dank der Yoga-Haltungen und -Übungen geistig erfasst haben, können Sie die Öffnung Ihres ganzen Körpers spüren, um zu einer Expansionsbewegung Ihres ganzen Seins vorzudringen, einer Expansion, die Sie bei der Entbindung erfahren werden.

Legen Sie sich auf den Rücken und breiten Sie Arme und Beine wie bei einem Andreaskreuz aus. Sie können es sich mit Kissen bequemer machen, unter den Beinen, dem Kopf, dem Kreuzbein. Wichtig ist, dass Sie bewegungslos liegen bleiben können.

- Strecken Sie die Arme V-förmig über dem Kopf aus. Wählen Sie einen Abstand, der angenehm für Ihre Schultern ist. Schultern, Oberarme, Ellbogen, Unterarme und Hände haben Kontakt zum Boden. Sollte das nicht der Fall sein, öffnen Sie das »V« ein wenig mehr.
- Strecken Sie den Nacken. Spüren Sie, wie Ihr Rücken sich auf dem Boden ausbreitet. Akzeptieren Sie, wie Ihr Brustkorb sich öffnet.
- Legen Sie Ihr Becken so ab, dass Sie nicht im Hohlkreuz sind, damit auch die Taille sich auf dem Boden ausbreiten kann.
- Auch Ihre Beine sind V-förmig ausgebreitet. Wählen Sie einen Abstand, der Ihnen angenehm ist. Die Füße sind so weit wie möglich nach außen gedreht.

- Spüren Sie, wie die ganze Vorderseite sich öffnet. Machen Sie sich den Raum über Ihnen bewusst, genau wie den Kontakt der Luft mit Ihrem Körper. Lassen Sie das wirken.

Wenn der Abstand der Arme und Beine in dieser Haltung am Anfang nur mittelgroß ist, können Sie ihn nach und nach vergrößern, um an den Tagen direkt vor der Entbindung eine maximale Öffnung zu erreichen. Respektieren Sie Ihre Grenzen.

- Nehmen Sie sich in dieser geöffneten Körperhaltung an. Geben Sie sich vertrauensvoll der Bewegung hin. Spüren Sie die Erde, die Sie trägt: Es tut so gut, das zu erleben.
- Lassen Sie Ihren Bauchraum atmen: Er weitet sich mit jedem Atemzug in alle Richtungen und kommt beim Ausatmen wieder zurück. Spüren Sie, wie Entspannung sich im weichen Nest Ihres Babys ausbreitet. Akzeptieren Sie die Öffnung Ihres Brustkorbs, Ihrer Schultern, Ihrer Arme und Ihres Gesichts.
- Nehmen Sie die totale Öffnung Ihres ganzen Körpers an. Kosten Sie das Vergnügen aus, sich grenzenlos zu öffnen.

❋ Die Wellenatmung ❋

In dieser Kreuzhaltung öffnen Sie sich mithilfe der Wellenatmung noch weiter:

- Beim Ausatmen verlagert Ihr Empfinden sich von den Händen bis zu den Füßen.
- Beim Einatmen fegen Sie über Ihren ganzen Körperraum, von den Füßen bis zu den Händen.
- Üben Sie diese Art des Atmens eine ganze Weile, damit die Öffnung sich entwickeln kann.

- Spüren Sie die sanfte Welle, die Sie bei jedem Atemzug einlädt, sich einer Blume gleich zu öffnen. Sollten Sie kurzatmig sein und es nicht schaffen, bis in die Extremitäten vorzustoßen, ist das nicht schlimm: Die Energie dringt problemlos dorthin vor; sie verlängert den Atem bei jedem Atemzug.
- Stellen Sie die Übung ein, und lassen Sie sie wirken.

❉ Von Öffnung zu Öffnung ❉

Jede Ihrer Körperzellen darf sich öffnen. Sagen Sie nachdrücklich und bedingungslos »Ja« zur totalen Öffnung Ihres Körpers. Erleben Sie, wie diese sich dann auch auf den anderen Ebenen vollzieht:

Energetische Öffnung: Lassen Sie **Ihre Energie ausstrahlen** bis über Ihre körperlichen Grenzen. Spüren Sie, wie Energie und Öffnung zusammen schwingen, wie ein Freiheitsgesang.

Öffnung im Herzen: Lassen Sie zu, dass **Ihr Herz sich öffnet**, lassen Sie die Liebe, die Sie in sich tragen, in Strömen fließen: Die Liebe zu Ihrem Kind, zu Ihrem Partner, zum Leben. Sie haben so viel zu geben, eine grenzenlose Liebe.

Mentale Öffnung: Seien Sie im Einklang mit der **Idee, sich zu öffnen**, und zwar über alle vorstellbaren Grenzen hinaus. Die Idee, sich zu öffnen, gefällt Ihnen, erfreut und beglückt Sie. Sie nehmen es an, diese einzigartige Erfahrung von Öffnung zu leben, um Ihr Kind zu treffen.

Die Öffnung darüber hinaus: Öffnen Sie sich dem noch Größeren, den Dimensionen, die das Fassungsvermögen übersteigen, die

DEN ZUSTAND DER ÖFFNUNG BEGÜNSTIGEN

Sie bis ins Mysterium des Lebens vordringen lassen. Licht, aus dem das Kind entspringt. **Bund mit den Geistern** vor der Inkarnation: Kosten Sie von der Unendlichkeit und der Ewigkeit.

Verweilen Sie einen langen Moment bei diesem Gebet, bei dieser Meditation, im Austausch mit Ihrem Baby.

Lassen Sie sich alle Zeit der Welt, um zurückzukommen.

Merken Sie sich den Zustand der Öffnung, den Sie erreicht haben, um ihn mit anderen Erfahrungen bei dieser Übung zu vergleichen. Erstellen Sie einen Katalog mit Ihren »Öffnungszuständen«. Hegen und pflegen Sie diese Öffnungszustände, vor allem während des letzten Schwangerschaftsmonats, wenn der Entbindungstermin näherrückt, es sei denn, Sie laufen Gefahr, eine Frühgeburt zu erleiden.

❄ Zustand der Verschlossenheit ❄

Sie könnten der Meinung sein, dass Sie den Zustand der Öffnung körperlich gut wahrnehmen, dass es Ihnen aber schwerfällt, die Öffnung auf den anderen Ebenen zu spüren. In Wahrheit kann ein jeder ganz leicht erkennen, ob er innerlich geöffnet oder verschlossen ist. Schwierig ist nur, sich dessen bewusst zu werden.

Gerade haben Sie die Erfahrung der Öffnung gemacht: Bewahren Sie sich das Gefühl und die innere Stimmung, die damit einhergeht, um sie mit der nun folgenden Übung zu vergleichen. Um den Unterschied zwischen dem inneren Zustand der Öffnung und der Verschlossenheit genau zu spüren, ist es leichter, von dem Zustand auszugehen, den Sie durch die vorangegangene Übung erlangt haben.

Bleiben Sie in der Position des Andreaskreuzes:
- Spüren Sie die Öffnung Ihres Gesichts, dann schließen Sie es. Körperlich bewegt sich dabei nichts: Es handelt sich um eine innere

Haltung, als würden Sie ein mürrisches Gesicht machen, das Sie aber anderen nicht zeigen wollen, das Sie in sich verstecken.
- Richten Sie Ihre Aufmerksamkeit nach innen: auf Ihr Gehör, Ihren Blick, Ihren Tastsinn, Ihren Geschmackssinn: Schließen Sie die Fenster all Ihrer Sinne.
- Ihre Arme und Ihr Brustkorb sind geöffnet. Stellen Sie sich jetzt vor, dass Sie Ihr Herz, Ihre Arme und Ihren Brustkorb zumachen, aber völlig bewegungslos. Schließen Sie sich wie eine Auster. Spüren Sie, was im Inneren vorgeht: Das ist förmlich zu ertasten, so stark ist die innere Veränderung.
- Stellen Sie sich vor, dass Sie Ihr Becken schließen, dass Sie, ohne sich zu bewegen, Ihre Beine an den Bauch ziehen, dass Sie sich zusammenrollen. Kurz gesagt, Sie verschließen alles in sich.
- Verweilen Sie im Zustand dieser globalen Verschlossenheit, und beobachten Sie die Unterschiede zum vorherigen Zustand. Welcher Körperteil zeigt die größte Verschlossenheit? Sie können das als unbequem empfinden, das ist normal.
- Entspannen Sie sich, genießen Sie die Rückkehr zu einem angemessenen Zustand der Öffnung.

Dank dieser Übung können Sie fühlen, dass Sie unbewusst – ohne es zu wissen, darauf bestehe ich – eine innere Verschlossenheit erleben können, und das aus verschiedenen Gründen, obwohl Ihr Körper sich mittels der Wehen öffnen will. So begreifen Sie den inneren Kampf, der sich zwischen zwei Kräften abspielt, ohne dass Sie davon wissen. Und dieser innere Gegensatz kann die Öffnung des Muttermundes und das Tieferkommen des Babys bei der Entbindung bremsen. Je leichter es Ihnen fällt, einen Zustand der Öffnung herbeizuführen, desto besser können Sie bei der Entbindung die körperliche Öffnung durch eine innere Öffnung auf allen Ebenen begleiten.

Von Geburt zu Geburt

Die Geburt eines Kindes, eines der schönsten Ereignisse des Lebens, ist in Wahrheit nur die Spitze des Eisbergs. Dahinter verbergen sich all die anderen Geburten.

Die körperliche Geburt des Kindes hat zuvor auf allen anderen Ebenen stattgefunden, von der feinstofflichen hin zur konkreten, auf spiritueller, mentaler, emotionaler, energetischer und schließlich körperlicher Ebene.

Der Geburt des Kindes folgen weitere Geburten:
- für die Frau: die Geburt als Mutter, die sie nun ist
- für den Mann: die Geburt als Vater, der er nun ist
- für die Geschlechter der Eltern: die Geburt der Großeltern und der Ahnen

Außerdem kann die Geburt des Kindes den jungen Eltern ermöglichen, ihre eigene Geburt in verschiedenen Abstufungen noch einmal zu durchleben, manchmal zur gleichen Zeit, manchmal verzögert.

❊ Miteinander verbundene Geburten ❊

Diese Geburten treten für jeden Menschen zu unterschiedlichen Zeiten ein.

Alles beginnt **ab dem Moment der Zeugung**, der des Kindes und der einer jeden Verwirklichung. Erst ist da eine Ahnung, dass sie möglich ist, dann nimmt das Projekt Gestalt an, man lässt sich darauf ein, und die Energie quillt bei der konkreten Geburt hervor.

Folgen wir dieser Entwicklung beim Elternpaar:
Auf der spirituellen Ebene, dem Mysterium des Lebens – welch ein unwahrscheinliches Wunder ist es, dass dieser Mann und diese Frau sich unter all den Menschen auf der Erde treffen und lieben lernen!

Auf der mentalen Ebene reift die Idee, eines Tages ein Kind zu zeugen, bei manchen sehr früh, bei anderen hingegen viel später. Hat sich das Paar erst einmal gefunden, kommt die konkretere Absicht, »Leben zu schenken«.

Auf der emotionalen Ebene äußert diese Absicht sich in einem ausgeprägten Kinderwunsch und einem Zuwachs an gegenseitiger Liebe.

Auf der energetischen Ebene nimmt das Hervortreten ihrer Liebe Form in der Vereinigung an.

Auf der körperlichen Ebene gelingt es einem Spermium, mit der Eizelle zu verschmelzen, und die Einnistung erfolgt: Jetzt ist das Baby ganz konkret gezeugt.

Den Eltern ist nicht unbedingt bewusst, was da in ihnen vorgeht, in ihrem tiefsten Inneren, damit es zur Zeugung eines Kindes kommt. Die großen Weisen dagegen wissen seit Jahrtausenden, dass der geistige Zustand, in dem sich die Eltern im Moment der Zeugung befinden, von entscheidender Bedeutung für das Kind ist. Seien Sie also im Moment der Zeugung ganz präsent, schenken Sie dem Kind Ihre Liebe und Ihre Seinsqualität, damit es sich unter den besten Bedingungen entwickelt. Die Geburt des Kindes erfolgt nach dem gleichen Schema. Um am Tag X geboren zu werden, muss das Kind erst einmal auf den feinstofflicheren Ebenen geboren werden. Diese Abfolge der Geburten geschieht in der Regel gegen Ende der Schwangerschaft und zu unterschiedlichen Zeiten für Mutter und Kind.

Auf der spirituellen Ebene spüren die Eltern, dass sie am Mysterium des Lebens teilhaben, und treten in Verbindung mit ihrem Kind.

Auf der mentalen Ebene fühlen sich die Eltern im Kopf bereit, das Kind in Empfang zu nehmen. Für die Mutter beginnt der Prozess der Trennung von ihrem Kind im Lauf des letzten Schwangerschaftsmonats; sie bereitet sich darauf vor, ihr Kind aus ihrem Schoß zu entlassen.

Auf der emotionalen Ebene richtet sich die Liebe der werdenden Eltern noch konkreter auf das Treffen mit diesem neuen Wesen: Sie spüren, wie es sich bewegt, sprechen mit ihm und streicheln es durch die mütterliche Bauchwand.

Auf der energetischen Ebene wird der Körper der Frau am Tag X in Schwingungen versetzt, um sich zu öffnen und das Kind herauszulassen.

Auf der körperlichen Ebene öffnen sich alle Türen, um dem Baby das Eintauchen ins mütterliche Becken und die Durchquerung des Geburtskanals hin zum Licht zu ermöglichen. Es ist da!

In den Yoga-Kursen achte ich immer genau auf den inneren Zustand der Frauen, die am Geburtstermin sind. Die letzten Yoga-Stunden variieren in Abhängigkeit von dieser intuitiven Wahrnehmung. Manchmal sind die Türen auf den feinstofflichen Ebenen noch nicht geöffnet. Dieser innere Zustand wird übrigens häufig von den Aussagen der Mutter bestätigt. Diese Situation tritt bei einer Frau, die schon Monate vor der Geburt mit der Vorbereitung begonnen hat, äußerst selten auf. Häufig trifft man sie bei Frauen an, die in der letzten Minute mit der Vorbereitung beginnen. Trotzdem ist immer noch Zeit, um zu handeln.

Hier ist die Beschäftigung mit der »Öffnung des Beckens« sehr wirksam (→ Kapitel »Die Durchquerung des Beckens«, Seite 43 ff.). Die Öffnung kann in einer Yoga-Stunde von der körperlichen Ebene zu den feinstofflichen Ebenen ausstrahlen, wenn es »klick« macht. Manchmal muss man sie zu Hause noch mehrere Male wiederholen, um ein Ergebnis zu erzielen. Die Geburt ist dann vorbereitet. Wenn alle Frauen solch eine Stunde vor der Entbindung machen würden, wären manche Geburten deutlich kürzer und einfacher. Wenn bei der Ankunft im Krankenhaus noch keinerlei Öffnung oder Geburt auf den feinstofflichen Ebenen erfolgt ist, braucht es Zeit, damit diese Geburten nacheinander auf den verschiedenen Ebenen erfolgen können. Bei manchen Geburten spürt man, dass etwas in der Frau wartet. Man kann nicht sagen, was. Manchmal hören die Wehen sogar nach Stunden wieder auf. Der Muttermund geht nicht auf ... Die Geburt des Kindes kann nicht stattfinden, wenn »die verschiedenen, miteinander verbundenen Geburten« nicht erfolgt sind. Das ist eine mögliche Erklärung.

Die anderen Geburten

☼ Die Geburt der Mutter ☼

Wenn sie ihr erstes Kind erwartet, »stirbt« die »Jungfrau«, die junge Frau, um in einem anderen Zustand wiedergeboren zu werden. Die Geburt des Kindes lässt sie zur Mutter werden.

> **Christine**
>
> »Ich danke dem Yoga, dass es mich auf diesem Weg begleitet und uns geholfen hat, Leben zu schenken ... mir das Leben zu schenken.«

Der Körper verändert sich durch Schwangerschaft, Entbindung und Wochenbett. Diese körperlichen Veränderungen stoßen eine Entwicklung auf den anderen Ebenen an. Frauen sagen deshalb oft von sich, sie fühlten sich im Herzen und im Kopf anders. Sie fühlen sich reifer.

So unterschiedlich, wie die Kindsgeburten ablaufen, so unterschiedlich laufen auch die Geburten von Müttern ab: plötzlich, schnell, brutal oder langsam, progressiv, schwierig, traurig, dramatisch und voller Angst und Furcht, oder aber ganz natürlich, harmonisch, problemlos, fröhlich, entspannt und heiter. Es ist an Ihnen, Ihre Geburt in die Rolle der Mutter in Worte zu fassen, um sich derselben besser bewusst zu sein.

❋ Die Geburt des Vaters ❋

Die Geburt des Vaters verläuft genauso variantenreich wie die Geburt der Mutter. Der große Unterschied besteht darin, dass sein Körper keine Entwicklung durchläuft und damit keine Anhaltspunkte bietet. Deshalb ist auch die Geburt eine etwas andere: schwierig oder erschütternd, beängstigend oder gelassen, manchmal auch verweigert oder im Gegenteil von langer Hand vorbereitet, tief beeindruckend – jede ist einzigartig. Auch er kann versuchen, die Erfahrung seiner Geburt in Worte zu fassen, um sie dann mit denen seiner Gefährtin zu vergleichen.

❋ Die Geburt der Großeltern ❋

Die Geburt eines Kindes führt zur Geburt neuer Eltern. Deren Eltern steigen dann in der Ahnenreihe um eine Stufe nach oben. Auch diese Geburt geschieht für manche ganz selbstverständlich, manchen dagegen fällt sie sehr schwer. Die Rolle kann zu sehr verinnerlicht werden oder überhaupt nicht.
So ist das Leben eine Abfolge verschiedener Geburten.

Die eigene Geburt noch einmal erleben

Unsere eigene Geburt ist, genau wie alles, was wir erlebt haben, unauslöschlich in unseren Körper eingeschrieben. Manchmal kommt die Erinnerung an unsere eigene Geburt uns wieder zu Bewusstsein, wenn wir etwas erleben, das mit vielen Empfindungen und Emotionen verbunden ist.

Bei den Seminaren zu »Yoga und Mutterschaft«, die eine Woche oder ein Wochenende gehen, ist es mehrmals vorgekommen, dass Frauen und manchmal auch Männer ihre eigene Geburt noch einmal durchleben. Das geschieht nach einer intensiven Auseinandersetzung mit dem Becken einerseits und andererseits nach den Stunden, in denen die Geburt visualisiert wird.

Lassen wir einige davon zu Wort kommen:

Louise

»Ich machte gerade eine Tiefenentspannung, als ich spürte, dass meine Gebärmutter zuckt. Plötzlich bin ich eingetaucht in die Dunkelheit der Gebärmutter. Ich habe angefangen, leicht zu keuchen. Dann kam mir eine Vision von erstaunlicher Klarheit: Ich habe das Innere der Gebärmutter gesehen und gespürt. Sie war heiß, feucht, glänzend, rötlich und an manchen Stellen rosa-weiß. Sie wurde von Wehen erschüttert, die ich am eigenen Leib spürte. Ich hatte ein komisches Gefühl, aber überhaupt keine Angst. Ich fühlte mich gut, im Warmen, geborgen, geschützt. Alles war so sanft, so weich. Ich war über dem Geburtskanal, ich sah ihn unter mir, wie ein Strudel, der mich anzog. Ich hatte gar keine Lust: Nicht dass ich mich fürchtete, aber ich wollte mir Zeit lassen, alle Zeit der Welt. Ich spürte ein entschiedenes ›Nein‹, das aus mir sprach, mehrmals hintereinander, ruhig und mit Nachdruck. Meine Ruhe erschien mir unerhört, unglaublich. Ich hörte mich sagen: ›Ich gehe, wann ich will, ich bin noch nicht bereit.‹ Alles schien in der Schwebe zu sein, was bei mir Wohlbefinden und Freude auslöste, in dieser Weichheit, Feuchtigkeit und Wärme.

...

…

Dann bin ich drin im Geburtskanal: Ich halte mich zurück, ich wollte nicht zu schnell voran, ich brauchte noch etwas Zeit. Ich sehe ein helles Licht und einen kleinen, wohlgeformten Kopf, der herauskommt und mit den Worten begrüßt wird: ›O, ist die hübsch!‹

Dann war ich allein, ich spürte die Luft auf meiner Haut. Ich war da, Präsenz, ich fand wieder zu der ruhigen Kraft. Alles in mir wartete. Nichts geschah. Mir ging es gut. Ich spürte diese Kraft in mir, und ich badete im Licht. Ich fühlte mich ›von den Göttern gesegnet‹, und ich genoss diesen Segen.

Einige Zeit nach diesem Erlebnis befragte ich meine Mutter zum Ablauf meiner Geburt. Ich erfuhr, dass sie drei endlose Tage gedauert hatte. Meine Mutter sagte mir, dass sie sie in sehr schlechter Erinnerung habe. Interessant!«

Mylène

»Nach einem Wochenendkurs zum Thema ›Yoga und Mutterschaft‹ mit Martine, bei dem wir uns sehr viel mit dem Becken beschäftigt hatten, habe ich meine eigene Geburt noch einmal durchlebt.

Ich hatte es mir gerade auf dem Sofa bequem gemacht, als meine Atmung sich veränderte. Es war ein beeindruckendes Gefühl: Ich sah ein leuchtendes Dreieck, das ich mit großer Geschwindigkeit und problemlos durchquerte, dann kamen in Rekordzeit ein zweites, ein drittes und noch ein letztes! Dann war ich wie geblendet und fragte mich, was ich da machte. Ich schnappte zum ersten Mal nach Luft, das Gefühl habe ich immer noch in den Lungen. Meine Ohren dröhnten. Ich hatte ein unwiderstehliches Verlangen nach Zärtlichkeit und Wärme. Alles störte mich, das Licht, die Geräusche.

…

> …
> Ich fragte meine Mutter, wie ich zur Welt gekommen war: ›Sehr schnell!‹, antwortete sie mir.
> Als Hebamme haben meine Empfindungen mich dazu geführt, bei den Geburten, die ich betreue, sehr präsent zu sein. Aber nachdem ich meine eigene Geburt noch einmal durchlebt hatte, achte ich noch sorgfältiger auf die Atmosphäre, in der ein Kind empfangen wird. Ich achte darauf, eine ruhige, heitere Atmosphäre zu schaffen, mit gedämpftem Licht, geflüsterten Worten und vorgewärmten Handtüchern.«

Die Geburten des Lebens

Es ist sehr bereichernd aufzuschreiben, wie Sie die Entbindung erlebt haben, gleich nach der Geburt Ihres Babys. Der Papa kann das genauso machen, denn die persönlichen Eindrücke sind oft sehr unterschiedlich. Schieben Sie das nicht auf, denn die Eindrücke neigen dazu, sich zu verändern und verschwommener zu werden.

Sie können diesen Bericht dann auf schönes Pergamentpapier übertragen und es sorgfältig aufheben. Später wird sich vielleicht einmal Ihr Kind dafür interessieren. Dieser Geburtsbericht ist sehr kostbar. Er stellt ein Konzentrat des Lebens dar, das dieses Kind unbewusst weitergeben wird, in den symbolischen Momenten des Übergangs und der Wiedergeburt: in den Krisen als Kind, als Jugendlicher, als Erwachsener und als alter Mensch.

Wenn Ihr Kind einen dieser Übergänge absolviert, können Sie den Bericht durchlesen, und Sie werden erstaunt darüber sein, dass sein Verhalten eine Wiederholung seiner Geburt darstellt – natürlich aus seiner Sicht der Dinge. Ihr Erlebnis der Geburt ist vielleicht nicht das gleiche wie bei Ihrem Kind, doch die Fakten bleiben die gleichen. So war die Geburt von Louise, die ihre Mutter als sehr lang erlebt hat, für Louise sehr angenehm.

Der Ablauf Ihrer eigenen Geburt spielt sich bei jedem Übergang noch einmal ab, und diese Wiederholung ermöglicht Ihnen, Ihre Verhaltensweisen und deren Gründe immer besser zu verstehen. Sie wiederholen sich so sehr, dass Ihnen das gar nicht bewusst ist. Haben Sie dieses Erlebnis einmal in all seinen Dimensionen verinnerlicht, sind Sie frei davon und werden bei den schwierigen Übergängen zum Schöpfer des eigenen Lebens. Die Väter können die gleiche Erfahrung machen. Schauen wir noch einmal, was Louise schreibt:

Louise

»Nachdem ich meine eigene Geburt noch einmal durchlebt hatte, wurde dieser Vorgang sehr aussagekräftig für mich. Ich bemerkte, dass ich ihn bei allen wichtigen Übergängen meines Lebens durchlaufen hatte. Im Berufsleben hatte ich beispielsweise immer das Gefühl, dass mich etwas zu meinen Entscheidungen drängte. Ich wurde mit unglaublicher Geschwindigkeit in Veränderungen gestürzt und hatte immer den Eindruck, dass es für mich zu schnell ging. Ich bemühte mich immer zu bremsen. Ich brauchte Zeit, eine Pause, um den Geschmack der Veränderung auszukosten, und um sie für mich selbst zu entscheiden. Ich musste sie mir aneignen. Konnte ich das einmal nicht tun, spürte ich in mir eine schreckliche Wut, obwohl die Situation in der Regel genau so war, wie ich sie mir erträumt hatte. Paradox! Jetzt verstehe ich besser, woher das kam.«

Ein Vorschlag für den Alltag: Wenn Sie mit dem Kopf Ja sagen, sagen Sie nicht mit dem Herzen Nein

Sie glauben vielleicht, Sie seien bereit zu entbinden, doch tief in Ihnen ist da noch ein Nein: Sie wissen, dass Sie manchmal sagen: »Ja, einverstanden«, obwohl alles in Ihnen sich sträubt. Spüren Sie dieses Nein in Ihrem Inneren, wie es sich zeigt. Wenn Sie sorgfältig auf Ihre Empfindungen achten, können Sie mehr und mehr die Übereinstimmung mit Ihrer inneren Tiefe anstreben; das bringt Ihnen deutlich mehr Wohlsein.

Je genauer Sie das bei sich spüren, desto mehr erkennen Sie es auch bei anderen. Sie lassen sich nicht mehr davon täuschen, wenn man zu Ihnen sagt: »Ich freue mich so, dich zu sehen« und dabei ein Gesicht macht, in dem das Gegenteil geschrieben steht. Oder: »Ich rufe dich an«, obwohl Sie genau spüren, dass dieser Jemand das gar nicht vorhat.

Bereit für die Entbindung

Je mehr Sie Ihre Achtsamkeit stärken, desto differenzierter wird Ihre Wahrnehmung. Dann können Sie spüren, ob Sie wirklich auf allen Ebenen bereit sind zu entbinden. Und eines schönen Tages stehen Sie dann mit dem Gefühl auf, dass etwas anders ist: »Ja, ich bin bereit für die Entbindung.« Es wird Sie überraschen, dass Sie von diesem Tag an keinerlei Zweifel mehr haben.

Der Tanz
mit der Unendlichkeit

Der Tanz der Unendlichkeit der Geburt ist eine **revolutionäre** Art, Ihr Kind auf die Welt zu bringen. Schluss mit dem »Du sollst mit Schmerzen Kinder gebären«!
Indem Sie sich aufrichten, um die Entbindung **in der Senkrechten** zu erleben, werden Sie aktiv und treffen eine Entscheidung: **Sie erleben dieses großartige Ereignis in der Bewegung.** Sie bleiben in Kontakt mit der Macht der Mutterschaft, und die Geburt verläuft mit dieser erneuernden Energie. Der Übergang von der klassischen Geburtshaltung im Liegen hin zum Tanz erlaubt Ihnen einen symbolträchtigen Wechsel: Sie wechseln von der Haltung der Kranken zur Haltung des Gebärens als Ausdruck der Freude. Sie erleben dieses Ereignis dann anders: Jede Etappe dieses Labyrinths wird dann begleitet vom **Perlen des Schöpferischen.** Ihr Gehirn schüttet dann Endorphine aus, die den Schmerz automatisch lindern.
Dieser Tanz der Geburt ist nicht irgendein Tanz: Es handelt sich um den **Tanz der Unendlichkeit,** mit allem, wofür das Zeichen des Unendlichen steht. Ist es ein Zufall, dass die Natur ihr Werk mit diesem Zeichen versehen hat? Sie hat es an der Basis des Menschen verankert, sie hat seinen Körper auf dem Unterbau dieses Zeichens

errichtet, und sie lässt in jeder seiner Bewegungen diese Unendlich-Bewegung aufleben.

Mit diesem Tanz und dank der Bewegung haben Sie **Zugang zur Dimension des Unendlichen, zum Ursprung Ihres inneren Seins und Ihrer Seele.** Dadurch können Sie, indem Sie Leben schenken, dorthin zurückkehren, um sich am hervorquellenden Leben gütlich zu tun und in einem immensen kosmischen Orgasmus mit dem Urmeer zu verschmelzen, dem Beginn allen Lebens.

Tanzen Sie diesen Tanz der Unendlichkeit, sobald die Wehen zu heftig werden, um Ihren anderen Beschäftigungen nachzugehen. Erleben Sie diesen Tanz stehend und in der Senkrechten, oder im Sitzen, sobald Ihre Beine müde werden. Am besten nehmen Sie auf einem der großen Gymnastikbälle Platz, die in Kreißsälen zur Verfügung stehen sollten.[12] Gehen Sie dabei von weit ausholenden, körperbetonten Achten über zu minimalen und mikroskopisch kleinen Bewegungen. Diese verlagern sich gegen Ende der Entbindung immer mehr nach innen, der Körper bewegt sich nicht mehr: Nur noch der Wille ist da. So tritt die Unendlich-Bewegung in Austausch mit immer feinstofflicheren Ebenen.

Das Unendlichzeichen

Das mathematische Unendlichzeichen ist eine liegende 8. Sie ist **ein universelles Zeichen für das kosmische Gleichgewicht.** Sie ist auch das Zeichen für die Unendlichkeit, für das Grenzenlose, die Weite, die kosmische Dimension.

Dieses Zeichen mit seinen beiden harmonischen Schleifen beruhigt durch seine Ausgewogenheit. Es fordert auch zur Bewegung auf, zu ausholenden, **spiralförmigen Bewegungen,** denn es kann alle

Richtungen des Raumes umfassen. Nehmen Sie sich Zeit, um mit dem Finger über die Schlaufen des Bandes zu fahren, damit sie die Richtungen verinnerlichen. Stellen Sie sich vor, Sie wären eine Ameise, die das Band in Pfeilrichtung abläuft: Machen Sie sich die verschiedenen Richtungen bewusst, denen Sie im Raum folgen.

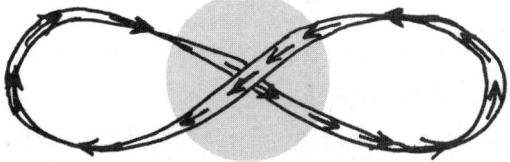

Gehen Sie vom Mittelpunkt aus:
- erst nach vorn und nach unten in die linke Schlaufe, wo Sie dann an der Unterseite sind.
- Sie blicken dann nach links.
- Dann geht es nach oben und auf der Schlaufe zurück Richtung Mittelpunkt,
- auf der Rückseite des Bandes nach vorn und unten hinein in die rechte Schlaufe.
- Sie blicken dann nach rechts,
- weiter nach oben, zurück und nach vorn, um wieder zum Mittelpunkt zu gelangen.

Das Unendlichzeichen im Körper

Wir haben bereits darauf hingewiesen, dass die oberflächliche Muskulatur am weiblichen Damm die Form des Unendlichzeichens hat; eine Schleife umschließt die Vulva, eine den After. Am Dammpunkt kreuzen sich die beiden.

Im Körper wird nichts dem Zufall überlassen. Das Unendlichzeichen an unserer Basis ist von bemerkenswerter Symbolkraft. Es stellt

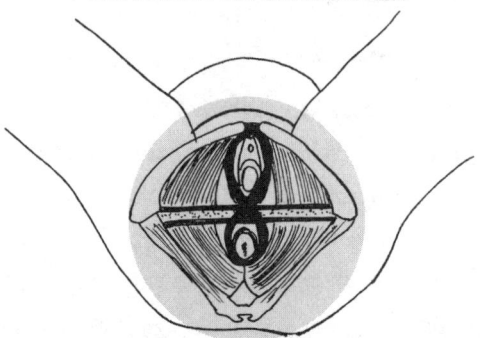

die Verbindung dar zwischen dem Pol Erde, unserer Basis, unserem Fundament, unserem Sitz, und dem Pol Himmel, der Öffnung zum Unendlichen, zum Mysterium. Zahlreiche Redensarten belegen im Französischen die Notwendigkeit einer guten Basis, um sich aufrichten zu können: »Mit den Füßen auf der Erde, mit dem Kopf in den Sternen«, »Je höher hinaus man will, desto besser sollte man verwurzelt sein«, »Je höher der Baum zum Himmel strebt, desto tiefer treibt er seine Wurzeln«.

In der Yoga-Lehre befindet sich das »Verwurzelungs-Zentrum« auf Höhe des Damms. Es ist auf verschiedene Arten mit dem koronaren Energiezentrum verbunden, dem Tor zum Unendlichen.

Im Augenblick der Entbindung ist es die letzte Tür, durch die das Baby tritt, um zur Welt zu kommen. Das Kind, das aus dem Unendlichen kommt, stellt die Verbindung zur Erde her, indem es durch diese Tür gleitet, welche die Mutter ihm öffnet. Es verlässt die uterine Nacht, um ans Licht der Welt zu gelangen.

Das Unendlichzeichen in der Bewegung

Sobald er sich in Bewegung setzt, wird **der Körper vom Unendlichzeichen angetrieben**. In jedem Gelenk vollzieht sich die Bewegung anhand der Struktur der Lemniskate. Nehmen wir als Beispiel die Schulter:

Gehen Sie mit pendelnden Armen. Zuerst hat man den Eindruck, die Hände bewegten sich auf einer Linie. Achten Sie aber genauer auf die Bewegung, erkennen Sie, dass die Hand im Raum das Unendlichzeichen beschreibt, vor allem, wenn Ihr Oberkörper locker ist und der Bewegung folgt.

Man könnte ein Vielfaches an Beispielen finden, wenn man die Bewegungen eines jeden Gelenks näher betrachtet. Nehmen wir das Handgelenk:

Lassen Sie im Stehen die Arme hängen. Beugen Sie die Hand aus dem Handgelenk heraus nach vorn und nach hinten. Der Arm bleibt locker. Lassen Sie zu, dass der Unterarm der schwingenden Hand folgt. Sie werden feststellen, dass auch hier eine Bewegung in Form des Unendlichzeichens stattfindet.

Kehrt man zum Körper in seiner Gesamtheit zurück, findet man das Unendlichzeichen auch im Spiel der Muskeln wieder. Um den Körper aufzurichten, übernimmt in jedem Gelenk in einer Art »Staffellauf« ein Muskel die Bewegung vom anderen, wie es die folgenden Skizzen verdeutlichen.

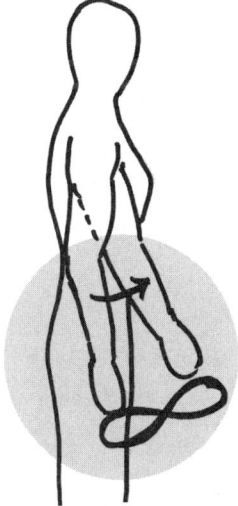
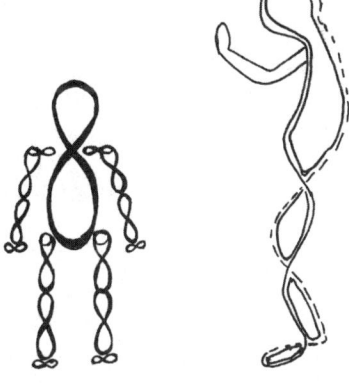

Die **Unendlich-Bewegung ist die eigentliche Körperbewegung,** und in diesem Rhythmus können Sie Ihre Entbindung »tanzen«.

Die Unendlich-Bewegungen im Becken

Wenn Sie Kipp- und Kreisbewegungen mit dem Becken geübt haben, sind Sie auch bereit für verschiedene Unendlich-Bewegungen. Kippbewegungen im Becken lösen Blockaden nur auf einer Ebene: vor – zurück, rechts – links. Durch die Unendlich-Bewegungen können Sie Ihr Becken in alle Richtungen mobilisieren. Wenn man sie auf Beckenhöhe ausführt, sind sie besonders bereichernd:

- Durch winzige Gleitbewegungen in alle Richtungen und auf allen Ebenen befreien diese Unendlich-Bewegungen auf bemerkenswerte Weise die Gelenke.
- Sie lösen das Gewebe bis in die Tiefe, indem diese in zahlreiche Richtungen aneinander entlanggleiten.
- Sie lockern alle Muskeln, indem jede einzelne Muskelfaser in verschiedenste Richtungen bewegt wird.
- Sie entspannen die Bänder, die während der Schwangerschaft häufig schmerzen: das ganze Aufhängungssystem für die Organe und insbesondere die Gebärmutter leidet häufig, denn es wird vom größer werdenden Kind beansprucht.

❊ Auf dem Rücken ❊

Führen Sie in Rückenlage mit angewinkelten und beckenbreit aufgestellten Beinen das Unendlichzeichen mit dem Becken aus. Sie haben zwei Möglichkeiten:

Horizontal: Zeichnen Sie auf dem Boden mit der rechten Hälfte des Beckens eine Schleife nach rechts, kreuzen Sie im Zentrum und zeichnen Sie eine Schleife auf der anderen Seite. Lassen Sie eine Reihe von Unendlich-Bewegungen aufeinanderfolgen. Genießen Sie dann einige Atemzüge lang die Wirkung.

Vertikal: Zeichnen Sie nach oben gehend mit der rechten Hälfte des Beckens eine Schleife nach rechts, kreuzen Sie im Zentrum, und zeichnen Sie eine Schleife auf der anderen Seite. Führen Sie auch hier eine Reihe von Bewegungen aus und lassen diese dann einige Atemzüge lang wirken. Entspannen Sie sich in der Haltung Ihrer Wahl, um die Bewegung in sich nachklingen zu lassen.

※ Im Vierfüßlerstand ※

Stellen Sie im Vierfüßlerstand die Knie in Beckenbreite und die Hände in Schulterbreite auf. Verteilen Sie Ihr Körpergewicht gleichmäßig auf beide Arme und beide Beine. Auch hier haben Sie die Möglichkeit, die Unendlichzeichen auf zwei Ebenen auszuführen. Testen Sie beide und wählen Sie die Ebene, die Ihnen eher entgegenkommt.
- Zeichnen Sie mit dem rechten Becken eine große Schleife.
- Zeichnen Sie anschließend mit dem linken Becken eine weitere Schleife.
- Setzen Sie sich auf die Fersen, legen Sie die Stirn auf die Fäuste, und genießen Sie die Entspannung.

Der Tanz der Unendlichkeit

※ Der Tanz der Unendlichkeit mit dem Becken ※

Stellen Sie im Stehen die Füße parallel und in Beckenbreite auf. Legen Sie die Hände auf die Hüften, um die Bewegung besser zu spüren:
- Beschreiben Sie eine große Schleife mit der einen Seite.
- Machen Sie das Gleiche mit der anderen Seite.
- Verbinden Sie die Bewegungen miteinander.

- Sobald Sie es wünschen, legen Sie eine Pause ein, bevor Sie die Serie fortsetzen. Wählen Sie einen Rhythmus, der Ihnen in diesem Moment entgegenkommt.
- Entspannen Sie sich in der Haltung Ihrer Wahl. Lassen Sie die Bewegung dabei in sich nachklingen.

Diesen »Tanz der Unendlichkeit« werden Sie am Tag der Geburt ausführen. Üben Sie während des letzten Schwangerschaftsmonats jeden Tag, damit die Bewegung schön flüssig ist.
Sie können zu Musik tanzen: Wählen Sie eine ganze Palette Musik aus, die Ihnen gefällt, damit Sie am Tag der Geburt nicht mit leeren Händen dastehen! Natürlich können Sie mit dem werdenden Vater tanzen. Die langen Stunden in den Wehen werden so viel angenehmer vergehen!

Der asymmetrische Tanz der Unendlichkeit mit dem Becken

Stellen Sie im Stehen die Füße parallel und in Beckenbreite auf. Heben Sie die linke Ferse, gehen Sie auf die Fußspitze:
- Beschreiben Sie eine große Schleife mit der linken Hüfte. Anschließend vollführen Sie eine Schleife mit der rechten Hüfte, die tiefer liegt. Sie können das rechte Knie leicht beugen, damit der Höhenunterschied zwischen den beiden Hüften größer wird. Führen Sie die Bewegung in der anderen Richtung aus.
- Stellen Sie dann den rechten Fuß auf. Wiederholen Sie die Bewegungen.

Der asymmetrische Aspekt in dieser Haltung macht die Bewegung für die Gelenke des Beckens noch wertvoller. Die Lockerung ist noch effektiver. Außerdem wird der Kopf des Babys dadurch Richtung Becken bewegt. Machen Sie diese Übung in den Tagen vor der Geburt regelmäßig.

☀ Der Tanz der Unendlichkeit ☀ mit dem Bauch

Stellen Sie sich stabil auf beide Füße. Statt sich im Becken aufzuhalten, gehen Sie in den Bauchraum, und führen Sie die Bewegung auf Höhe der Taille aus:
- Zeichnen Sie eine Schleife nach rechts.
- Kreuzen Sie auf Höhe des Nabels.
- Zeichnen Sie eine Schleife zur anderen Seite.
- Führen Sie mehrere solche Bewegungen aus. Halten Sie dann inne, und lassen Sie alles einige Atemzüge lang wirken.
- Nehmen Sie die Bewegung wieder auf.

Isabelle

»Simons Geburt war ein märchenhaftes Abenteuer. Bei der Ankunft im Krankenhaus war der Muttermund bei zwei Zentimetern, die Wehen kamen jetzt regelmäßig alle fünf Minuten und waren sehr viel schmerzhafter. Mein Mann und ich sind neunzig Minuten im Flur auf und ab gegangen. Beim Gehen habe ich Kreisbewegungen mit dem Becken ausgeführt, und oft blieb ich stehen, um die Unendlich-Bewegung zu machen. Die hatte ich in den letzten zehn Tagen vor der Geburt regelmäßig geübt.«

Sie können den »Tanz der Unendlichkeit« mit dem Bauch am Tag der Entbindung machen. Entweder während der Wehen, solange Sie noch können, oder während der Ruhepause der Gebärmutter. Die Bewegung bringt in jeder Phase etwas.

Sie können den »Bauch-Tanz« schon bei den ersten Wehen aufnehmen, wenn das Baby noch ziemlich hoch ist: Er begünstigt den Eintritt ins Becken.

Ist das Baby ins Becken eingetreten und weitet beim Durchqueren nach und nach dessen Gelenke, gehen Sie zum »Becken-Tanz« über.

Der Tanz der Unendlichkeit mit der Gebärmutter

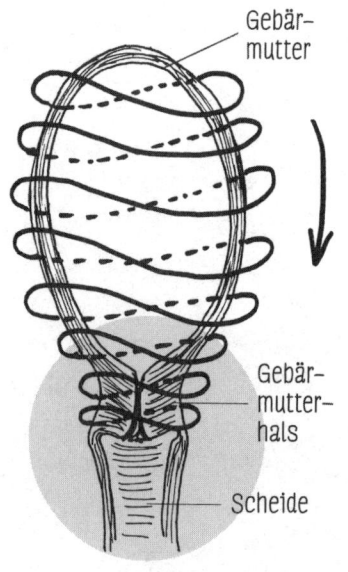

Stellen Sie im Stehen erneut die Füße parallel und in Beckenbreite auf. Sie können die Hände auf die Hüften legen, um die Bewegung besser zu spüren. Schließen Sie die Augen und visualisieren Sie den Gebärmuttersack in der Bauchhöhle. Sie sind auf dem höchsten Punkt der Gebärmutter:

- Beschreiben Sie das Unendlichzeichen oben auf der Gebärmutter und gehen Sie Schritt für Schritt nach unten.
- Beschreiben Sie eine große Schleife auf der einen Seite, dann auf der anderen Seite, dann die nächste Unendlich-Bewegung einen Tick weiter unten. So geht es weiter bis ganz nach unten, um mit kleinen Unendlichzeichen entlang des Gebärmutterhalses abzuschließen, die bis in die Scheide reichen.
- Machen Sie im Sitzen oder Stehen einige Atemzüge lang Pause.
- Beginnen Sie ganz oben erneut mit der Übung, und gehen Sie wieder hinunter bis zum Gebärmutterhals.
- Sobald Sie es wünschen, legen Sie eine Pause ein, bevor Sie weitermachen. Machen Sie die ganze Übung mehrmals in Ihrem eigenen Tempo.
- Entspannen Sie sich in der Haltung Ihrer Wahl, damit sich die Bewegung in Ihnen fortsetzen kann.

Sie können diesen »Tanz der Unendlichkeit« am Tag der Geburt ausführen, während der Wehen. Üben Sie vorher regelmäßig, um den Tanz am Tag X sicher zu beherrschen.

✳ Die Unendlich-Bewegung während ✳
der Entbindung

Die Unendlich-Bewegung hat bei der Entbindung zahlreiche Vorteile:
- Sie mobilisiert Becken, Bauch und Gebärmutter in allen Richtungen.
- Sie regt den Blutkreislauf an.
- Sie lässt das Baby in der Gebärmutter in Richtung Geburtskanal gleiten.
- Sie ermöglicht der Mutter, sich auch unter den Wehen lange zu bewegen, was sich positiv auf das Vorankommen des Babys auswirkt.
- Sie erleichtert die Beibehaltung der aufrechten Haltung, was dem Baby ebenfalls hilft, tiefer zu kommen.
- Die runden Bewegungen machen den Weg des Babys geschmeidiger.
- Sie erlaubt Ihnen, Ihre Entbindung voller Freude zu tanzen, anstatt sich wie eine Kranke hinlegen und unter Schmerzen entbinden zu müssen. Was für eine veränderte Einstellung!

Während der Entbindung können Sie manchmal die Unendlich-Bewegungen des Beckens tanzen, dann wieder die des Bauches, die mit denen der Gebärmutter wechseln.

Dann wird der Moment kommen, an dem Sie weniger Bewegung und dafür mehr Verinnerlichung brauchen. Jetzt können Sie die Unendlich-Bewegungen verlangsamt ausführen. Dann verringern Sie das Ausmaß der Bewegung, bis es schließlich nur noch eine minimale Bewegung oder Mikro-Bewegung ist.

So gelangen Sie von der körperlichen Ebene zu einer feinstofflicheren, energetischen Ebene, die besser zur letzten Phase der Entbindung passt.

Die minimalen Unendlich-Bewegungen

Diese minimalen Unendlich-Bewegungen sind sehr praktisch, denn man kann Sie auch auf dem Kreißbett ausführen. Ganz allmählich verringern Sie das Ausmaß der Bewegung, bis Sie bei einer Mikro-Bewegung sind, die Sie zwar spüren, die aber von außen nicht mehr sichtbar ist.

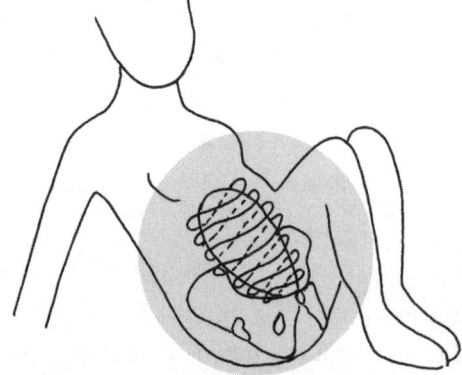

Um sich darin zu schulen, üben Sie mit angewinkelten Beinen in Rückenlage und im Stehen. Den Vierfüßlerstand möchten Sie vielleicht nicht mehr so lange einnehmen, um diese Bewegung verlangsamt auszuführen, weil der Druck auf die Handgelenke zu groß wird. Konzentrieren Sie sich auf **minimale Unendlich-Bewegungen im Becken**. Machen Sie ab und zu zwei- oder dreimal eine Reihe von **minimalen Unendlich-Bewegungen mit der Gebärmutter**.

Der Wille zur Unendlich-Bewegung

Sobald Sie die minimalen Unendlich-Bewegungen sicher beherrschen, gehen Sie zu einer noch feinstofflicheren Ebene über: **Es gibt keine Bewegung mehr.**
Legen Sie sich entspannt auf den Rücken, richten Sie sich behaglich ein. Kommen Sie in Ihr Becken:

- Spüren Sie in Gedanken die Bewegung der unendlichen Schleife auf der einen Seite.
- Spüren Sie in Gedanken die Bewegung der unendlichen Schleife auf der anderen Seite.
- Machen Sie einige Atemzüge lang Pause. Kosten Sie das Vergnügen der Verlängerung dieser Energiebewegung in sich.
- Dann fahren Sie in Gedanken mit der Übung fort.

> **Isabelle**
>
> »Sobald die PDA gelegt war, konnte ich mich hinsetzen. So habe ich die Unendlich-Bewegungen immer in den Pausen zwischen den Wehen gemacht. Die Wellenatmung habe ich gemacht, während ich mein Kind in Gedanken mit jeder Wehe nach unten presste.«

Reihen Sie die Gedankenübungen nicht überstürzt aneinander, im Gegenteil: Lassen Sie sich ganz viel Zeit! Sie agieren jetzt auf einer feinstofflichen Ebene: Die Bewegungen, die durch den Willen ausgelöst werden, sind von großer Kraft. Auch, wenn Sie sie noch nicht spüren, lassen Sie sie in sich wirken.

Sie können die gedachten Unendlich-Bewegungen gegen Ende der Entbindung einsetzen. Sie eignen sich sehr gut, wenn der Muttermund vollständig eröffnet ist und eine kurze Pause entsteht, in der Sie darauf warten zu pressen. Man kann sie gegen Ende der Entbindung auch nach jeder Wehe anwenden. Dann sind sie eine Alternative zur Bauchatmung.

Ein Vorschlag für den Alltag:
Führen Sie regelmäßig Unendlich-Bewegungen durch

Führen Sie im Bett — morgens vor dem Aufstehen oder abends vor dem Einschlafen — eine Reihe von Unendlich-Bewegungen mit dem Becken aus. Ganz nach Lust und Laune kann es sich dabei um große Bewegungen oder aber um minimale Bewegungen handeln. Achten Sie zum Beispiel morgens darauf, wie gelenkig Sie nach der Übung sein werden.

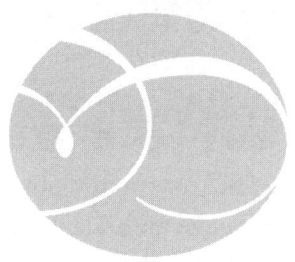

Schlussfolgerung

Es steht zu wünschen, dass diese Überlegungen zu Entbindung und Geburt sowie zur Umsetzung durch Übungen aus dem Energie-Yoga Frauen und Paaren ermöglichen, **eine völlig neue Art des Gebärens für ihr Kind** in Betracht zu ziehen. Dieses Ereignis und sein Ablauf sind von entscheidender Bedeutung, denn es handelt sich um **die Geburt der Menschen von morgen.**

Die medizinische Betreuung in der Schwangerschaft und bei der Geburt ist ein unbestreitbarer Fortschritt, vorausgesetzt, sie wird nicht missbraucht oder übertrieben. Den Menschen, die eigentlich im Mittelpunkt stehen, soll eines der wichtigsten Ereignisse ihres Lebens ja nicht weggenommen werden.

Lassen Sie sich nicht zum **Objekt** machen, bleiben Sie ein Mensch, der denken und Verantwortung übernehmen kann. Als Erstes sollten Sie sich deshalb informieren, Sie sollten verstehen und sich austauschen, um anschließend Ihre Wahl zu treffen. Vergessen Sie dabei Ihre innere Wahrnehmung nicht, denn sie allein bietet Orientierung.

Ja, das Leben ist riskant. Das ist der Preis dafür, erwachsen zu werden. Diese verantwortungsbewusste Haltung hat eine entscheidende Kehrseite: Wir müssen die Folgen unserer Taten tragen! Nehmen Sie Ihre Entbindung und die Geburt Ihres Kindes in die Hand!

SCHLUSSFOLGERUNG

Dafür müssen Sie **sich früh genug während der Schwangerschaft vorbereiten**. Bereiten Sie sich wie beim Sport körperlich und geistig vor: Lockern Sie die Gelenke im Becken, seien Sie körperlich fit, ausgeruht und entspannt. Und richten Sie sich auf: **Sie sind nicht krank, entbinden Sie aufrecht!**

Sie können zu jedem Zeitpunkt des Wegverlaufs hin zur Geburt Ihres Kindes Einfluss nehmen. Mit diesem Buch haben Sie mehr Techniken zur Verfügung, als Sie brauchen:

- Bringen Sie Ihr Baby in aufrechter Haltung mit der Unendlich-Bewegung nach unten.
- Öffnen Sie ihm eine nach der anderen alle Türen.
- Öffnen Sie den Muttermund.
- Nutzen Sie die Wellenatmung in den Wehen.
- Entspannen Sie sich nach jeder einzelnen Wehe.
- Bleiben Sie in der Gegenwart.
- Gehen Sie gegen den Schmerz vor.
- Verweigern Sie jeden ängstlichen Gedanken.
- Nutzen Sie den Kontakt zum Vater und seine Energie.
- Tanzen Sie die Geburt.
- Entbinden Sie voller Freude.

Die Methode ist nicht starr: Es ist an Ihnen zu entscheiden, was Sie in welchem Moment brauchen. Es gibt nicht die »eine« Art zu entbinden, sondern tausend: Sie sind frei, Sie sind schöpferisch. **Erschaffen Sie Ihre Methode in Abhängigkeit dessen, was Sie gerade empfinden.** Nur wenn Sie erwachsen sind, verantwortungsvoll, aktiv, körperlich, geistig und gefühlsmäßig bereit, können Sie während der Entbindung das große Geschenk annehmen, welches das Leben so behutsam im Herzen dieser Erfahrung versteckt hat: **die Initiation**

SCHLUSSFOLGERUNG

ins Leben. Jetzt sind Sie mittendrin im Labyrinth. Lassen Sie in sich und im ganzen Universum die »Ode an die Freude« des hervorquellenden Lebens erklingen: Das Kind mag kommen.
Hier reichen Worte nicht, **allein die Stille kann von dieser Tiefe Zeugnis ablegen.**
Wenn Sie diese Initiation bewusst erleben, gebären Sie ein neues Wesen, das ins Licht und in die Liebe geboren wird, wesentliche Voraussetzungen dafür, dass die Menschheit von morgen gedeihen kann.

Die Initiation (von lateinisch *inire*: hineingehen), das ist im Wesentlichen **die Geburt, das Geboren-Werden ins eigentliche Sein, in die kosmische Dimension, ins große Ganze, in die universelle Liebe, ins Mysterium, ins Göttliche, ins Selbst und ins Absolute.**
Der Mensch ist ein Mikrokosmos, der analog zum Makrokosmos ist. Das Wesentliche, die Präsenz, hat ihren »Sitz« in ihm, in seinem intimsten Inneren, so, wie in jedem Lebewesen, doch der Mensch kann sich dessen bewusst werden.

> *Kleiner noch als das Kleinste,*
> *größer noch als das Größte*
> *ist die Seele bewahrt*
> *im geheimsten Teil der Kreatur.*[13]

Die alten Texte der Upanishaden lehren uns, dass das Göttliche den Namen der Seele annimmt, wenn es in einem Individuum wohnt. Hier ist die Seele im Unterschied zu dem, was das Christentum lehrt, für das sie eine Schöpfung Gottes ist, nichts anderes als das Absolute, das Göttliche selbst: Damit ist sie der unvergängliche Teil in uns. Sie spielt im Mikrokosmos dieselbe Rolle wie im Universum.

> *Wie der Duft in der Blume,*
> *Butter in der Milch,*
> *Öl im Sesamkorn,*
> *Gold im Gestein,*
> *so ist es in allen Dingen.*
> *Ja, alles Leben, so zahllos es ist,*
> *wird von der Seele bewohnt*
> *wie Perlen von der Schnur:*
> *Gleich dem Öl im Sesamkorn,*
> *dem Duft in der Blume,*
> *ist die Seele im Körper des Menschen,*
> *den sie umhüllt und ausfüllt.*[14]

Die Initiation, das ist die Geburt des Wissens der eigenen, wahren Natur und damit der Natur des Universums.
Diese Geburt kann sich auf verschiedenen Ebenen ereignen:

- **Der Schleier lüftet sich kaum** und die Vision bleibt flüchtig. Das Saatkorn ist gesät, es kann lange ruhen, ohne dass man davon weiß, und im entscheidenden Moment aufgehen, einem Schlüsselmoment der Existenz, sobald der Boden bereitet ist.
- **Der Schleier lüftet sich ein wenig mehr,** die Vision ist deutlicher. Mit der Entbindung und der Geburt ist alles verändert, anders, ein neues Leben beginnt, das in jedem Moment aus dieser Erfahrung der Initiation gespeist wird.
- **Der Schleier wird vollständig gelüftet,** und auch die Vision ist vollständig: das Erwachen. Die Mutter wird in die wahre Dimension des Lebens eingeweiht, sie wird zur »Eingeweihten«, zur »Initiierten«. Eine heilige Mission: **Das ist der Beginn einer neuen Dimension des Lebens, die den Alltag erfüllen wird.** Das ist der Beginn des Lebens zu dritt, mit dem Kind.

Endnoten

1 Das genannte Buch von Martine Texier ist bislang nicht in deutscher Sprache erschienen; der Titel lässt sich sinngemäß mit *Andere Umstände, heilige Erwartung – Yoga für Geburt und Mutterschaft* übersetzen.

2 Übersetzung des französischen Zitats aus: Dolto, Françoise: *La difficulté de vivre.* Éditions Ergo Press, Seite 49–52

3 Übersetzung des französischen Zitats aus: Ferrer, Lucien: *Hatha-yogin occidental.* Éditions Le Courrier du livre, Band IV, Seite 69–70

4 Übersetzung des französischen Zitats aus: Dürckheim, Karlfried Graf: *Hara.* Éditions Le Courrier du livre

5 Rofidal, Jean: *Do-In. Harmonie und Gesundheit durch die universelle Energie.* Panorama Verlag, 1989, Seite 11

6 Dürckheim, Karlfried Graf: *Hara. Die Erdmitte des Menschen.* 20. Auflage, Otto Wilhelm Barth Verlag, 1997, Seite 11

7 ebd., Seite 12

8 Übersetzung des französischen Zitats aus: Rofidal, Jean: *Ki-Do. In Hara.* Tome III, Au signal, Lausanne, 1984

9 vgl. Reeves, Hubert: *Poussières d'étoiles.* Le Seuil, Paris, 1984

10 Übersetzung des französischen Zitats aus: Rofidal, Jean: *Pour bien comprendre le Do-In.* Au Signal, Lausanne, Seite 40

11 vgl. Tomatis, Dr. Alfred: *Das Ohr und die Stimme.* Walter Verlag, 1999

12 Falls es im Krankenhaus keinen gibt oder die Hebamme, die Sie begleitet, keinen solchen Ball hat, können Sie ihn für wenig Geld in Sportgeschäften oder Sanitätshäusern erwerben (er sollte mindestens 75 cm Durchmesser haben).

13 *Maha Narayana Upanishad,* 10.10.1, übersetzt aus der französischen Übersetzung von Jean Varenne, De Broccard, Paris 1960

14 *Dhyanabindu Upanishad,* 1 bis 7, übersetzt nach: Varenne, Jean: *Upanishads du yoga,* Gallimard, Paris 1971

Stichwortregister

Ahnenreihe 249 ff., 275
Ängste 15, 22 f., 31, 64, 74, 83, 105, 163, 198 ff., 238 ff.
Atmung 59 ff., 71 f., 78 ff., 88, 107 f., 119 ff., 176, 190, 205
→ a. Bauch- sowie Wellenatmung
Atmung
 – beim Kind 13
 – energetische (pranische Atmung) 192 f.

Baby
 – Kommunikation mit dem 141 f.
 – Lage zu hoch 142, 147 ff.
 – Lage zu tief 142, 145 ff.
Baby-Blues 150 f.
Bauchatmung 107, 116, 132 f., 142, 165
Baumhaltung (Übung) 139 f.
Becken
 – Durchquerung 43 ff.
 – Eingangs-/Ausgangspforte 45, 54 f., 59 ff., 65 ff., 102, 143 ff.
 – Festigkeit 87 ff.
 – Gelenke 93 f., 288 f.
 – Raute 66 f.
 – visualisieren 45 f.
Beckenatmung 78 f.
Beckenboden 67 f., 103, 179
Beckeneingang (Terminalebene) 51 f., 54
Beckenhöhle 44 ff.
Beckenschaufeln 59 f.
Beckenspange (Übung) 109
Becken-Tanz 288 f.
Bewusstsein 175 ff., 254
Blaue Welle 117 f., 180
Brustkorb, beweglicher (Übung) 154 f.

Chakren 49 f.

Damm (Perineum) 19, 102 ff., 118 f., 179
 – Fundament 103 ff.
Dammkreuz (Übung) 109 ff.
Dammmuskulatur 68, 72 f., 81, 102 f., 106, 146
Dammschnitt 27 f., 30, 103
»Dazwischen« 168 ff.
Dehnungsschmerzen 224
Dimension, senkrechte 27, 150 ff., 281, 296
Dolto, Françoise 37 ff.
Dürckheim, Karlfried Graf 130

Ebenen, fein-/grobstoffliche 63 f., 73 f., 82, 105, 265, 291
Eisen 32
Emotionen 13 f., 33, 104, 259 f., 276
Endorphine 214, 223, 228 f., 231, 242, 281
Energie(ströme) 48 ff., 182 ff., 256, 268
Energiesensibilisierung 183
Entbindung 53, 63, 82, 90 f., 102 ff., 118, 121 ff., 144, 150, 159, 162 f., 198 ff., 223 ff., 248 ff., 255 ff., 261 f., 266, 273, 278, 284, 289, 291, 293, 295, 298
 – angstfreie 203 ff.
 – Leid bei der 215 ff.
 – liegende Position 29
 – schmerzfreie 11 f., 32
 → auch PDA
Entbindungsschmerz 213 ff.
Entspannung 68, 71, 78 f., 85, 89 f., 105, 108, 110, 113, 117 f., 121, 139, 142, 159 ff., 180 f., 226, 234, 237
Entspannungsatmung 117 f.
Erschöpfung 229 f., 240

Fallbeispiele 24 ff., 35 ff., 61 ff., 83, 100 f., 103 ff., 113 f., 117, 119, 123 f.,

140, 142 f., 145 ff., 163, 165, 170 ff.,
175, 182, 189 f., 195, 202, 204 f.,
207, 209, 222, 226 ff., 235 ff., 241 f.,
245 f., 253, 258 f., 262 ff., 274,
276 ff., 289, 293
Fels (Präsenz) 261 ff.
Ferrer, Lucien, Yogi 41
Fersensitz 108, 152

Gebärmutter 44, 62, 85 f., 103, 115,
227 f., 289 f.
Gebärmutterhals 23, 80, 85, 102 ff.,
115 ff., 146, 224, 227
– energetische Hinsicht 122 ff.
– körperliche Hinsicht 120 f.
Geburt
– allgemein 14 f., 18 ff., 27
→ a. Entbindung
– eigene, wieder erleben 275 f.
– medizinische Eingriffe 27
– spirituelle Dimension 25 ff.
– und Tod 33 f.
Geburten
– des Lebens 278 f.
– verbundene 271 ff.
Geburtsbegleitung 28 ff.
Geburtsbericht 278 f.
Geburtshelfer (Obstetriker) 27 ff.
Geburtsschmerz 12 f.
Geburtsspirale 80 ff.
Geburtstrauma (Kind) 13
Geburtsvergleiche
– Bergbesteigung 19 f., 23
– Labyrinth 20 ff.
Gedankenkontrolle 206 f.
Gedankenstopp 208
Gegennutation 91 f.
Gelenkschmerzen 224 f.
Gleichgewicht 136 ff.

Hämorrhoiden 105
Handlungsenergie (Nabel-Chakra) 50
Hara 129 ff.
Hebammen 29 ff.
»Heiligtum, inneres« 85 f.

Iliosakralgelenk → Kreuzbein
Initiation(sriten) 11 f., 14 ff., 19 ff.,
43 f., 76 ff., 159 ff., 174, 212 ff., 245,
257, 261, 263, 296 ff.
Inkarnation 40 ff.
Inkontinenz 105
Intensität
– der Öffnung 24
– nach der Geburt 35
Interaktion Mutter/Kind 61
Intuition 161

Kaiserschnitt 28, 30, 55, 61
Kindhaltung (Übung) 97 f.
Konzentration (Übung) 187 ff.
Körperbewusstsein 46 ff.
Körperschwerpunkt 128 f.
Kraftzentrum 129 ff.
Kreuzbein (Iliosakralgelenk) 19, 44,
47, 55, 57, 87, 91 f., 94 ff., 106, 108,
137, 179, 224 ff.

Längs-/Querspannung 110
Lebensenergie (Sakral-Chakra) 49 f.,
160
Leid 214 f.
Loslassen 162 ff., 272 f.

Magnesium 32
Meditation 196, 244
Meridiane 133, 182
Muskelanspannung, statische 183 ff.
Muskelschmerzen 224, 228
Mütter, Gemeinschaft der 251 ff.
Mutter, universelle 255 f.
Mutter-Kind-Bindung 13
Muttermund 115, 119 ff., 230, 243 f.,
270, 296

Nabelschnur 13
Nervensystem, vegetatives 212
Nutation 91 f.

Öffnung des Körpers 266 ff.

STICHWORTREGISTER

Parasympathikus 214
PDA (Periduralanästhesie) 20, 32, 202 f., 215, 217, 221, 240 ff.
Präsenz 208 f.
Präsenzqualität/-intensität Eltern/ Kind 35 ff., 252, 254
Psyche 33, 200, 215, 230 ff., 250

Reibung 185 ff.
Rofidal, Jean 130 f., 133
Rückenmuskeln stärken 155 f.
Rückzug in sich selbst 205

Schambeinfuge → Symphyse
Scheidenatmung 112 f., 119, 122
Schmerzen → Entbindungsschmerz
Schmerzursachen 223 ff.
Schmerzwahrnehmung 216
Schneidersitz 65 f., 71, 78, 109 ff., 132, 152, 156, 187, 194, 221
Schwangerschaft 12, 14 ff., 27, 34 ff., 44 f., 53, 61, 73, 85, 91, 103, 124 f., 128 ff., 136 ff., 155, 160, 162, 224 f., 232, 248 f., 251 ff., 256, 258 ff., 274, 286, 296
Seitenlage, Übungen in 87 ff.
Senkrechte → Dimension, senkrechte
Sitzbeinhöcker 65 ff., 92, 95, 109 ff., 156, 179
Spiritualität 25 ff., 33, 86
Stammbaum → Ahnenreihe
Stehen auf einem Bein (Übung) 138 f.
Steißbein 47, 66 ff., 81, 84, 91 f., 106 ff., 110 f., 137, 224
Strecken 150 f.
Streckhaltungen 152 ff.
Sympathikus 214
Symphyse 44, 54 f., 66, 91 ff., 100, 224 f.

Tanz der Unendlichkeit 281 ff., 287 ff.
Tastsinn, innerer 178 ff., 270

Übungen
– Atmung 78 ff.

– Becken 52 ff., 83 f., 87 ff.
– Damm 106 ff.
Unendlich-Bewegungen 284 ff.
Unendlichzeichen 282 ff.
Universum als Erfahrung 134 f.
Upanishaden 297 f.

Verflüssigung 261
Verschlossenheit 269 f.
Verwurzelungsenergie (Wurzel-Chakra) 49, 104 f., 205 f., 284
Vierfüßlerstand 57, 70 f., 95 f., 287
Visualisierungsübungen 81 f., 108 ff., 121, 178 ff., 276, 290
»Vorschlag für den Alltag« 50, 64, 75, 90, 101, 114, 125, 135, 140, 149, 158, 167, 173, 197, 211, 247, 280, 294
Vulva 76, 107, 119, 121, 283

Wasser 257 ff.
– Symbolkraft 258
– und Emotionen 259 f.
– und Mutterschaft 258 f.
Wehen 12, 21, 118, 162 f., 168, 170 ff., 282
Wehenschmerz 216 ff., 243 ff.
Wehentropf 32
Wellenatmung 79 f., 107, 134, 170, 174 ff., 206, 236, 243, 267 f., 296
– energetische Dimension 189 ff.
– Stufen der 191 f.
Wiederaufladen, energetisches 194 ff.

Yin und Yang 133, 257, 261
Yoga 20, 36, 42, 45 f., 48, 56, 105
– Anatomie/Körperwahrnehmung 45 ff.
Yoga-Haltungen, das kleine Becken 83 ff.
Yogastellungen, großes Becken 56 ff.

Zentrum, energetisches 133
Zwillinge 77

Aufbruch in eine neue Geburtskultur

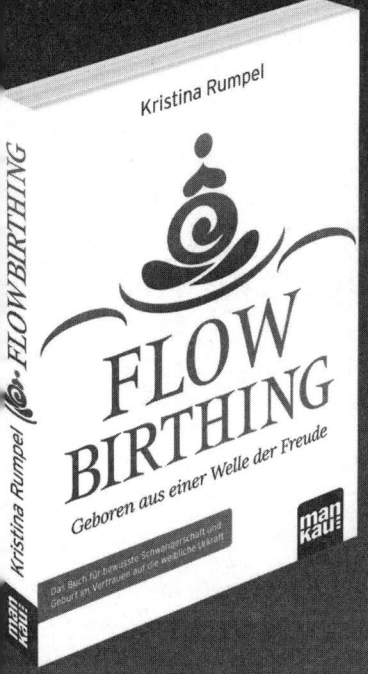

Die Geburt eines Kindes ist das Freudvollste, was wir Menschen erfahren können – ein Erlebnis, das uns dankbar und demütig macht vor dem Wunder des Lebens. Doch viele Frauen haben heute Angst vor der Geburt – vor den Schmerzen, den Umständen, den Folgen –, anstatt auf ihre natürliche Stärke und Gabe zu vertrauen. Wie konnte es dazu kommen, dass Frauen sich von ihrer weiblichen Urkraft „entbunden" fühlen?

FlowBirthing ist mehr als ein Geburtsratgeber – es ist der Aufbruch in eine neue Geburtskultur: FlowBirthing schafft ein Bewusstsein, das Weiblichkeit und die Fähigkeit zu gebären wieder als Geschenk begreift. FlowBirthing vereint dabei uraltes Frauenwissen mit neuesten wissenschaftlichen Erkenntnissen und stellt das Wohl der werdenden Mütter in den Mittelpunkt.

Alle Frauen, die den Weg zu einer selbstbestimmten und natürlichen Geburt suchen, und alle, die sie dabei unterstützen wollen, finden in diesem Buch wertvolle Anregungen.

Kristina Rumpel I FlowBirthing I ISBN 978-3-86374-234-8

FlowBirthing-Internetportal

Das Portal www.flowbirthing.de informiert über Schwangerschaft und Geburt im neuen Bewusstsein und stärkt Frauen in ihrem Vertrauen auf eine wundervolle Geburtserfahrung. Es bietet Raum für Austausch (via Blog und Forum) und stellt professionelle Kursanbieter vor, die sich in den Leitmotiven von FlowBirthing wiederfinden und den Aufbruch in eine neue Geburtskultur im Herzen mittragen.

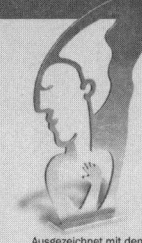

Ausgezeichnet mit dem Health Media Award 2015

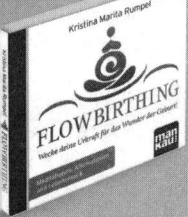

Wecke deine Urkraft für das Wunder der Geburt!

Die FlowBirthing-CD begleitet werdende Mütter und Väter mit Mantras, Affirmationen, Meditationen, Visualisierungen und der Wiederentdeckung alter weiblicher Göttinnen auf ihrem Weg zu einer selbstbewussten Geburt. Sie hilft, ein stimmiges Bewusstsein von Schwangerschaft und Geburt im Vertrauen auf die weibliche Urkraft zu entwickeln.

Kristina Rumpel I FlowBirthing I ISBN 978-3-86374-239-3

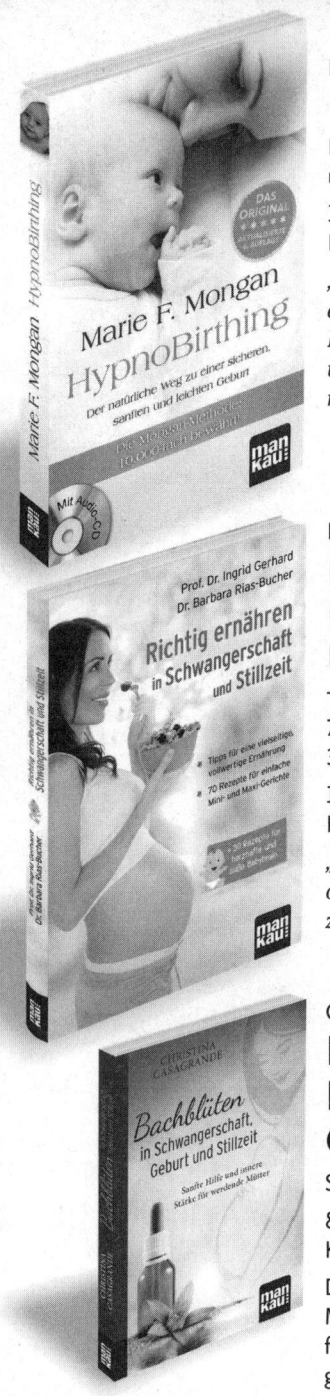

Marie F. Mongan
HYPNOBIRTHING

DAS ORIGINAL

Der natürliche Weg zu einer sicheren, sanften und leichten Geburt. Die Original-Methode!

19,95 € (D) / 20,60 € (A), ISBN 978-3-938396-20-9
Klappenbroschur mit Audio-CD, 313 Seiten

„Ich empfehle dieses Buch und das dazugehörige, gut durchdachte Programm von Herzen, denn es leistet einen Beitrag dazu, die Geburt unserer Kinder zu einem positiven und sanften Schritt auf dem Weg zu einer besseren Welt zu machen." Dr. med. Lorne R. Campbell sen.

Prof. Dr. Ingrid Gerhard / Dr. Barbara Rias-Bucher
RICHTIG ERNÄHREN IN SCHWANGERSCHAFT UND STILLZEIT

Tipps für eine vielseitige, vollwertige Ernährung
70 Rezepte für einfache Mini- und Maxi-Gerichte
30 Rezepte für herzhafte und süße Babybreie

15,95 € (D) / 16,40 € (A), ISBN 978-3-86374-308-6
Flexobroschur, durchgehend farbig, 174 Seiten

„(...) Alle Rezepte sind übersichtlich mit Zutatenliste, Portionsgrößen und Schritt-für-Schritt-Anleitungen aufgeführt, zu jedem Gericht gibt es ein ansprechendes Foto."
ekz, Monika Voß

Christina Casagrande
BACHBLÜTEN IN SCHWANGERSCHAFT, GEBURT UND STILLZEIT

Sanfte Hilfe und innere Stärke für werdende Mütter

8,99 € (D) / 9,20 € (A), ISBN 978-3-86374-432-8
Klappenbroschur, durchgehend farbig, 127 Seiten

Dieses handliche Ratgeber-Buch möchte der werdenden Mutter in dieser so einzigartigen Lebensphase mit Empfehlungen und Trost zur Seite stehen, wann immer sie gebraucht werden. Sie finden darin die Anleitung zur Auswahl der Blüten sowie bewährte Bachblüten-Mischungen.

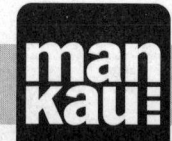

Unsere Bücher erhalten Sie bei Ihrem Buchhändler!
Besuchen Sie auch unsere Internetseite mit Bestellmöglichkeit, Internetforum, Leseproben, Veranstaltungstipps und Newsletter: **www.mankau-verlag.de**